肿瘤放射治疗计划手册

· 第三版 ·

主编 ［美］格里高利 M.M. 韦德迪克（Gregory M. M. Videtic）
　　 ［美］安德鲁 D. 瓦西里（Andrew D. Vassil）
　　 ［美］尼尔 M. 胡迪（Neil M. Woody）
主译 李国文　　史鸿云
主审 刘海龙

辽宁科学技术出版社　　拂石医典

图书在版编目（CIP）数据

肿瘤放射治疗计划手册 /（美）格里高利M.M.韦德迪克,（美）安德鲁D.瓦西里,（美）尼尔M.胡迪主编；李国文,史鸿云主译. — 3版. — 沈阳：辽宁科学技术出版社，2023.1

ISBN 978-7-5591-2824-9

Ⅰ.①肿… Ⅱ.①格…②安…③尼…④李…⑤史… Ⅲ.①肿瘤—放射治疗学—手册 Ⅳ.①R730.55-62

中国版本图书馆CIP数据核字(2022)第230453号

The original English language work:
Handbook of Treatment Planning in Radiation Oncology, third edition
ISBN: 9780826168412
By Gregory Videtic MD CM FRCP, FACR, FASTRO，Andrew Vassil MD
and Neil Woody MD
has been published by:
Springer Publishing Company
New York, NY, USA
Copyright . 2021. All rights reserved.

著作者登记号：06-2021-285　　　　　　　　　　　版权所有　侵权必究

出版发行：辽宁科学技术出版社
　　　　　北京拂石医典图书有限公司
地　　址：北京海淀区车公庄西路华通大厦B座15层
联系电话：010-57262361/024-23284376
E－mail：fushimedbook@163.com
印 刷 者：北京天恒嘉业印刷有限公司
经 销 者：各地新华书店

幅面尺寸：127mm×203mm
字　　数：230千字　　　　　　印　　张：10.25
出版时间：2023年1月第1版　　 印刷时间：2023年1月第1次印刷

责任编辑：李俊卿　　　　　　　责任校对：梁晓洁
封面设计：潇　潇　　　　　　　封面制作：潇　潇
版式设计：天地鹏博　　　　　　责任印制：丁　艾

如有质量问题，请速与印务部联系　　联系电话：010-57262361

定　　价：100.00元

翻译委员会

主　　译　李国文　郑州大学第一附属医院
　　　　　史鸿云　河北大学附属医院
副 主 译　王　琳　郑州大学第一附属医院
　　　　　张海鸽　河南科技大学第一附属医院
　　　　　王　刚　郑州市第三人民医院
　　　　　单国用　郑州人民医院
　　　　　王艳霞　信阳市人民医院
　　　　　李小瑞　新乡医学院第一附属医院
译者名单　李　宁　开封市中心医院
　　　　　高　岭　开封市中心医院
　　　　　王　磊　郑州市中心医院
　　　　　侯良学　商丘市第一人民医院
　　　　　张旭东　郑州大学第一附属医院
　　　　　张现伟　宜阳县中医院
　　　　　王修身　河南省肿瘤医院
　　　　　冯子龙　巩义市人民医院
　　　　　陈品佳　洛阳市中心医院
　　　　　魏少贤　濮阳市油田总医院
　　　　　牛东升　南阳市中心医院
　　　　　任金山　南阳医学高等专科学校第一附属医院

		陶中营	许昌市中心医院
		陈晓亮	平煤神马集团总医院
		贾亚辉	周口市中医院
		韩　倩	河南省人民医院
		李红飞	郑州大学第一附属医院
		郑瑞攀	郑州大学第一附属医院
		王晓斐	郑州大学第一附属医院
		徐丹丹	郑州大学第一附属医院
		田　源	中国医学科学院肿瘤医院
		李智慧	西部战区总医院
		李小凯	贵州医科大学附属医院
		陈唯唯	贵州医科大学附属医院
		杨　帆	陆军军医大学第二附属医院
		朱恩健	陆军军医大学第二附属医院
主	审	刘海龙	河南省肿瘤医院

主译简介

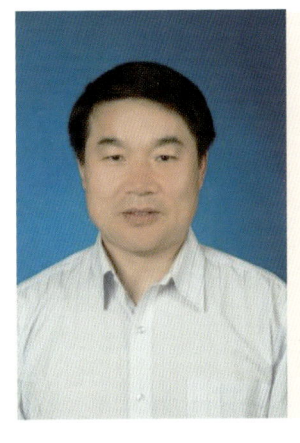

李国文 郑州大学第一附属医院放疗二科主任，医学博士，硕士研究生导师，教授，主任医师，国家公派留学归国访问学者。擅长脑胶质瘤的放射治疗，对TOMO加速器实施的全身放疗（TBI）有深入研究。

主要学术兼职及成就

中国抗癌协会肿瘤放射治疗专业委员会委员，中国医学装备学会肿瘤放射治疗专业委员会委员，中国抗癌协会鼻咽癌专业委员会委员，中国医师协会脑胶质瘤专业委员会委员，中国研究型医院学会放射肿瘤学专委会神经肿瘤研究学组委员，《中华放射医学与防护杂志》通讯编委。

以通讯作者（或第一作者）发表论文127篇，其中SCI论文13篇。代表性著作《肿瘤放射治疗新技术与临床医师》（2000年出版）、《肿瘤放疗那些事儿》（2021年出版）。

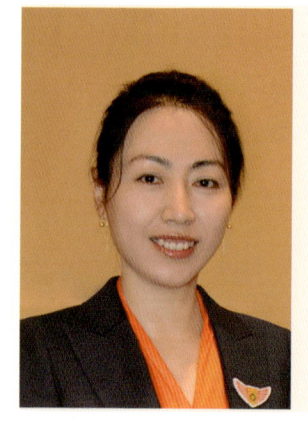

史鸿云 河北大学附属医院放疗科主任,医学博士,硕士研究生导师,主任医师。擅长头颈部肿瘤、胸部肿瘤、乳腺癌、直肠癌等常见恶性肿瘤的放射治疗和综合治疗。

主要学术兼职及成就

中国医师协会放射肿瘤治疗医师分会委员,中国抗癌协会脑胶质瘤专业委员会委员,中国抗癌协会肿瘤放射治疗专业委员会青年委员,河北省肿瘤防治联合会近距离放射治疗委员会副主任委员,河北省女医师协会副主任委员,*Frontiers in Immunology-Cancer Immunity and Immunotherapy*杂志编委(IF:7.56)。

以通讯作者(或第一作者)发表SCI论文13篇。获河北省科技进步一等奖1项,河北省卫生厅一等奖3项,保定市科技进步一等奖4项。

原著前言

在2019年美国放射肿瘤学学会的一次会议交流中，一位与会者问我："您的下一版《肿瘤放射治疗计划手册》大概什么时候出版？我都快等不及了！"。他的话既让人欣喜又让人汗颜。我很高兴地告诉他，事实上，下一版正在编写之中。自2010年第一版面市以来，放疗界对《肿瘤放射治疗计划手册》这本口袋参考书好评如潮，这是对其价值和实用性的充分肯定。第三版延用了前两版的思路和相同的指导原则，即提供描述性的、不过度规范的、易于阅读的、与一般实践相关的放射治疗计划方式。此外，正如前两版一样，对已经开始普遍使用的新的放疗计划方式，我们会对其进行详细的回顾。

这个版本有哪些变化呢？本书各章节的审定权由住院医生移交给了编委会。虽然审定权发生了变化，但编委会成员仍秉持着住院医师编写这本书时留下的优秀传统，同时也想让现在的住院医师能从繁重的写作任务中解脱出来。

在第一次出版10周年之际，第一版的联合编者Andrew Vassil博士、第二版的联合编者 Neil Woody博士又与我共同主编修订了第三版。他们再次将自己的热情和专业精神融入到这次修订工作中，能和他们在一起工作无疑又是一次难忘的经历。同样还要感谢医学物理师Lama Muhieddine

Mossolly女士,她在提供高清图像方面功不可没。

Gregory M. M. Videtic, MD, CM,
RCPC, FACR, FASTRO

Andrew D. Vassil, MD

Neil M. Woody, MD

第一版前言

在过去的十年里，肿瘤放射治疗学领域发生了飞速的变化，从越来越多的转向"循证"治疗，到不断涌现的技术设备。在这种背景下，该学科的参考文献也如雨后春笋，各种面向临床的教科书和手册应运而生，以满足忙碌的实习医师和从事癌症诊疗工作的临床医师的需求。尽管如此，肿瘤放射治疗学仍然是一门"技术"学科，其应用依靠的是经验的积累，而经验通常是在放射治疗医师熟悉的模拟定位室里以"师带徒"的方式传授的。考虑到这一点，在与克利夫兰诊所的住院医师们讨论后，大家一致认为需要一本有针对性的口袋手册，以便在放射治疗计划制定和实施期间供他们快速查阅。

《肿瘤放射治疗计划手册》是描述性的，而非规定性的，也不向读者推荐任何治疗方案或设备。临床分期采用第6版《AJCC癌症分期手册》中的TNM分期。在制定患者的个体化放射治疗计划时，我们也不打算为治疗决策提供整个临床流程。相反，我们假设某一特定治疗的适应证是已知的，重点在于遵循一系列推荐的步骤，成功完成有效的放射治疗计划。各章是按照解剖结构或人体系统划分的，这样能够确保各章放射治疗计划的基本原则的高度一致性，例如，关于胸部恶性肿瘤的章节包括食管癌。此外，还有专题介绍，如姑息性放射治疗及儿童肿瘤放射治疗。各章首先论述了放射治疗计划制定的基本要求，然后针对每个病变，详细论述放射治疗方案制定的各个要素。本书所有资料均来自我们诊所积累的丰富的临床经验和住院医师的大量笔记。此外，我们还查阅了大量参考资料并反复审查，以期作为该学科最新的参考。放射治疗的每个部分几乎都可单独作为研究热点，因此，本书仅介绍那些我们认为比较好的和安全的放射治疗计划。肿瘤放射治疗协作组(RTOG)在线指南为本书中精确的放射治疗计划设计策略和实施步骤提供了有益的参考。总之，肿瘤放射治疗学的实践是一门艺术，没有什么能取代经验，不除外有的临床医师对本书某些章节的细节有不同见解。也就是说，指南提供了框架结构，就像一门外语的词汇手册一样，将生词或不同的词语组合起来，形成易于理解的概念。对于患者的个体化诊疗，有能力的医师应该根据患者的具体情况灵活处理，而不是拘泥于建议。

《肿瘤放射治疗计划手册》是住院医师和带教老师们辛勤努力的结果。他们通力合作、精心编写，几经修改，最终完稿。感谢剂量师 Nicole Pavelecky 博士为我们提供了大量珍贵的高清图像。最后，同样重要的是，如果没有Andrew Vassil博士的不懈付出和杰出贡献，这个项目就不会实现，他是资深住院医生，也是我的合著者。

Gregory M. M. Videtic, MD, CM, FRCPC

Andrew D. Vassil, MD

译者序

近年来，在计算机技术和影像学技术的推动下，肿瘤放射治疗学得到了长足的发展。国内的很多放疗同行，包括我们自己，都迫切希望得到一本能够切实指导临床实践的工具书。经辽宁科学技术出版社编辑推荐，我们得到了《Handbook of Treatment Planning in Radiation Oncology(Third Edition)》一书的审阅文件。该书内容全面，重点突出，特别适合目前的临床需求。该书的原著者都是临床一线的医师、物理师，专业知识扎实，临床经验丰富。尤其是在得知这本书已经被译为多国语言，成为世界性"畅销书"时，更激起了我们将此书翻译成中文，推荐给国内同行的念头，于是便召集学术同行组成了翻译团队，希望以我们的绵薄之力为中国肿瘤放射治疗这座大厦添砖加瓦。

在此书出版之际，衷心感谢各位译者在翻译过程中的巨大付出，感谢美国Peen State Cancer Institute姚敏教授、佛山复星禅城医院肿瘤中心杨军教授、郑州大学第五附属医院伽玛刀治疗中心（河南省伽玛刀治疗中心）杨如意主治医师、联勤保障部队第989医院肿瘤科关佳恒物理师提供的帮助。正是由于你们的辛勤劳动，才使得该书的翻译和出版工作能够圆满完成！

本书可供肿瘤放疗科医师、物理师和技师参考阅读。另外，从事肿瘤相关专业的医师和从事肿瘤学研究的相关人员也可从中受益。

本书内容专业广泛，涉及的知识点较多，由于我们能力有限，在翻译过程中难免会有纰漏或不当之处，敬请读者批评指正！

李国文　史鸿云

2022年11月11日

原著编委会

Editors

Gregory M. M. Videtic, MD, CM, FRCPC, FACR, FASTRO
Professor of Medicine
Cleveland Clinic Lerner College of Medicine
Staff Physician
Department of Radiation Oncology
Taussig Cancer Institute
Cleveland Clinic
Cleveland, Ohio

Andrew D. Vassil, MD
Staff Physician
Department of Radiation Oncology
Taussig Cancer Institute
Cleveland Clinic
Cleveland, Ohio

Neil M. Woody, MD
Staff Physician
Department of Radiation Oncology
Taussig Cancer Institute
Cleveland Clinic
Cleveland, Ohio

本书的所有参与者都来自俄亥俄州，克利夫兰，克利夫兰医学院，陶西格癌症研究所，肿瘤放射治疗科。

Sudha Amarnath, MD

Ehsan H. Balagamwala, MD

Samuel T. Chao, MD

Sheen Cherian, MD

Jay P. Ciezki, MD

Cory Hymes, CMD

Nikhil P. Joshi, MD

Shlomo A. Koyfman, MD

Omar Y. Mian, MD, PhD

Lama M. Mossolly, MS

Erin S. Murphy, MD

Jacob Scott, MD, PhD

Chirag Shah, MD

Kevin L. Stephans, MD

John H. Suh, MD

Rahul D. Tendulkar, MD

Andrew D. Vassil, MD

Gregory M. M. Videtic, MD, CM, FRCPC, FACR, FASTRO

Neil M. Woody, MD

Jennifer S. Yu, MD, PhD

Lisa Zickefoose, CMD

目 录

第 1 章　基本物理原理 …………………………………… 1

第 2 章　模拟定位和治疗工具 …………………………… 19

第 3 章　中枢神经系统肿瘤的放射治疗 ………………… 31

第 4 章　头颈部肿瘤的放射治疗 ………………………… 51

第 5 章　乳腺癌的放射治疗 ……………………………… 79

第 6 章　胸部肿瘤的放射治疗 …………………………… 103

第 7 章　胃肠道（非食管）肿瘤的放射治疗 …………… 123

第 8 章　泌尿生殖系统肿瘤的放射治疗 ………………… 147

第 9 章　妇科肿瘤的放射治疗 …………………………… 183

第 10 章　淋巴瘤和骨髓瘤的放射治疗 ………………… 203

第 11 章　软组织肉瘤的放射治疗 ……………………… 231

第 12 章　儿童肿瘤的放射治疗 ………………………… 247

第 13 章　姑息性放射治疗 ……………………………… 273

缩略语 ……………………………………………………… 297

索引 ………………………………………………………… 303

第1章　基本物理原理

Andrew D. Vassil，Lama M. Mossolly, Neil M. Woody，and Gregory M. M. Videtic

一般原则……………………………………………………………… 1
靶区…………………………………………………………………… 2
治疗计划……………………………………………………………… 3
技术参数选择………………………………………………………… 10
近距离放射治疗参数选择…………………………………………… 16

一般原则

- 百分深度剂量（PDD）是射线中心轴上某一深度处的吸收剂量与参考深度处的吸收剂量 D_{max} 之比。
- 剂量归一点是指设置一个剂量参考点，其余所有点的剂量都以该点剂量为参考进行归一。例如，如果选择最大剂量点 D_{max} 作为剂量参考点，则体内所有其他点接受的剂量都要小于 D_{max}（即100%等剂量线设为 D_{max}）。
- 等剂量线是患者的治疗计划图像上相同剂量点的连线。等剂量线可以以绝对剂量表示，也可以归一到某一剂量参考点（例如：计算点或等中心点）。
- 深度剂量（DD）与下列参数相关：
  - 能量：随着能量增加，DD 增加。
  - 深度：随着深度增加，DD 减小。
  - 源皮距（SSD）：随着 SSD 增大，DD 减小。

- 射野大小：随着射野增大，DD 增加（由于散射增加）。
- 射野减小时，准直器散射减少，人体散射减少，均整器较厚部分的穿射减少，有效能量增加，D_{max} 在患者体内的深度增加。
- "热点"
  - 经典定义为治疗体积内剂量超过处方剂量 10% 的高剂量区域。
  - 随着穿射深度增加，"热点"范围有增大趋势（例如，比较小体重指数和大体重指数患者的计划）。
- 等剂量线随着组织电子密度的变化而移位。这可以用"异质性校正"来解释，例如，当光子束穿过体内空气时，等剂量线移离体表；当光子束穿过骨骼时，等剂量线移向体表。
- SSD 表示辐射源与治疗表面之间的距离。
- 源轴距（SAD）表示辐射源与治疗床、机架和准直器旋转轴（等中心）之间的距离。

靶区

国际辐射单位与测量委员会 50 号报告"光子束治疗的处方、记录与报告"

- 大体肿瘤靶区（GTV）：可明显触及的，或可见的/可证实的恶性肿瘤生长的部位和范围。
- 临床靶区（CTV）：包含 GTV 和/或需治疗的显微镜下可见的恶性亚临床病灶的体积。
- 计划靶区（PTV）：几何学概念。定义为选择适当尺寸的射野和布野方式，并考虑所有可能的几何学变化和不确定性，以确保 CTV 能真正得到处方剂量的照射。其大小和形状不仅取决于 CTV，还取决于为补偿器官和患者移动，以及射束和摆位的不确定性所采取的治疗技术。
- 治疗区：被某一等剂量线（例如，95%等剂量线）所包绕的体积，所选定的等剂量线应能够满足治疗的要求。理想情况下，治疗区应与PTV相同，但也可能比PTV大得多。
- 照射区：接受某一照射剂量的组织体积，该剂量与正常组织的放射耐受性密切相关。剂量应以绝对值或相对于PTV的指定剂量表示。
- 积分剂量：治疗区吸收的总能量。
- 危及器官（OAR）：可显著影响治疗计划和/或处方剂量的具有放射敏感性的正常组织。

治疗计划

计划评估

- 评估计划时，必须评估剂量-体积直方图、最大剂量、最小剂量、平均剂量，以及所有轴位图像（高、低等剂量线）上的等剂量分布。
  - 剂量百分比：用于分析某一剂量（D）包含的感兴趣体积占总感兴趣体积的百分比（例如，D_{100}、D_{90}和D_{80}分别代表包含100%、90%和80%感兴趣体积的剂量）。
  - 体积百分比：用于分析接受某一特定剂量的体积（V）占总体积的百分比（例如，V_{100}、V_{90}和V_{80}分别表示接受处方剂量的100%、90%和80%的感兴趣体积占总体积的百分比）。

国际辐射单位与测量委员会（ICRU）第50号报告"光子线治疗的处方、记录与报告"对报告剂量的建议

- ICRU参考点

- 该点剂量应与临床相关，并代表整个 PTV 的剂量。
- 该点应易于被清晰、明确地定义。
- 该点应选在剂量可以被准确测量的地方（物理精度）。
- 该点所在区域的剂量分布应相对平坦。
- 该点应位于 PTV 的中心，某些情况下也可能在射束交叉点上。
- ICRU 参考点的剂量为 ICRU 参考剂量。

- 应报告 PTV 中心/附近的剂量、PTV 的最大剂量和 PTV 的最小剂量。
- 最大剂量：PTV 中的最高剂量。最小直径＞15mm 的高剂量区域才有临床意义；但是，对于小体积器官（如眼睛、视神经、喉部），直径＜15mm 的高剂量区也必须加以考虑。
- 最小剂量：PTV 中的最低剂量。与最大剂量相比，并无上述体积限制。
- "热点"：接受＞100%PTV 规定剂量的体积。一般来说，"热点"的最小直径＞15mm 时才有临床意义；但是，对于小体积器官（如眼睛、视神经、喉部），直径＜15mm 的"热点"也必须加以考虑。

ICRU62："光子束治疗的处方、记录和报告（对 ICRU 50 报告的补充）"

- PTV 的整体概念和定义没有改变，但对其定义进行了补充。
  - 内边界（IM）：CTV 相对于解剖参考点（如膀胱充盈、呼吸运动）的大小、形状和位置的变化。这些生理上的内部变化可导致 CTV 的位置、大小和形状的变化。
  - 内靶区（ITV）：包含 CTV 和 IM 的体积（ITV=CTV+IM）。
  - 摆位边界（SM）：在计划制定和整个治疗过程中，患者体位和射野的校准都存在着不确定性。不确定性可能随射野几何参数的不同而变化，并与下列因素密切相关：患者的体位变化、设备的机械精度（例如，机架、准直器或治疗床的下垂）、剂量的不确定性、模拟机和治疗机之间的摆位误差，以及人为因素。摆位边界可能因治疗中心和机器的不同而不同。

- PTV=CTV+IM+SM。在勾画 PTV 时，可不考虑射野的半影。然而，在选择射野尺寸时，则必须考虑半影的宽度，并相应地调整射野大小。
- 治疗区内剂量变化在 ±7% 以内通常是可以接受的。
- 适形指数（CI）：治疗体积 /PTV。这意味着治疗区应完全包括 PTV。
- OAR 体积：
  - 危及器官计划体积（PRV）：类似于给 OAR 设置 PTV。PRV=OAR+IM+SM。
- 剂量：
  - 等效生物学剂量（BED）的计算是基于放射生物学效应的线性二次模型。
  - BED 方程用于比较不同的分割方案对早反应组织和晚反应组织的潜在影响。在临床上，晚反应组织的 BED 会影响放疗剂量和分割次数的选择。
  - α/β 比值表示对分次剂量的固有敏感性。
  - $\alpha/\beta=3$ 通常用于晚反应组织，$\alpha/\beta=10$ 通常用于早反应组织（以及大多数上皮肿瘤）。
  - BED=$(nd) \times [1+(d/\{\alpha/\beta\})]$，其中 n 是分次数，d 为分次剂量。
    - 78Gy/2Gy/fx，39fx，5fx/ 周。
      - 早反应组织：$(39 \times 2) \times [1+(2/10)]$=93.6$Gy_{10}$

- 晚反应组织：$(39 \times 2) \times [1+(2/3)] = 130Gy_3$
  ○ 70Gy/2.5Gy/fx，28fx，5fx/周。
  - 早反应组织：$(28 \times 2.5) \times [1+(2.5/10)] = 87.5Gy_{10}$
  - 晚反应组织：$(28 \times 2.5) \times [1+(2.5/3)] = 128Gy_3$
- 常规放疗时受照正常骨髓百分比见表1.1。

表1.1 常规放疗时正常骨髓受照百分比

位置	具有风险的骨髓体积（%）
颅骨（不包括下颌骨）	12
上肢带骨（单侧的，包括肱骨头、肩胛骨、锁骨）	4
胸骨	2
肋骨（全部）	8
肋骨（半胸）	4
颈椎（全部）	3
胸椎（全部）	14
腰椎（全部）	11
骶骨	14
骨盆	26
斗篷野	25
主动脉旁淋巴结	45

引自：The distribution of active bone marrow in the adult. Phys Med Biol. 1961；5：255-258.

- 挡块边界与剂量学边界
  - 使用"挡块边界"，如射野方向观所见，将二级准直器[Cerrobend挡块或多叶准直器（MLC）]在靶区周围以固定距离（挡块边界）外扩。
- 使用"剂量学边界"，将处方剂量在某一被定义的体积周围进行选择性外扩。

■ 楔形板
- 楔形板是组织补偿器。
- 用以将等剂量分布改变到某一特定的角度（图 1.1）。
- 将物理楔形板置于射束路径中以衰减射束。

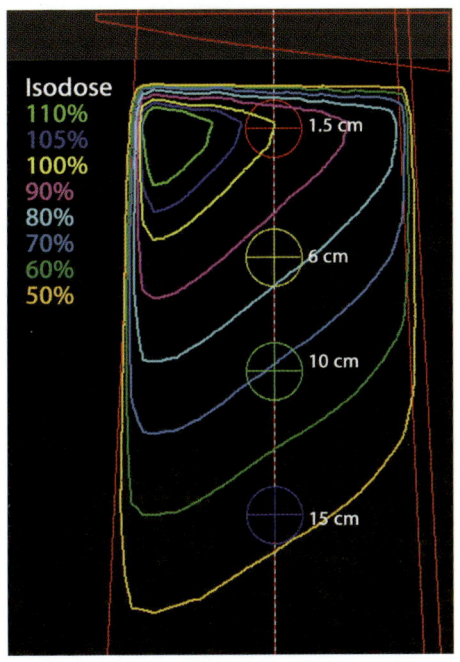

图 1.1　6-MV 光子野在组织等效体模中的等剂量分布（射野大小为 10cm×10cm，SAD 为 100cm，45°物理楔形板，等中心位于 D_{max} 处）。D_{max}，最大剂量；MV，兆伏；SAD，源轴距。

- 动态楔形板是通过初级准直器的运动实现的，它可以在出束过程中改变射野内的剂量强度。

■ 成对楔形板适用于表浅病变（图 1.2）。

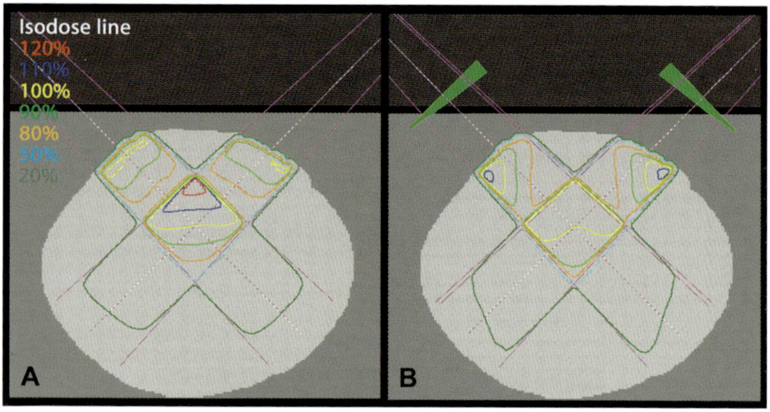

图 1.2 图 A 显示使用一对 6-MV 光子野（射野大小 10cm×10cm，SAD=100cm）照射虚拟曲面组织等效模体时的等剂量分布。图 B 显示 45° 物理楔形板对等剂量分布的影响。两图之间唯一的区别是一个使用楔形板而另一个未使用。

MV，兆伏；SAD，源轴距。

- 设计一对带楔形板的共面射束可以形成更均匀的等剂量分布。
- 楔形板的"后跟"应向内放置。楔形角 =90°-（两射野中心轴的交角 ÷2），但是最佳楔形角度的确定可能需要多次计划尝试。

■ 射野衔接
- 在电子线/光子线射束交界处，剂量热点会落在光子线射野内（这是由于电子线射野的等剂量曲线会膨出射野之外。见图 1.3）。
- 射野衔接部位可以每照射 8～10Gy 移动 0.5～1cm，以最大程度地减少累积重叠，也被称为"羽化衔接"。

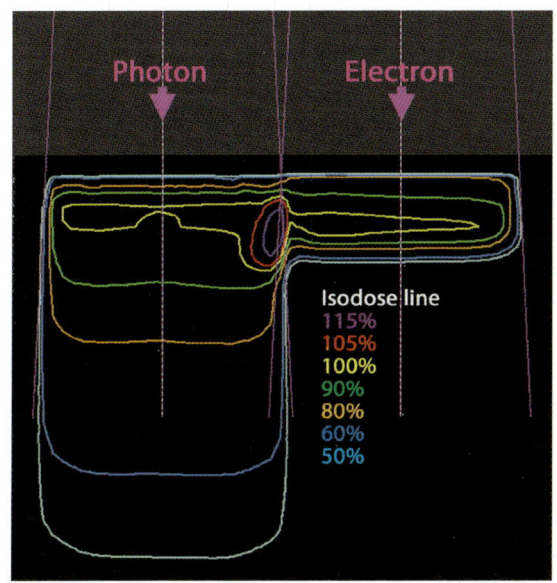

图 1.3 组织等效模体中的光子线 – 电子线射野衔接示例。6-MV 光子线野（射野大小 10cm×10cm，SAD=100cm，等中心位于 D_{max} 处）和 9-MeV 电子线射野（10cm×10cm 限光筒，SAD=100cm，等中心在模体表面）剂量归一到 D_{max}。

D_{max}，最大剂量；MV，兆伏；SAD，源轴距

- 灯光野代表光子线 50% 的等剂量线。
- 遮挡
  - 可以使用 Cerrobend 挡块和 / 或 MLCs 实现射野遮挡。
  - 半束切割挡块的透射率大约为 7%～10%，角挡块的透射率大约为 4%～7%，初级准直器的透射率大约为 1%～2%（因散射的差异而不同）。
  - Cerrobend 挡块由铋、锡、铅和镉制成。
  - 半价层（HVL）是射线强度衰减 50% 所需的材料的厚度。
  - 由于"射线硬化"（即低能光子的衰减），HVL 随透射厚度而增加。

- 剩余强度（透射）：射线通过 3.3 个 HVL 后剩余强度为 10%，6.6 个 HVL 后剩余强度为 1%，10 个 HVL 后剩余强度为 0.1%。
  - 组织等效补偿物
    - 在射线进入人体之前，组织等效补偿物可与射线相互作用以增加表面剂量。
    - 所选材料的电子密度应与其所补偿组织的电子密度相似。
    - 可以用合成材料，也可使用替代品，包括固体石蜡、浸湿的毛巾和装在袋子里的超声波凝胶。

技术参数选择

- 射线特性（表 1.2）。

表 1.2　所选射线特性

光子	电子
^{60}Co：D_{max}=0.5cm，衰减约 5%/cm	MeV/5=D_{max}（cm）
4 MV：D_{max}=1.0cm	MeV/4=90%IDL
6 MV：D_{max}=1.5cm，衰减约 4%/cm	MeV/3=80%IDL
10 MV：D_{max}=2.5cm	MeV/2.33=50%IDL
18 MV：D_{max}=3.5cm，衰减约 3%/cm	MeV/2=R_p

^{60}Co，钴 60；D_{max}，最大剂量；IDL，等剂量线；MeV，兆电子伏；MV，兆伏；R_p，实际射程。

- 特定能量的光子束和电子束中心轴 PDD 曲线（图 1.4A 和 B）。
- 后前位（PA）和前后位（AP）/后前位（PA）光子线照射野典型等剂量分布（图 1.5 和 1.6）。
- 垂直电子线照射野的等剂量分布（图 1.7）。
- 光子与物质的相互作用

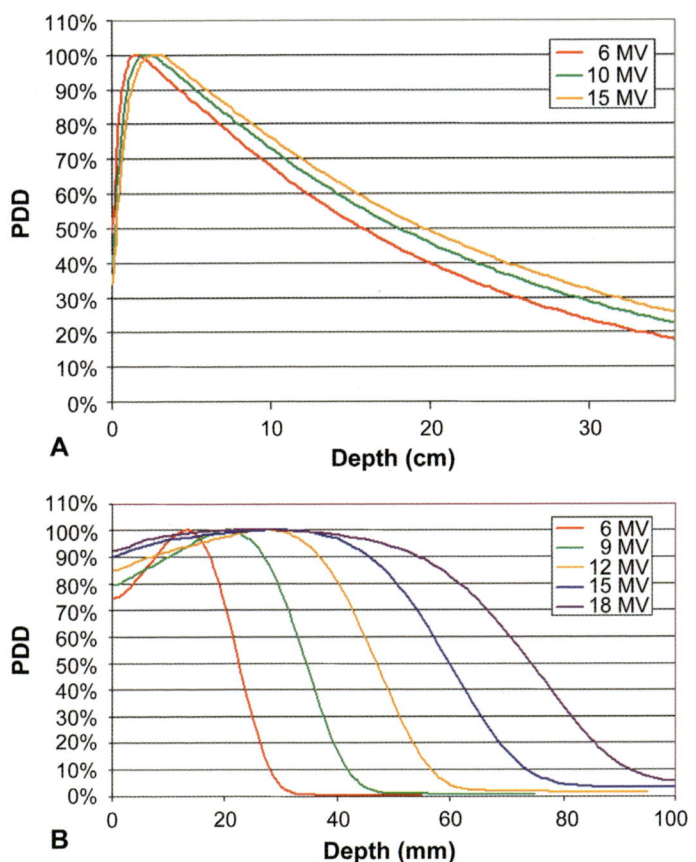

图 1.4 （A）光子的深度 – 剂量曲线，射野大小为 10cm×10cm，SSD=100cm。（B）电子的深度 – 剂量曲线，10cm×10cm 限光筒，SSD=100cm。

注：表面剂量随光子能量的增加而减小、随电子能量的增加而增大。

PDD，百分深度剂量；SSD，源皮距。

- 相干散射：仅在诊断性 X 射线中比较重要（光子能量不变，只改变运动方向）。
- 光电效应：在诊断级能量范围内很重要。由于对比度增加，有利于提高成像质量。光子入射,电子和特征 X 射线出射(概率与 Z^3/E^3 成正比）。

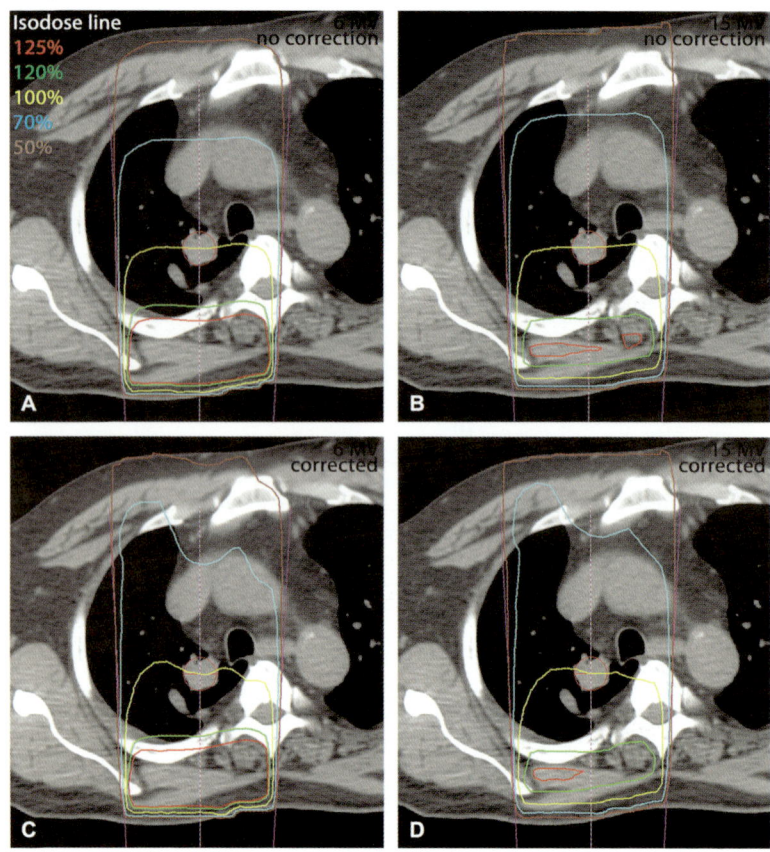

图 1.5 后前位照射,射野 10cm×10cm,SAD=100cm,剂量参考点在皮下 9cm:(A)6MV 和(B)15MV 光子束,未进行非均匀校正;(C)6MV 和(D)15MV 光子束,进行非均匀校正。

MV,兆伏;SAD,源轴距。

- 康普顿散射/非相干散射:光子入射,电子和光子出射(概率与 1/E 成正比,与物质原子序数 Z 无关,当光子能量约为 200keV 时,康普顿散射开始占主导地位)。
- 电子对效应:光子入射,电子和正电子出射(与物质发生电子对效应的入射光子的能量阈值需要 > 1.02MeV)。

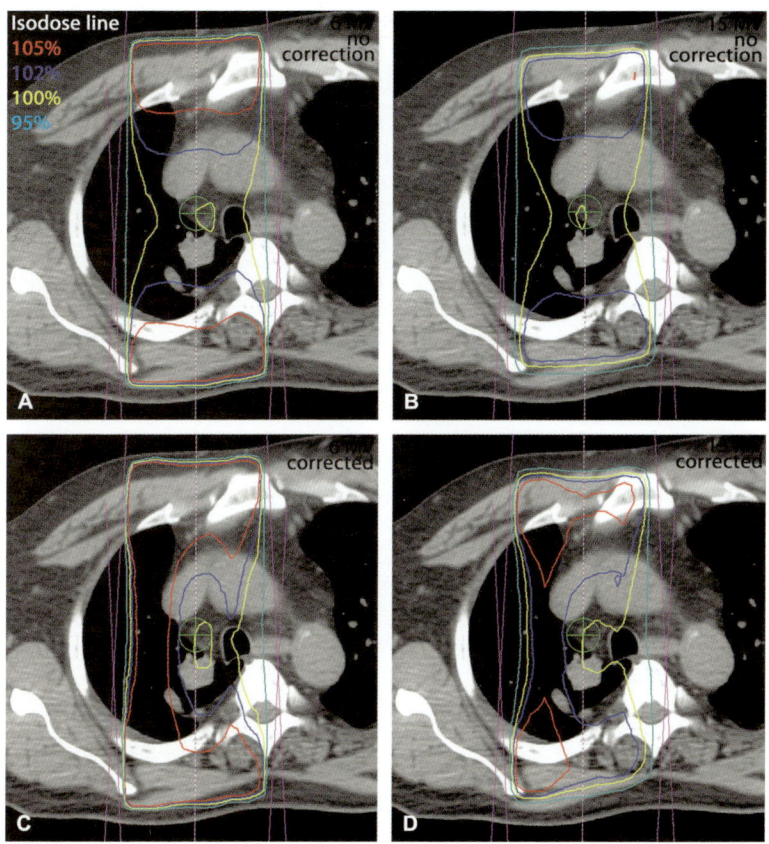

图 1.6 前后位/后前位照射，照射野 10cm×10cm，SAD=100cm，剂量归一到中心平面：（A）6MV 和（B）15MV 光子束，未进行非均匀校正；（C）6MV 和 15MV（D）光子束，进行非均匀校正。
MV，兆伏；SAD，源轴距。

- 光核反应：光子入射，中子或质子出射（也被称为 γ,n 或 γ,p 反应，入射光子能量需要＞约 7MeV 的阈值）。
- 电子与物质的相互作用：

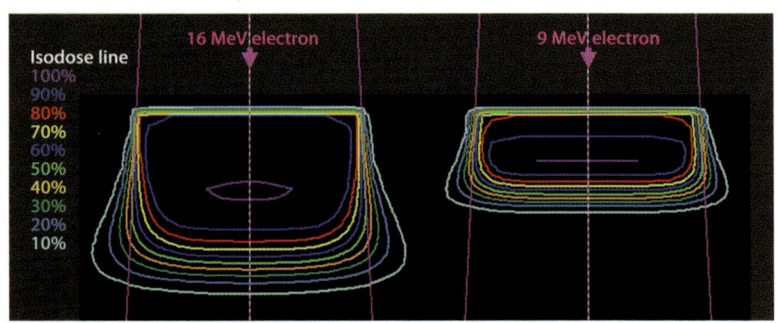

图 1.7 比较 16MeV 和 9MeV 电子束的等剂量分布，以强调使用高能电子束时高等剂量线有更大的内收。

MeV, 兆电子伏。

- 与原子核的非弹性碰撞：韧致辐射。
- 与原子核外电子的非弹性碰撞：电离或激发。
- 与原子核的弹性碰撞。
- 与原子核外电子的弹性碰撞。
- 电子束的重要特性：
  - 电子束倾斜入射时，表面剂量增大，穿透力降低，D_{max} 移向体表，因而应尽量避免倾斜入射。
- 等剂量线"膨胀"（图 1.7）：
  - 高能电子束和低能电子束的低等剂量线都会膨胀。
  - 高能电子束（不适用于低能电子束）的高等剂量线内收。
- 由于侧向散射的增加，表面剂量随电子束能量的增加而增大。
- 高能电子束能量越高，X 线污染越大，最大处在射野中心轴（主要是由于高能电子束与散射箔片发生韧致辐射所致）。
- 电子束的最小射野直径应为其能量的一半（以便为剂量建成提供足够的散射）。
- DD 随照射野大小的减小而减小。

质子放射治疗

- 质子的剂量学性质不同于光子和电子。
- 质子的 DD 增加缓慢，直到在最大值（Bragg 峰）处急剧达到峰值，然后迅速跌落到零，而不是在一个较短的建成区后缓慢下降（图 1.8）。

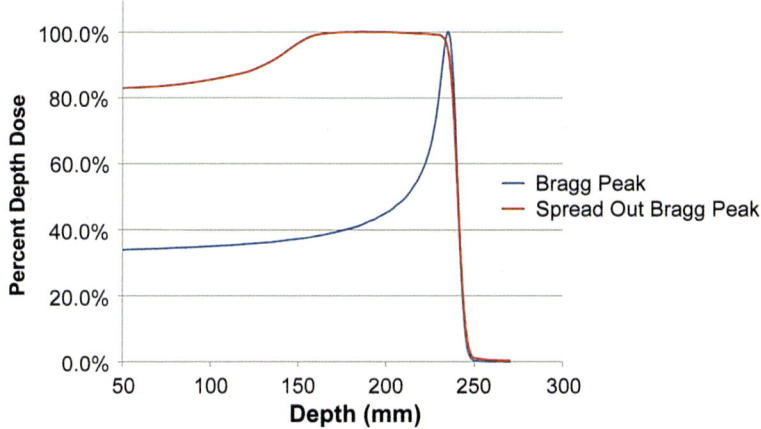

图 1.8　单能质子束和同一射束经调制后的 PDD 曲线，显示扩展 Bragg 峰（SOBP）。SOBP 的宽度定义为远端和近端 90% 剂量位置之间的距离。PDD，百分深度剂量；SOBP，扩展布拉格峰。

- Bragg 峰的深度与能量有关。
- 在临床应用中，单能质子束被调制成多种不同能量的质子。因此，尖锐的 Bragg 峰得以展宽为一个扩展 Bragg 峰（SOBP）。应根据肿瘤深度选择质子能量，使 SOBP 与 PTV 高度适形。
- Bragg 峰后剂量急剧下降到零，意味着质子束的出射剂量明显小于 X 线束的出射剂量。
- 质子束可以使用散射系统或扫描束系统。
- 质子束不像光子束那样通过 MLC 进行射野成形。
- 散射系统需使用经特殊加工的补偿器遮挡束流。
- 扫描束质子系统通过将一个狭窄的质子束在所需的区域移动

扫描形成剂量分布，从而实现该区域的强度调制。
- 质子 GTV 和 CTV 靶区定义的基本原理与光子和电子相似。
- 摆位、运动和射程误差的不确定性对质子治疗的影响非常大，可通过评估 CTV 靶区覆盖的稳健性来进行管理，而不是使用 PTV。

近距离放射治疗参数选择

- 同位素特性（表 1.3）
- 衰变规律
  - 衰变常数（λ）：衰变几率 / 单位时间 =0.693/ 半衰期
  - 半衰期 =0.693/ 衰变常数
  - 当前活度 = 初始活度 $\times e^{(-\lambda \times 时间)}$
- 关于衰变的经验法则
  - 剩余活度：3.3 个半衰期后剩余 10%，6.6 个半衰期后剩余 1%，10 个半衰期后剩余 0.1%。
  - ^{137}Cs：每年的衰变约为 2.3%。
  - ^{60}Co：每月的衰变约为 1%。
  - ^{125}I 和 ^{192}Ir：每天的衰变约为 1%。
  - ^{103}Pd：每天的衰变约为 4%。

ICRU38："妇科腔内治疗的剂量和体积规范"

- 低剂量率：0.4～2Gy/h；高剂量率：>12Gy/h。
- 膀胱参考点
  - 插入 Foley 导管，球囊内注入 7ml 不透射线的对比剂。施加张力使导管紧贴尿道。
  - 侧位 X 线片：穿过球囊中心做一条 AP 线，膀胱参考点在 AP 线与球囊后表面的交点。
  - 前后位 X 线片：膀胱参考点在球囊的中心。

表1.3 同位素

放射性核素	衰变	β 能量	γ 能量	半衰期	照射率常数	铅半价层（mm）
Pd-103	电子俘获	0	21keV（平均）	17天	1.48	0.008
I-125	电子俘获	0	28keV（平均）	60.2天	1.46	0.025
Ir-192	γ	240～670keV	380keV(平均)	74.2天	4.69	2.5
Au-198	γ	0.96MeV（最大）	412keV	2.7天	2.38	2.5
Cs-137	γ	0.514～1.17MeV	662keV(最大)	30年	3.26	5.5
Ra-226	γ	0.017～3.26MeV	830keV(平均)	1622年	8.25	12
Co-60	γ	313keV（最大）	1.25MeV(平均)	5.26年	13.07	11
I-131	β	719keV（最大）；180keV（平均）	80～637keV	8天	2.2	3
Sr-89	β	1.46MeV（最大）；583keV（平均）	—	50.5天	—	—
P-32	β	1.7MeV（最大）；695keV（平均）	—	14.3天	—	0.1
Y-90	β	2.282MeV（最大）；937keV（平均）	—	64小时	—	—
Ru-106	β	3.54MeV（最大）	—	366天	—	—
Sm-153	混合	233keV（平均）	103keV(平均)	1.93天	—	—

注：* 照射量率常数，单位：$R\,cm^2/h\,mCi$，镭和氡除外（$R\,cm^2/h\,mg$）。
Au，金；Co，钴；Cs，铯；I，碘；Ir，铱；K，钾；keV，千电子伏；max.，最大；MeV，百万电子伏；P，磷；Pd，钯；Ra，镭；Ru，钌；Sm，钐；Sr，锶；Y，钇。

- 直肠参考点：
  - 用不透射线的纱布填充阴道腔以显示阴道后壁。
  - 侧位 X 线片：从宫颈施源器的下端（或阴道施源器的中心）做一条 AP 线，直肠参考点就在这条线上，距阴道后壁后 5mm 处。
  - 前后位 X 线片：直肠参考点位于宫颈施源器的下端（或阴道施源器的中心）。

第2章　模拟定位和治疗工具

Neil M. Woody and Gregory M. M. Videtic

体位固定技术	19
模拟定位技术	24
放射治疗实施时的定位技术	26

体位固定技术

热塑网

- 热塑网是一种聚合物，水浴加热后它会变得柔软且具有可塑性，是一种可重复使用的个体化固定材料。
- 热塑网通常用于头部固定，也可用于其他部位的固定，包括腹部或四肢。
- 三点式面罩（图 2.1A）通常用于脑部治疗。
- 五点式面罩（图 2.2A）可提供额外的肩部固定，特别适用于头颈部肿瘤和立体定向放疗。
- 热塑网状面罩下加戴泳帽可将组织等效补偿物固定在感兴趣区。或者，将材质较硬的组织等效补偿物粘贴在网状面罩的表面，以避免产生空气间隙（图 2.2B）。
- 体模（图 2.3）可用于腹部和盆腔治疗的固定。

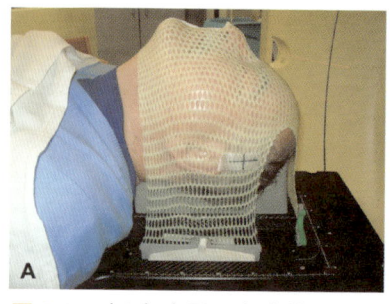 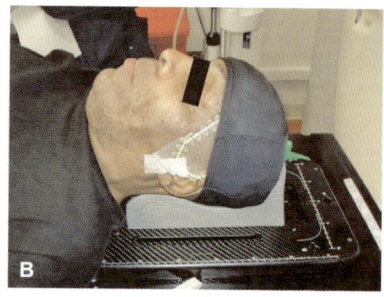

图 2.1 （A）应用三点式热塑性面罩的患者（头顶和头两侧共三个点固定在治疗床上）。（B）用泳帽将组织等效补偿物固定在适当的位置。

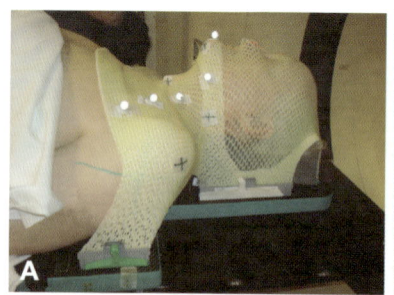 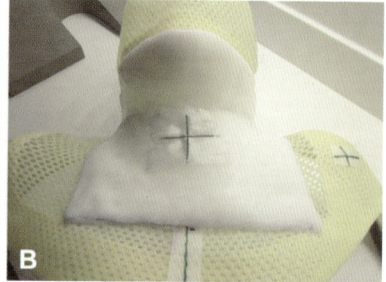

图 2.2 （A）使用五点式面罩的患者（头顶、头两侧及双肩五个点固定在治疗床上）和（B）将材质较硬的组织等效补偿物粘贴在面罩表面。

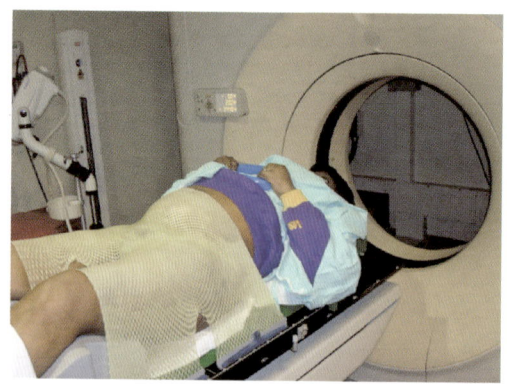

图 2.3 热塑体模。

摇篮式（Cradle-Type）固定装置

- 用以填充治疗床和患者之间的空隙，是一种可重复使用的个体化固定系统。
- 常用材料包括发泡胶（Alpha Cradle）和内含带有连锁珠子的真空垫（例如，Elekta BodyFIX，Stockholm，Sweden）。患者躺在真空垫上，当抽成真空时真空垫即可形成与患者体型相一致的形状。
- 部分身体真空垫用于固定身体的一部分，例如，四肢（图 2.4A）。
- 全身真空垫用于立体定向放疗和需要需要多点固定时（图 2.4B）。

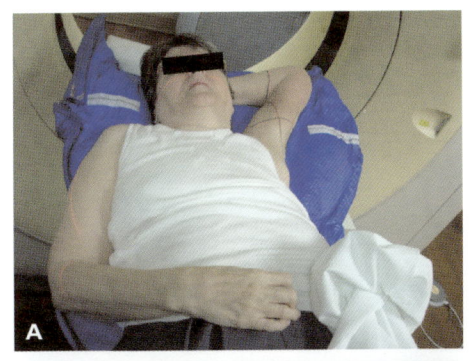

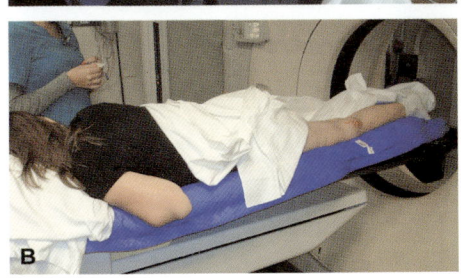

图 2.4 （A）女性，左上肢肉瘤患者，部分身体真空垫固定。（B）女性，左下肢肉瘤患者，俯卧位，全身真空垫固定。

模块化固定系统

- 模块化固定系统几乎可用于全身每一个部位的个性化固定，如图 2.5A 和 B 所示。
- 定制的个体化模块可以固定头部、上肢、胸部、腹部、骨盆和下肢。
- "腹板"上的开孔为俯卧位患者腹腔内容物的下垂提供空间（图 2.5C）。

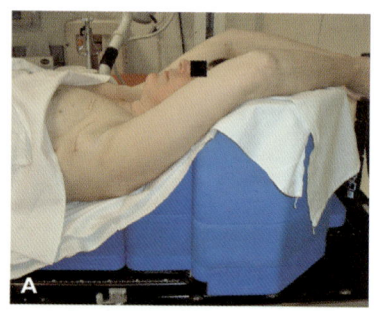

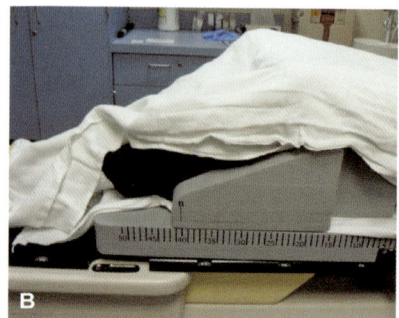

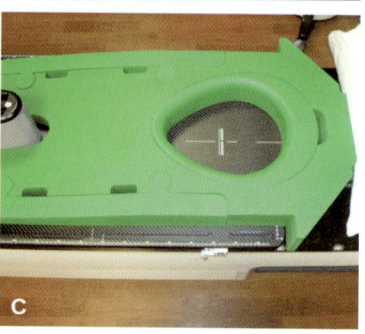

图 2.5 针对（A）上半身和（B）下半身固定的模块化固定系统。（C）为一个可以提供肠下垂空间的腹板。

立体定位系统

- 全身真空盖膜的 BodyFix 装置
  - 患者仰卧于全身真空垫（BodyFix）上，身上覆盖一层塑料薄膜，薄膜通过边缘的粘合膜连接到真空袋上，抽真空去除塑料薄膜和真空垫之间的空气，可以进一步限制患者移动（图 2.6）。

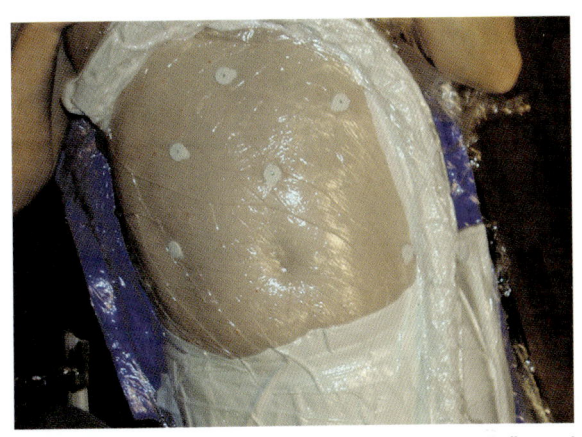

图 2.6　患者仰卧在全身真空垫上，身上覆盖全身真空盖膜，以加强固定。盖膜表面粘有红外标记。

呼吸控制系统

- 腹部压迫
  - 调整置于上腹部的可调节腹压板或置于肚脐水平的腹压带，将患者的呼吸限制在可以接受的水平，以最大限度地减小靶区运动（图 2.7）。
  - 选择腹压板或腹压带取决于靶区的位置；对于位置较低的胸部病变，采用腹压带。
- 呼吸控制
  - 屏气技术，如主动呼吸控制，通常采用阀门控制通过口含器的气流。可在模拟定位过程中进行屏气训练，在治疗时进行重复。

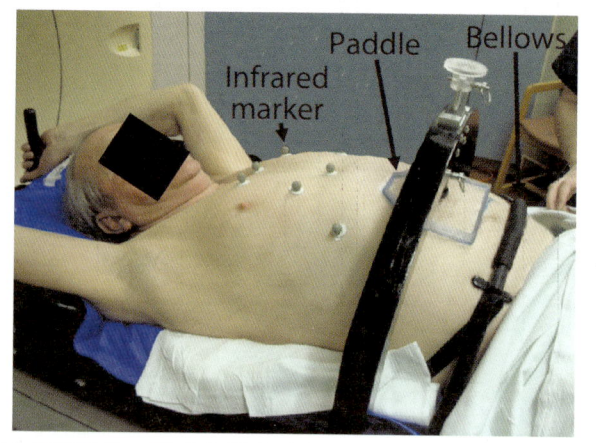

图 2.7　患者仰卧位，双手上举高过头顶，采用模块化手臂固定系统和全身真空垫。腹部采用可调节的腹压板（Paddle）限制肿瘤的运动。放置波纹管（Bellows）系统，用于 4D-CT 定位时追踪呼吸时相。红外标记（Infrared marker）是图像引导放射治疗验证系统的一部分，在治疗时使用。

- 椅子
  - 在紧急情况下，对于不能平躺或斜躺的重症患者，可使用经过适当设计的具有稳定性和参考系统的椅子，以坐姿进行治疗。

模拟定位技术

- 二维（透视）
  - 透视下，根据病灶、骨性标志和医生放置的不透射线金属丝给患者实施定位。
  - X 线图像应包括整个治疗区域，从中可以设计定制挡块，以避开正常组织。
- 三维（3D）CT
  - 采集常规 CT 图像。
  - 等中心点应设置在肿瘤体积内（距体表至少 D_{max}）。

- 在患者身上放置标记物,以便对等中心点进行三角测量。
- 在制定治疗计划时,等中心点的位置是可以改变的。
- 允许基于三维体积的计划、射野视窗的创建和高度适形的计划,包括正向的和逆向的。
- 四维(4D)CT
  - 使靶区或器官运动的可视化成为可能。
  - 在连续呼吸周期内采集 CT 图像。将图像按监测到的呼吸时相进行分类。采用的监测系统包括:基准系统和/或记录呼吸周期的装置(例如,Varian,Palo Alto,CA)、实时位置管理(RPM)系统和飞利浦(Andover,MA)腹部波纹管装置(图 2.7)。在 4D CT 采集后,重建包括平均密度投影(AIP)和最大密度投影(MIP)图像在内的静态图像序列。
- 靶区勾画
  - 医生运用 3D 和 4D 成像的计算机治疗计划系统创建代表靶区和正常组织的"体积"。
  - 肿瘤放射治疗协作组(RTOG)提供了许多图谱以帮助勾画靶区(www.rtog.org/CoreLab/ContouringAtlases.aspx)。
  - 辅助图像(例如,MRI、PET、磁共振波谱和血管造影图像)可以与模拟定位 CT 图像融合,有助于确定靶区位置。
  - 4D CT 可以重建为呼吸周期的各个时相或最大密度投影(MIP)图像,以显示某一结构在整个呼吸周期中的最大运动范围。
  - 当治疗体位与患者的标准体位有显著差异时,一些影像中心可能有能力获得治疗体位下的 PET-CT 或 MRI 图像。

放射治疗实施时的定位技术

门控

- 门控技术能够使射线"准时"照射到由基准参考系统确定的预定靶位。
    - 例如,在呼吸周期的某一特定时相(如呼气末期)出束照射。
    - 主动呼吸控制是门控技术的一种,它利用阀门装置使患者在特定的呼吸时相屏气一段时间(图2.8)。

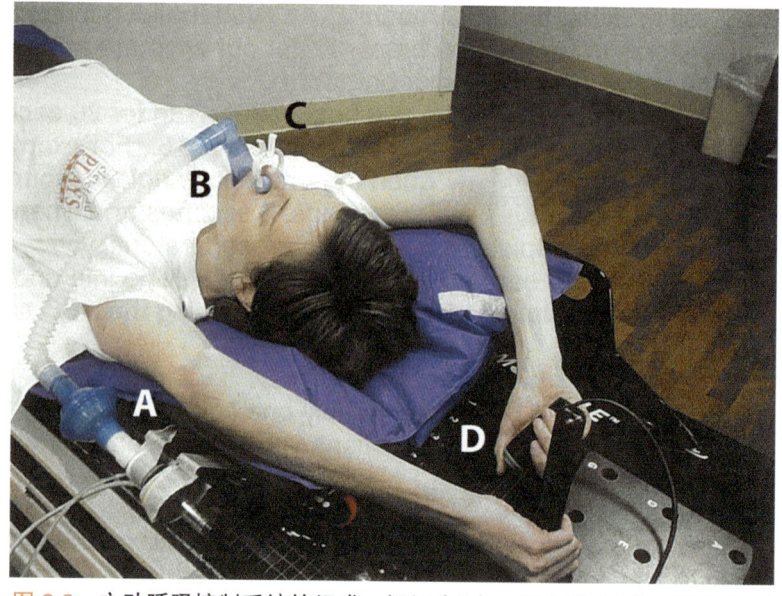

图 2.8 主动呼吸控制系统的组成:阀门(A)、口含器(B)、鼻夹(C)和患者可控的阀门开关(D)。

射野影像

- 治疗前拍摄兆伏级(MV)X线片以确认患者的体位。
    - 建议至少每周进行1次。
    - 可以用正交X线片(如前后位片和侧位片)校正患者的体位。

- 电子（数字）射野影像利用非晶硅生成数字射野胶片。

图像引导放射治疗（IGRT）

- IGRT 是通过治疗前对靶区或参考结构进行影像学验证从而实现精准放疗的一种方法。

方法

- 超声
  - 可参考模拟 CT 或模拟定位时进行的超声检查（图 2.9）。

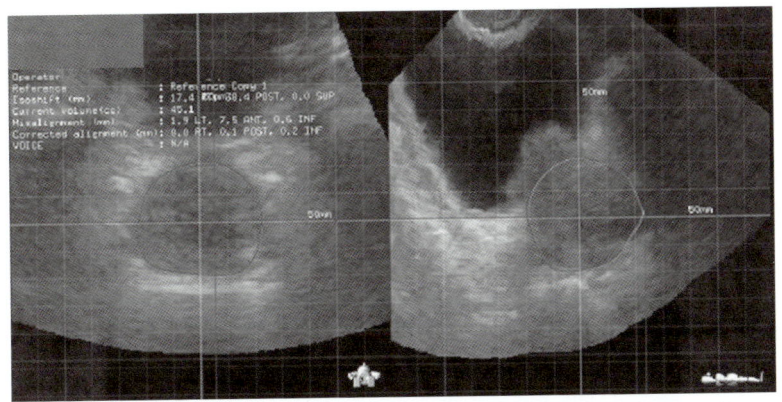

图 2.9 接受 IMRT 治疗的前列腺癌患者经腹超声定位的冠状面和矢状面。IMRT，适形调强放疗。

  - 为非电离辐射的靶区定位方法。
  - 不同操作者之间存在的差异（例如，施加的压力大小和探头放置的位置）使其临床应用受到限制。
  - 最常用于前列腺和前列腺瘤床的定位，也用于乳腺瘤床的定位。
- 室内正交 X 线摄影

- 安装在机架（或天花板）和地板上。
- X 线摄影中心轴相交于等中心。
- 采取骨性标志或植入的基准标记作为参考点。
- 允许实时监测（即出束治疗时成像）。
■ Calypso 电磁传感器
  - 射频传感器
    ● 需要植入。
    ● 目前仅常规用于前列腺的放射治疗（图 2.10）。
  - 允许三角测量和实时追踪。

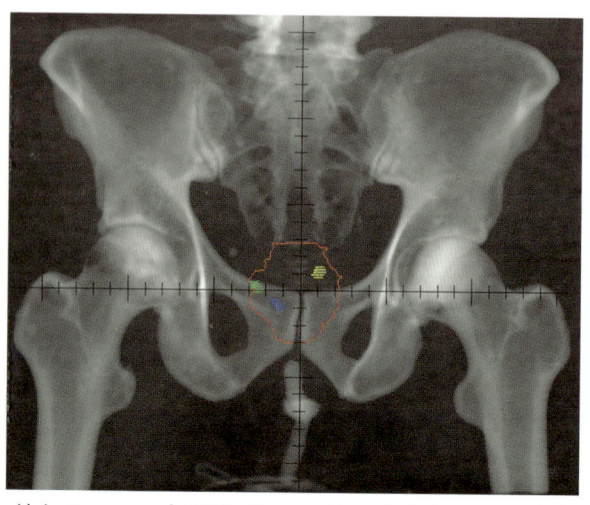

图 2.10　植入 Calypso 电磁传感器（绿色、黄色和蓝色）患者的数字重建 X 线图像。前列腺外轮廓标记为红色。该患者还进行了尿道造影检查。

■ 锥形束和螺旋成像
  - 可用千伏电压（kV）或兆伏级（MV）影像定位治疗当天的结构（图 2.11）。可以采取骨配准或软组织配准。
  - 安装的千伏 X 线摄影球管与机架呈 90° 或与机架一致。
  - 使用直线加速器产生的 MV 级射线成像（可降级为 kV 级

以提高分辨率）。在图像采集过程中平移治疗床进行螺旋成像。

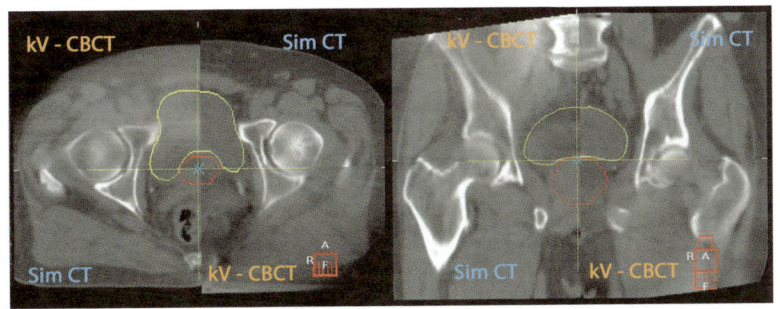

图 2.11 kV-CBCT 用于前列腺癌患者的图像引导放疗。轴位和冠状位图像与模拟定位 CT 图像配准。

CBCT，锥形束计算机断层扫描；kV，千伏特。

- 可以给出用于理解在 x 轴、y 轴、z 轴、转动角、俯仰角和偏航角上位置误差的体积信息。
- 轨道 CT
  - 安装在治疗室内的一种移动式诊断型 kV 级 CT 扫描仪。
  - CT 扫描仪在轨道上平移对患者进行成像。
  - 可进行高分辨率、诊断级别的成像。
- 带电离辐射的成像技术产生的辐射剂量：kV 级正交 X 线成像时，患者所受的辐射剂量 < 0.1cGy/ 次；kV 级或 MV 级锥形束 CT 成像时，患者所受的辐射剂量 1 ~ 10cGy/ 次，具体数值取决于射野大小和旋转量。
- 具有六个运动自由度（x 轴、y 轴、z 轴、转动角、俯仰角和偏航角）的治疗床已经被研发出来，该治疗床用于补偿 IGRT 发现的摆位偏差。
- 外部基准标记或光学表面投影监测
  - 室内红外摄像机对置于患者体表的红外标记进行监测（见

图 2.7）。

- 3D 光学表面映射技术（如 Vision RT，London，UK）正在成为一种非电离辐射的替代方案，它有助于患者配准，特别是对乳腺癌患者（图 2.12）。

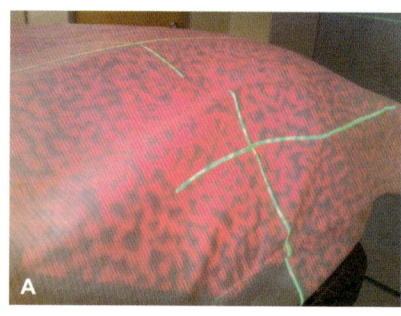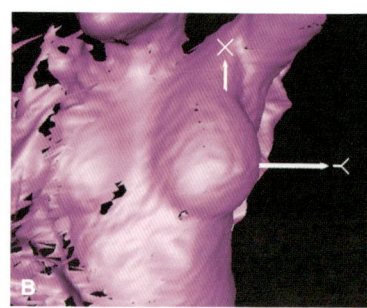

图 2.12 （A）光学表面监测系统显示的图像和（B）乳腺癌患者治疗体位下的光学表面监测典型图像。

- RPM（实时位置管理系统）是一种无创的基于视频的监测系统，它使临床医生将肿瘤的位置与患者的呼吸周期联系起来。它使用红外追踪摄像机和反射标记测量患者的呼吸模式和呼吸幅度，并将其显示为波形。当肿瘤处于呼吸周期的期望部分时，系统就会设置门控阈值。这些阈值决定了门控系统何时打开和关闭治疗射束。

第3章 中枢神经系统肿瘤的放射治疗

Samuel T. Chao, Jennifer S. Yu, and John H. Suh

一般原则	31
胶质瘤 – 高级别	35
胶质瘤 – 低级别	38
脑干胶质瘤	39
脑膜瘤	40
垂体腺瘤	43
前庭神经鞘瘤	44
动静脉畸形	46
脊髓肿瘤	47
参考文献	50

一般原则

- 模拟定位技术、剂量限值和治疗计划的一般性原则适用于颅内肿瘤和颅内良性疾病。
- 处方剂量受患者、肿瘤、医疗条件和治疗目的等多种因素的影响。
- 术后放疗的时机：恶性肿瘤通常在术后 2～4 周，良性肿瘤可以晚一些。
- 本章讨论的各种颅内肿瘤和颅内良性疾病的详细情况，请参阅《放射治疗的临床要点》[1]。

定位、固定和模拟扫描

- CT 模拟定位用于设置等中心，并有助于勾画大体肿瘤靶区（GTV）、临床靶区（CTV）和计划靶区（PTV）。患者仰卧位，双臂置于身体两侧。
- 使用三点式热塑面罩固定。单次立体定向放射外科（SRS）常使用头架固定。
- 采用螺旋 CT 扫描，扫描范围为从颅顶到颈椎中部，层厚 2～3mm。静脉注射（IV）对比剂增强扫描，以勾画肿瘤区/术后残腔。
- 为避免图像融合问题，可进行 MRI 模拟定位。

靶区和感兴趣器官的定义

- GTV：影像学检查（通常是 MRI）可见的肿瘤区或术后残腔。
- CTV：包括显微镜下存在病变的风险部位。
- PTV：应考虑到每日摆位的差异和不同单位之间治疗体位重复性的差异。在使用图像引导放疗（IGRT）时，可以考虑缩小边界。
- 感兴趣区的识别和勾画（见表 3.1）。

表 3.1　危及串行结构及常规分割放疗和 SRS 的常用最大点剂量限制

器官	剂量最大值（Gy）	
	分次放射治疗	SRS
晶体	7	尽可能低
视网膜	45～50	尽可能低
视神经	55	8～10
视交叉	56	8～10
耳蜗	35～45	4～5

续表

器官	剂量最大值（Gy）	
	分次放射治疗	SRS
垂体	30～45	尽可能低
脑干	60	超过12Gy的体积＜1cc
脊髓	50	10～14

cc，立方厘米；Gy，戈瑞；SRS，立体定向放射治疗。

治疗计划

计划

- 通过MRI融合优化治疗计划有助于勾画T2和FLAIR序列的水肿区，同时有助于识别T1增强病变的存在或范围。
- 治疗计划中使用的MRI图像应是术后48小时内采集的，以避免残留肿瘤与术后变化/出血之间混淆。对于良性病变，治疗计划中使用的MRI图像的采集时机并不那么重要。

治疗选择

- 点计算：主要用于姑息治疗，如全脑放疗（见第13章，姑息性放射治疗）。
- 三维适形放疗（3D-CRT）：采用标准的共面或非共面三维适形照射野，以优化靶区剂量，同时把危及器官的剂量降到最低。
- 适形调强放疗（IMRT）：因其能够在满足危及器官剂量限制的同时兼具高度的靶区剂量适形性，可用于大脑、脊髓等危及器官的保护。
- 容积旋转调强放疗（VMAT）：用于有效增加射束角度的数量；对于邻近危及器官的复杂脑部肿瘤的治疗，可能减少总的机器跳数和治疗时间[2]。

- 图像引导放射治疗（IGRT）：适用于特别邻近危及器官的病变，以确保每日摆位的准确性。常用于高度适形的放射治疗［IMRT、分次立体定向放射治疗（FSRT）、VMAT］。
- 光学体表监测系统：如果使用的是开放式面罩，可利用该系统进行开始定位和治疗过程中的监测。可能对幽闭恐怖症患者有用。

危及器官

因脑部有几个被认为是"串联器官"的结构，所以除强调体积-剂量评价外，也要强调点剂量评价的重要性（表 3.1）。

单次 SRS

适应证

- 良、恶性脑肿瘤、血管畸形和功能性疾病。
- 单次 SRS 最适合边界清晰的靶区（直径 ≤ 4cm；与视通路间距 ≥ 0.3～0.5cm）。
- 对于因体积太大不适合行 SRS 的肿瘤，或者邻近危及器官，特别是邻近视神经和视交叉的肿瘤，应考虑分次放疗或分次 SRS。

SRS 技术

- 静脉注射苯二氮䓬镇静剂（如果使用头架）。
- 在头皮上的四个位置注射局麻药以放置头架（如果使用头架）。
- 先行 MRI 扫描（1mm 层厚），再行 CT 扫描将图像进行融合。
- 计划：靶区是 MRI T1 像增强肿瘤或其他功能性疾病的解剖结构。

- 治疗前应用类固醇激素（如地塞米松6～10mg，静注30分钟），以减少脑水肿，并在治疗后维持1～2周。如果患者正在接受免疫治疗，可以考虑不使用类固醇激素。

SRS计划目标
- 适形指数，即处方等剂量体积除以肿瘤体积的比值，应为≤2。均匀性指数，即最大剂量除以周边剂量的比值，应为≤2。梯度指数，即处方等剂量体积的一半除以处方等剂量体积的比值，应为<3～4。
- PTV是在MRI T1钆增强图像上的强化病变。对于非常浅表的病变，可使用组织等效补偿物，并用泳帽固定。如果采用的是面罩固定，可将组织等效补偿物粘贴在面罩表面。

胶质瘤 - 高级别

适应证和治疗选择

- 术后辅助放疗。
- 不可手术时的根治性放疗。

定位、固定和模拟扫描

- 见"一般原则"。

靶区、剂量和分割

- 间变性星形细胞瘤
  - 靶区
    - GTV：术后MRI T1加权像对比增强区/手术残腔或FLAIR/T2异常信号区。
    - CTV：GTV + 1.5～2cm。

- PTV：CTV + 0.3～0.5cm。
- 剂量和分割
  - 先对上述 PTV 照射 50.4Gy/1.8Gy/fx。
  - 再对 CTV 追加至总剂量 54～59.4Gy/1.8Gy/fx，CTV 是术后 MRI T1 加权像上对比增强肿瘤区（即 GTV）和术后残腔外扩 1.0cm 所构成的范围。
  - 可考虑同步加量技术，即：PTV 54.45Gy/1.65Gy/fx 并同步追加上述加量区剂量到 59.4Gy/1.8Gy/fx。
- 间变性少突胶质细胞瘤（见图 3.1A 和 B）
  - 靶区
    - GTV：术后 MRI T1 加权像对比增强区/手术残腔和 FLAIR/T2 异常信号区。
    - CTV：GTV + 1.5～2cm。
    - PTV：CTV + 0.3～0.5cm。
  - 剂量和分割
    - 先对上述 PTV 照射 50.4Gy/1.8Gy/fx。
    - 再对术后 MRI T1 加权像上对比增强肿瘤的 GTV 和术后残腔外扩 1.0cm 所构成的 CTV 追加剂量 9Gy/1.8Gy/fx。
    - 可考虑同步加量技术，即：PTV 54.45Gy/1.65Gy/fx 并同步追加上述加量区剂量到 59.4Gy/1.8Gy/fx。
- 胶质母细胞瘤（见图 3.1C 和 D）
  - 靶区
    - GTV：术后残腔、对比剂增强区或 T2/FLAIR 显示的水肿区。
    - CTV：如果 T2/FLAIR 显示水肿区，CTV=GTV+2cm；如果无水肿区，则 CTV=GTV+2.5cm。兼顾自然边界（颅骨、大脑镰、脑幕、脑室）。

- PTV：CTV +0.3～0.5cm。

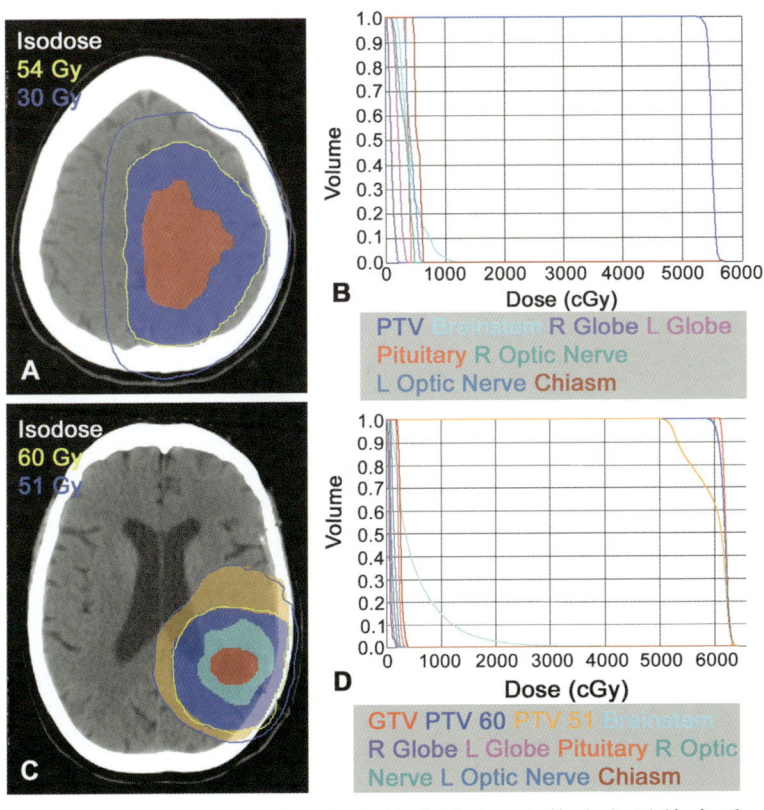

图 3.1 （A）女性，32 岁，间变性胶质瘤，立体定向活检术后。EBRT：54Gy/1.8Gy/fx，VMAT 技术。（B）患者的 DVH 图。（C）男性，62 岁，左顶叶胶质母细胞瘤全切除术后，术后残腔（红色）和高剂量 PTV（蓝色）给予 60Gy，FLAIR 信号异常区（浅蓝色）和低剂量 PTV（橙色）给予 51Gy。（D）患者的 DVH 图。

DVH，剂量 – 体积直方图；EBRT，外照射；FLAIR，液体衰减反转恢复序列；fx，分次；Gy，戈瑞；PTV，计划靶区；VMAT，容积旋转调强放射治疗。

- 剂量和分割
  - 对 T2/FLAIR 异常信号区照射 46Gy/2Gy/fx。
  - 把术后残腔和术后 MRI T1 对比剂增强区（即 GTV）外扩

2.0cm 形成 CTV，再把 CTV 外放 0.3～0.5cm 形成 PTV，PTV 追加剂量 14Gy/2Gy/fx。
- 可考虑同步加量技术，即：照射上述的 PTV 51Gy /1.7Gy/fx 并同步对上述的加量区追加剂量到 60Gy/2Gy/fx。

特别注意事项

- 老年患者或一般状况较差者可考虑改变剂量分割模式，包括：
  - 40Gy/2.67Gy/fx（用于全脑放疗或局部照射）。
  - 37.5Gy/2.5Gy/fx（用于全脑放疗或局部照射）。
  - 30Gy/3Gy/fx（用于全脑放疗或局部照射）。
  - 25Gy/5Gy/fx（用于局部照射）。

胶质瘤 – 低级别

适应证和治疗选择

- 根治性放疗。
- 术后辅助放疗。

定位、固定和模拟扫描

- 见"一般原则"。

靶区、剂量和分割

- 靶区（见图 3.2）
  - GTV：MRI T2/FLAIR 异常信号区。
  - CTV：GTV + 1～2cm。
  - PTV：CTV + 0.5cm。
- 剂量和分割

- 50.4～54Gy/1.8Gy/fx。

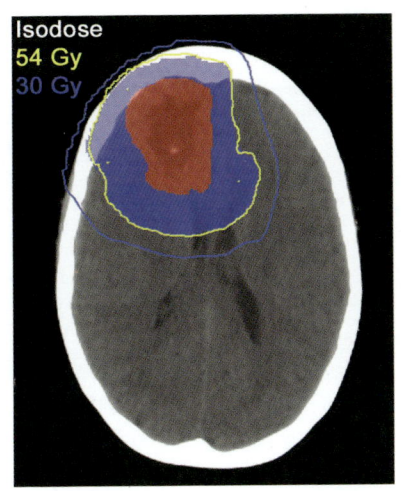

图 3.2 女性，45 岁，右额叶低级别少突胶质细胞瘤，近全切除术后复发，治疗剂量 54Gy/30fx。术后残腔和 FLAIR 异常信号区（红色）、PTV（蓝色）。
FLAIR，液体衰减反转恢复序列；PTV，计划靶区。

特别注意事项

- 起源于肥胖细胞型星形细胞瘤的放疗参照间变性星形细胞瘤。

脑干胶质瘤

放疗适应证

- 放射治疗是无法手术的脑干胶质瘤的标准治疗方法。
- 病变常无法活检。

定位、固定和模拟

- 见"一般原则"。

靶区、剂量和分割

- 靶区（见图 3.3）

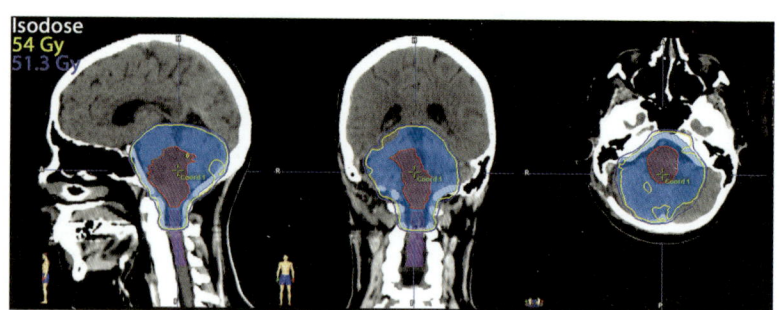

图 3.3 女性，21 岁，脑干低级别少突胶质细胞瘤，1p/19q 完整，活检术后。所有 MRI 图像上 GTV 为红色，PTV 为蓝色（GTV 外放 2cm；再外扩 0.3cm 形成 PTV）。EBRT：54Gy/1.8Gy/fx，7 野 IMRT，6MV 光子覆盖 100%IDL。

cm，厘米；EBRT，外照射；fx，分次；GTV，大体肿瘤靶区；Gy，戈瑞；IDL，等剂量线；IMRT，适形调强放射治疗；MV，兆伏；PTV，计划靶区。

- GTV：MRI T1 或 T2/FLAIR 显示的最大病变范围。
- CTV：GTV +2cm，兼顾自然边界。
- PTV：CTV + 0.3～0.5cm，兼顾自然边界。

- 剂量和分割
  - 54Gy/1.8Gy/fx。
  - 50.4Gy/1.8Gy/fx。

脑膜瘤

放疗适应证

- 良性脑膜瘤：不宜手术，次全切，复发。
- 非典型脑膜瘤：不宜手术，全切除后，次全切术后。
- 恶性脑膜瘤：不宜手术，全切除后，次全切除后。

定位、固定和模拟扫描

- 见"一般原则"

靶区、剂量和分割

- 良性脑膜瘤：54Gy/1.8Gy/fx（见图 3.4A）

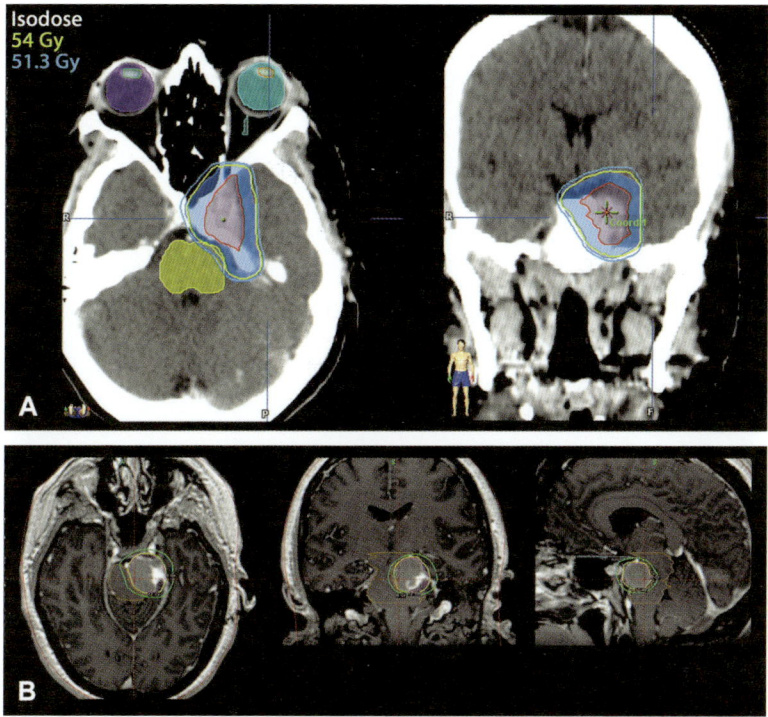

图 3.4 （A） 女性，53 岁，左海绵窦脑膜瘤。在轴位和冠位图像上，GTV（造影剂强化区域）为红色。EBRT：54Gy/1.8Gy/fx，7 野 IMRT，6MV 光子覆盖 100%IDL。（B） 女性，40 岁，左侧小脑幕脑膜瘤伴脑干受压，次全切除后，GK SRS，12Gy 覆盖 50%IDL，为黄色。
EBRT，外照射；fx，分次；GK，伽玛刀；GTV，肿瘤靶区；Gy，戈瑞；IDL，等剂量线；IMRT，适形调强放射治疗；MV，兆伏；SRS，立体定向放射治疗。

- GTV：MRI T1 增强部分。

- CTV：GTV=CTV。
- 复发病变或无 MRI 图像融合时，考虑 GTV 外扩 0.5cm 形成 CTV。
- PTV：CTV +0.3～0.5cm。
- 不典型脑膜瘤 59.4Gy/1.8Gy/fx
  - GTV：MRI T1 增强部分。
  - CTV：GTV +0.5～1cm，兼顾自然屏障。
  - PTV：CTV +0.3～0.5cm。
- 恶性脑膜瘤：59.4～60Gy/1.8～2Gy/fx。
  - GTV：MRI T1 增强部分。
  - CTV：GTV +1～2cm，兼顾自然屏障。
  - PTV：CTV +0.3～0.5cm。
- 剂量和分割（术后）
  - 良性脑膜瘤：次全切除后 54Gy/1.8Gy/fx。
    - GTV：术后残腔和 MRI T1 增强部分。
    - CTV：GTV=CTV。
    - PTV：CTV +0.3～0.5cm。
  - 不典型脑膜瘤：全切除术后 54Gy/1.8Gy/fx，次全切除术后 59.4Gy/1.8Gy/fx。
    - GTV：手术残腔和 MRI T1 增强部分。
    - CTV：GTV +0.5～1cm，兼顾自然屏障。
    - PTV：CTV +0.3～0.5cm。
  - 恶性脑膜瘤：无论全切除或次全切除 59.4～60Gy/ 1.8～2Gy/fx。
    - GTV：术后残腔和 MRI T1 增强部分。
    - CTV：GTV +1～2cm，兼顾自然屏障。
    - PTV：CTV +0.3～0.5cm。
- SRS（见图 3.4B）可用于：

- 病变距离视交叉超过 0.3～0.5cm。
- 剂量 13～14Gy（对于不典型和恶性脑膜瘤应给予更高的剂量）。
- 考虑到一些机构接受更高的视交叉剂量，建议视交叉的剂量应限制在 8～10Gy。

特别注意事项

- 包括硬脑膜尾征是有争议的，尤其是采用 SRS 时。
- 必须注意矢状窦旁的病变，因为矢状窦旁脑膜瘤治疗时可能会发生恶性水肿。

垂体腺瘤

放疗适应证

- 不可切除或未完全切除的病变。
- SRS 是首选治疗方式。

定位、固定和模拟扫描

- 见"一般原则"。

靶区、剂量和分割

分次放射治疗
- 靶区（见图 3.5）
  - GTV：MRI T1 钆对比增强部分。
  - CTV：GTV=CTV。
  - 针对复发肿瘤，可考虑 GTV 外扩 0.5cm 形成 CTV。
  - PTV：CTV +0.5cm。
- 剂量和分割

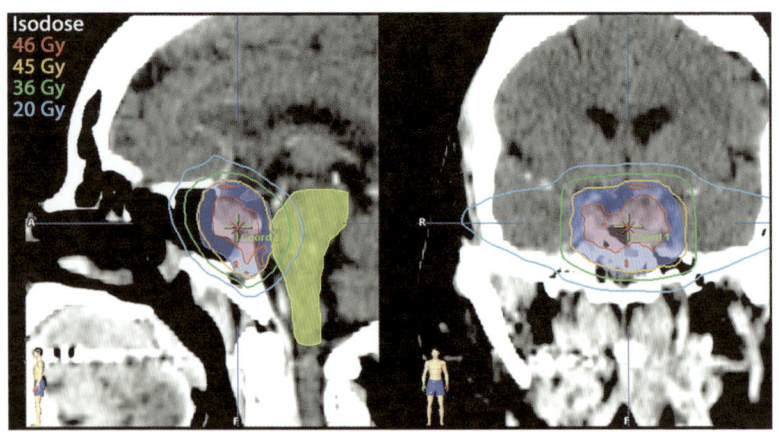

图 3.5 女性，61 岁，无分泌功能巨大垂体腺瘤，复发前 14 年经蝶窦行手术切除。复发后再次经蝶窦行次全切除术，并给予 45Gy/1.8Gy/fx，8 野 IMRT，6MV 光子覆盖 100%IDL。

fx，分割；Gy，戈瑞；IDL，等剂量线；IMRT，适形调强放射治疗；MV，兆伏。

- 无功能性垂体腺瘤 45Gy/1.8Gy/fx，分泌性腺瘤 50.4～54Gy/1.8Gy/fx。
- SRS
  - 首选治疗方式。
  - 肿瘤距离视交叉超过 0.3～0.5cm。
- 剂量
  - 无功能性垂体腺瘤 15～16Gy。
  - 分泌性腺瘤 20～25Gy。

前庭神经鞘瘤

放疗适应证

- 为了保留听力。
- 影像学显示肿瘤进展。

定位，固定和模拟扫描

- 见"一般原则"。

靶区、剂量和分割

- 靶区（见图 3.6）
  - GTV：MRI T1 加权增强的肿瘤。
  - CTV：GTV=CTV
  - 针对复发肿瘤，可考虑 CTV=GTV +0.5cm。
  - PTV：分次外照射时 PTV=CTV +0.3～0.5cm，SRS 时 PTV=CTV。
  - 感兴趣区的轮廓勾画见表 3.1。
- 剂量
  - 50.4～54Gy/1.8Gy/fx。
  - SRS 剂量为 12～13Gy，伽玛刀采用 50% IDL（见图 3.6），直线加速器采用 80% IDL。
- 分割
  - 分次 EBRT 或 FSRT 适用于肿瘤直径＞3.5cm 的患者，或听力正常/轻微听力丧失的患者；SRS 适用于肿瘤最大径＜3.5cm 的患者。

特别注意事项

- II 型神经纤维瘤病患者常罹患双侧前庭神经鞘瘤（同步或异时），增加了双侧耳聋的风险。
- 对此类患者可考虑采用分次 EBRT，因其较 SRS 能更好地保护听力。

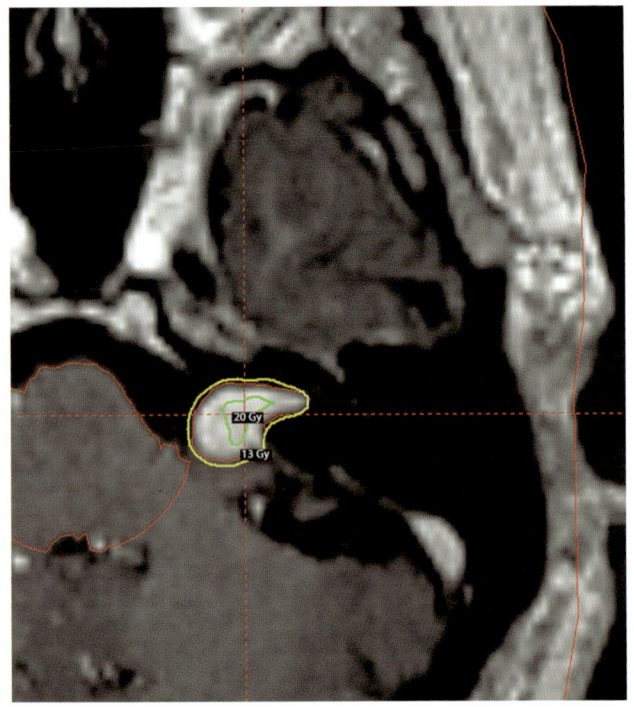

图 3.6 具有典型的"冰淇淋锥"形的左侧前庭神经鞘瘤,伽玛刀 SRS 治疗,13Gy,采用 50%IDL。黄色:50%IDL;绿色:20Gy。
GK,伽玛刀;Gy,戈瑞;IDL,等剂量线;SRS,立体定向放射治疗。

动静脉畸形

适应证和治疗选择

- 降低出血和神经功能障碍/症状的风险。
- Spetzler-Martin I 和 II 级——首选手术干预,以快速降低出血风险。
- Spetzler-Martin III 级——与 SRS 相比,在外科干预治疗个体病例时,更应该考虑 Spetzler-Martin 分级系统中包含的多种因素(血管畸形的大小、邻近脑组织是否为重要脑功能区和

- Spetzler-Martin IV/V 级——对于特定的较大病灶，多靶点分期 SRS 也许是可行的 [3]。

定位、固定和模拟扫描

- 见"一般原则"。

靶区、剂量和分割

- 靶区
  - 参考磁共振图像和血管造影勾画。
- 剂量
  - 16～27Gy。

特别注意事项

- 对动静脉畸形病灶进行干预之前，必须处理动静脉畸形供血动脉上的动脉瘤，以避免动静脉畸形病灶消除后动脉瘤部位的动脉压升高。

脊髓肿瘤

适应证和治疗选择

- 辅助性或根治性治疗。
- 在不宜手术或低级别胶质瘤的情况下，特别是幼儿，只要可行，尝试延迟放疗是合理的。

定位、固定和模拟扫描

- 体位：仰卧位，依肿瘤位置和计划射野安排，双臂置于身体两侧或高过头顶。
- 定位：计划 CT 图像与术前 T1 和 T2 MRI 图像融合以勾画 GTV。
- 固定装置：真空垫。
- 模拟定位：高分辨率 CT 平扫或增强扫描。
  - 对于上段脊髓病变，扫描范围应包括小脑和病变下至少 2 个椎体。
  - 对于下段脊髓病变，扫描范围应包括整个骶骨和病变上至少 2 个椎体。

计划

- 对于脊髓肿瘤，需勾画治疗野内的正常结构，并依照人体不同部位（如胸部、腹部和盆腔）根治性放疗时的耐受剂量对其进行剂量限制。

靶区、剂量和分割

- 低级别神经胶质瘤
  - GTV：术前 MRI T2 信号异常区。
  - CTV：GTV 在头脚方向外扩 0.5cm（毛细胞型）～1cm（浸润型），轴向外扩需包括神经根。
  - PTV：CTV +0.3～0.5cm。
- 高级别神经胶质瘤（表 3.2）
  - GTV：术前钆对比剂 MRI T1 增强区。
  - CTV：GTV 在头脚方向外扩 1.5cm，轴向外扩需包括神经根。
  - PTV：CTV +0.3～0.5cm。
- GTV 应包括被肿瘤侵犯的囊肿或空洞。
- 尽管患者常耐受性较差，但广泛播散性病变也需进行全脑全脊髓照射。

表 3.2 脊髓肿瘤的治疗方法

组织学	手术	辅助治疗
低级别星形细胞瘤（WHO Ⅰ-Ⅱ）	尝试 GTR（多见于毛细胞星形细胞瘤）	GTR：无 STR/Bx：局部 EBRT 50.4～54Gy
高级别星形细胞瘤（WHO Ⅲ-Ⅳ）	Bx 或 STR（由于浸润性强，很难切除）	局部照射 50.4Gy（CTV），推量至 54～59.4Gy（GTV），考虑化疗
脑膜瘤	尝试 GTR	GTR：无 STR/Bx：观察（LG）或局部 EBRT 54Gy
神经鞘瘤/神经纤维瘤	尝试 GTR（常会损伤神经）	GTR：无 STR/Bx：50.4～54.0Gy/1.8Gy/fx。颅底可考虑 SRS
血管瘤	GTR（用于脊髓压迫）	GTR：无（或栓塞、酒精注射、椎体成形术失败后），有症状者：局部 EBRT 40Gy/2Gy/fx
椎管（如神经纤维肉瘤/恶性周围神经鞘膜瘤（MPNST）	尝试 GTR（很少使用）	IMRT/VMAT 60～70Gy ± 化疗
椎体（如软骨肉瘤、脊索瘤、成骨性肉瘤）	尝试 GTR（很少使用）	术后进行带电粒子放疗或 IMRT/VMAT 70～78Gy ± 化疗

Bx，活检；CTV，临床靶区；EBRT，外照射；fx，分次；GTR，全切除术；GTV，大体肿瘤靶区；Gy，戈瑞；IMRT，适形调强放疗；LG，低级别；MPNST，恶性周围神经鞘膜瘤；RT，放射治疗；SRS，立体定向放射治疗；STR，次全切；VMAT，容积旋转调强放射治疗；WHO，世界卫生组织。

参考文献

1. Ward M, Tendulkar RD, Videtic GMM. *Clinical Essentials of Radiation Therapy*. New York, NY: Demos Medical; 2018:2-57.
2. Davidson MT, Masucci GL, Follwell M, et al. Single arc volumetric modulated arc therapy for complex brain gliomas: is there an advantage as compared to intensity modulated radiotherapy or by adding a partial arc? *Technol Cancer Res Treat*. 2012;11(3):211-220.
3. Spetzler RF, Martin NA. A proposed grading system for arteriovenous malformations. *J Neurosurg*. 1986;65:476-483.

第4章　头颈部肿瘤的放射治疗

Neil M Woody，Shlomo A.Kofman，Nikhil P.joshi

一般原则	51
放射治疗	52
口咽癌	61
喉癌	62
下咽癌	64
鼻咽癌	65
大涎腺癌	66
口腔癌	67
原发灶不明癌	68
上颌窦癌	69
鼻腔/鼻前庭癌	71
甲状腺癌	73
非黑色素瘤性头颈部皮肤癌	74
头颈部黑色素瘤	76
参考文献	76

一般原则

- 放射治疗不仅适用于头颈部肿瘤的根治性治疗（局部晚期需同步化疗），也适用于具有高危因素的头颈部肿瘤的术后放疗（±化疗）。高危因素如下：T3/4、N2/3、周围神经浸润

（PNI）、淋巴血管间隙浸润（LVSI）、近切缘/切缘阳性、包膜外侵犯（ECE）、复发性肿瘤。

放射治疗

定位、固定和模拟扫描

- 二维（2D）模拟定位和射野勾画都是基于解剖学标志的，目前除早期喉癌和个别姑息性放疗、急诊放疗病例外，一般不推荐二维放疗。
- 以 CT 为基础的体积［大体肿瘤靶区（GTV）、临床靶区（CTV）和计划靶区（PTV）］治疗计划应作为标准的治疗计划。
- 患者体位一般为仰卧位，双臂置于身体两侧，双肩放松向下，颈部呈自然状态或伸直状态。
- 固定装置包括三点式和五点式热塑性面罩。当需要进行颈部或肩部固定时，建议使用五点式热塑面罩（大多数情况下）。
    - 口器/压舌器（也称为口腔内支架）有助于使舌头稳定，把上颚与舌分开。
    - 叮嘱患者在放疗时不要做吞咽动作，以避免产生舌头/喉部的运动。
- 采用螺旋 CT 扫描，范围从颅顶到上纵隔，层厚 3mm。
- 应用静脉对比增强图像能更好地勾画大血管，便于识别强化的肿瘤。
- 建议对局部晚期病例进行 PET 扫描，有助于勾画 GTV。
    - 一些研究表明，PET 能使原发 GTV 减少 10%～50%，并可通过识别 CT 诊断为阴性的淋巴结（LN），从而增加淋巴结 GTV[1]。

- MRI 对于颅底受累、严重的周围神经侵犯和鼻咽癌靶区的正确勾画至关重要,也有助于其他头颈部肿瘤的 GTV 的勾画。

靶区和感兴趣器官的确定

- GTV:通过临床检查和影像学检查确定的原发部位的大体肿瘤和受累淋巴结(异常淋巴结 CT 诊断标准:短轴> 1cm 或中央坏死)。PET 融合成像常用于指导靶区设计。
- CTV:反映的是局部肿瘤扩展的程度和特定部位的扩散模式。
- PTV:反映的是日常摆位误差和器官运动。需注意治疗过程中解剖结构的变化(如肿瘤缩小、体重下降)。
- 需识别的正常解剖结构
  - 脊髓(C1 至 T4/5)
  - 喉部(包括声门和声门上)
  - 臂丛(特别是低位颈部病变)
  - 下颌骨
  - 腮腺
  - 颌下腺
  - 口腔
  - 唇
  - 颈段食管
  - 未受累的咽缩肌(又称咽部 OAR)
- 治疗颅底时需识别的正常解剖结构
  - 脑干
  - 视神经/视交叉
  - 眼
  - 晶状体
  - 垂体

- 中耳/内耳(或耳蜗)

治疗计划——根治性放射治疗

外照射

- 适形调强放疗(IMRT)
  - IMRT 是头颈部恶性肿瘤(早期声门癌除外)根治性治疗的标准方法,并已基本取代了三野常规放疗技术。
  - 命名法:有多种方法定义靶区。
- GTV 的 CTV/PTV 外扩可被称为:
  - CTV1/PTV1。
  - CTV- 高剂量(CTV_{HD})/PTV- 高剂量。
  - 高危 CTV/ 高危 PTV。
  - $CTV_{剂量}/PTV_{剂量}$,例如:CTV_{70}/PTV_{70}。
- CTV/PTV:包括预防性照射区 / 低风险淋巴结区,可被称为:
  - CTV2/PTV2。
  - CTV- 预防性剂量(CTV_{ED})/PTV- 预防性剂量。
  - 低危 CTV/ 低危 PTV。
  - $CTV_{剂量}/PTV_{剂量}$,例如:$CTV_{59.4}/PTV_{59.4}$。
- 某些放疗计划中使用中危(INT)CTV/PTV 外扩,中危区域特指显微镜下高度怀疑存在病变的区域,如切除的淋巴结瘤床,此时 CTV/PTV 可被称为:
  - CTV_{INT}/PTV_{INT}
  - $CTV_{剂量}/PTV_{剂量}$,例如:CTV_{63}/PTV_{63}。
- 技术:根据上述原则来确定风险区域及适当的风险匹配剂量(累及剂量或预防剂量;图 4.1A 和 B)
  - GTV 定义:见上。
  - CTV_{HD} 定义:GTV +3 ~ 5mm。当邻近正常危及器官时,

可降到 0mm（例如，肿瘤侵及斜坡和邻近脑干）。

- CTV$_{ED}$ 定义：所有临床阴性，但被怀疑有显微镜下肿瘤累及风险的预防性淋巴结区域，以及 CTV$_{HD}$ 周围 5～10mm 的额外边缘[2]。区域淋巴结勾画见 RTOG 靶区勾画图谱（注：图谱显示的是基于 N0 期患者的靶区勾画；www.rtog.org/CoreLab/ContouringAtlases.aspx）。

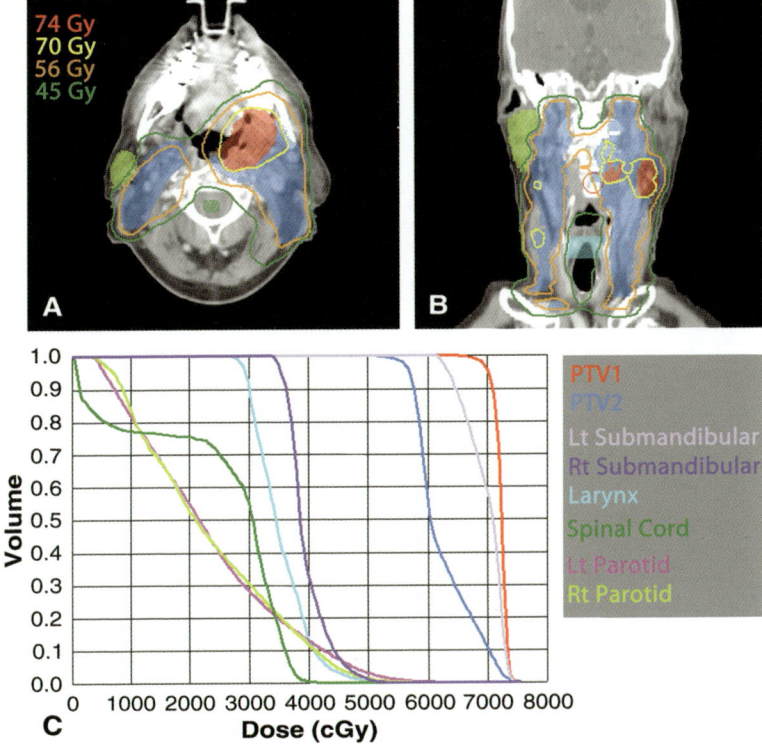

图 4.1 男性，66 岁，左侧扁桃体鳞状细胞癌（SCC），cT3N2c，采用 IMRT 进行根治性放化疗。(A) 轴位和 (B) 冠状位 CT 层面均显示 PTV1（红色体积）、PTV2（蓝色体积）和正常腮腺（暗黄色结构）。（C）治疗计划的 DVH。

cGy，厘戈瑞；DVH，剂量-体积直方图；Gy，戈瑞；IMRT，适形调强放射治疗；Lt，左；PTV，计划靶区；Rt，右。

- CTV$_{INT}$ 定义：如果 GTV 边界不明确（浸润性肿瘤），可以考虑对 CTV$_{HD}$ 预防性区域周围 10mm 组织边缘给予中等剂量。
- PTV 的定义：CTV 周围均匀外扩。CTV +5mm（无 IGRT）；CTV +2.5～3.0mm（有 IGRT）。
- 三野法：目前用于在短时间内无法完成 IMRT 计划而需紧急放疗的患者，或姑息放疗的患者。一般来说，两个对穿侧野与前锁骨上野相衔接，以覆盖原发部位和颈部/锁骨上风险淋巴结。
- 近距离放射治疗：既往用于口腔病变、舌根部（BOT）或鼻咽部肿瘤，以及复发性肿瘤。

治疗计划——术后放射治疗

- 除无 GTV 外，治疗原则和射野设计均与根治性放疗相似。尽管如此，应尽可能通过融合相关的术前影像，在模拟定位图像上勾画出术前的 GTV。
- 一般来说，CTV 包括原发肿瘤的瘤床（基于术前影像、术前体检和内镜检查，以及手术和病理结果）、任何病理学证实的受累淋巴结区，以及有临床指征的预防性淋巴结区（图 4.2）。考虑预防区低剂量放疗（CTV$_{ED}$），高危区（如阳性切缘）增加剂量。

剂量/分割

根治性（化）放疗

- IMRT 技术（表 4.1）采用每日一次的标准分割方案，同步进行化疗，但当患者需要化疗而又无法实施时，可采取标准放疗方案的替代方案。

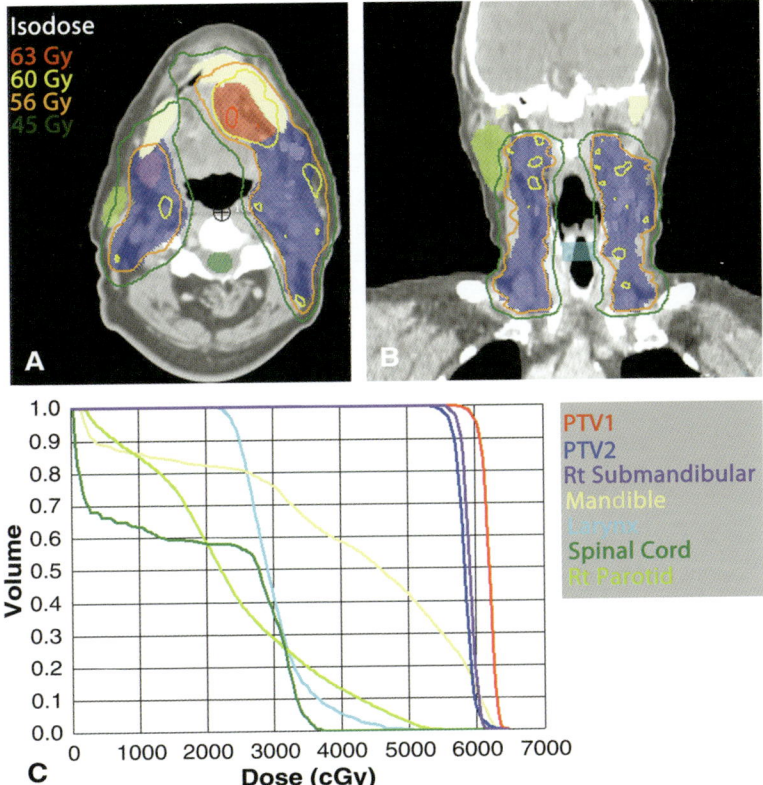

图 4.2 男性，68 岁，舌体鳞状细胞癌，pT2N0M0，部分切除术后（2.2cm，PNI+，10mm DOI，LVSI-，切缘 -，淋巴结 0/22）。（A）轴位和（B）冠状位 CT 层面显示剂量分布，PTV1（红色阴影区）和 PTV2（蓝色阴影区）。（C）治疗计划的 DVH。

cGy，厘戈瑞；DOI，侵犯深度；DVH，剂量 - 体积直方图；Gy，戈瑞；LN，淋巴结；LVSI，淋巴血管间隙侵犯；PTV，计划靶区；Rt，右。

- 每日一次（总剂量设定为 2Gy/fx），典型 DVH 如图 4.1C 所示
  - 预防性淋巴结区域 50～56Gy。
  - GTV 加量至 70Gy。

表 4.1 调强放疗技术

参考 RTOG 1016	参考 NRG HN001
部位：口咽、下咽、喉	部位：鼻咽
PTV_{HD} 70Gy/2Gy/fx	PTV_{70} 69.96Gy/2.12Gy/fx
PTV_{ED} 56Gy/1.6Gy/fx	$PTV_{59.4}$ 56~59.4Gy/1.7~1.8Gy/fx
PTV_{INT}（可选择），9.5~63Gy/1.7~1.8Gy/fx。	PTV_{63}（可选择），62.7Gy/1.9Gy/fx

fx，分次；Gy，戈瑞；IMRT，适形调强放疗；PTV_{ED}，PTV-预防剂量；PTV_{HD}，PTV-高剂量；RTOG，肿瘤放射治疗协作组。

- 在某些情况下，可考虑每日一次的低分割方案
  - T1-2N0-1,GTV 66Gy/30fx，预防性淋巴结区域 54~60Gy/30fx。
  - 在一些欧洲放疗中心采用 GTV 55Gy/20fx。
- 每日两次
  - 预防性淋巴结区域 55.2Gy/1.2Gy/fx。
  - GTV 增量至 74.4~76.8Gy/1.2Gy/fx。
  - 两次治疗时间应间隔＞6 小时。
- 同步加量放疗技术（根据 RTOG 0522）
  - 预防性淋巴结区域 54Gy/1.8Gy/fx。
  - 在 32.4Gy 时，对 GTV 和受累淋巴结同步加量，即在最后的 12 个治疗日（18Gy），以 1.5Gy 作为每日的第二次治疗，总剂量为 72Gy。
  - 治疗间隔至少为＞6 小时。

术后放疗（代表性 DVH 如图 4.2C 所示）

- 瘤床及受累淋巴结 60Gy，预防性淋巴结区域 56Gy。
- 考虑将高危区（已知的有 ECE 和 / 或显微镜下阳性切缘）加量至 66Gy。

危及器官（按计划重要性降序排列）

技术参数
- IMRT 计划目标（表 4.2）
    - 至少 95% 的 PTV 接受处方剂量（$V_{100} \geq 95\%$）。
    - 至少 99% 的 PTV 应接受超过处方剂量的 93%（$V_{93} \geq 99\%$）。
    - 接受 > 110% 处方剂量的 PTV 体积 < 1cc。
    - 接受 < 90% 处方剂量的 PTV 体积应 < 0.03cc

表 4.2 危及器官限量（按计划重要性降序排列）

脊髓	PRV（脊髓 + 5mm）50Gy < 0.03cc
脑干 PRV（脑干 + 3mm）	52Gy < 0.03cc
脑干 PRV（BOS）*	超过 60Gy 体积 < 1%
视交叉 / 视神经	最大剂量 50Gy
视觉器官 PRV（BOS）*	最大剂量 54Gy
臂丛神经	推荐不超过 60Gy，最大剂量 66Gy
咽部 OAR	平均剂量 < 50Gy
腮腺	至少一侧腺体的平均剂量 < 26Gy 或至少双侧腺体 20ml 的合计体积剂量 < 20Gy 或至少一侧 50% 的腺体剂量 < 30Gy
颌下腺	平均剂量 < 39Gy
声门喉部	平均剂量 < 45Gy——尽可能低
颈部食管	平均剂量 < 30Gy——尽可能低
唇	平均剂量 < 20Gy；最大剂量 < 35Gy（对于口腔病变 < 50Gy）

续表

口腔减去 PTV	平均剂量 < 30Gy（不包括 PTV）
下颌骨，颞颌关节	推荐不超过 70Gy；> 75Gy 的体积不超过 1cc
眼	最大剂量 < 50Gy
耳蜗	> 55Gy 的体积不超过 5%
晶状体	最大剂量 < 8 ~ 10Gy
未特定组织（目标之外）	不超过 5% 的非特定组织接受大于处方剂量；不超过 1% 或 1cc 的非特定组织可以接受 110% 的处方剂量

注：如果需要，可以超过 DVH 参数，以确保足够的肿瘤剂量覆盖。* 当颅底（BOS）受累时，可以应用 RTOG 0615 对 BOS 进行限制。协议规定，在评估 DVHs 时，应从 OAR 结构中减去所有 PTV 区域。

BOS，颅底；DVH，剂量-体积直方图；Gy，戈瑞；ml，毫升；mm，毫米；OAR，危及器官；PRV，计划危及器官体积；PTV，计划靶区；RTOG，肿瘤放射治疗组。

- 可以参考特定部位危及器官计划指南 [3]
- 重新制订计划
  - 在治疗过程中，由于肿瘤缩小和/或患者体重减轻，患者/肿瘤的几何形状经常发生变化。因此，在治疗过程中可能需要重新制订计划，特别是对于 IMRT，微小的解剖变化就会导致陡峭的剂量梯度，从而使剂量学目标大打折扣。
  - 重新制订计划可以避免危及器官的严重超量 [4]；但也有学者发现重新计划的作用仅限于腮腺保护 [5]。
  - 重新制订计划的必要性和重新制订计划的理想频次目前仍有争议，尚在积极研究之中。

口咽癌

局部治疗的适应证

- 放疗（±化疗）是一种保留器官的治疗方法。

靶区

- GTV/PTV：见"一般原则"。
- CTV：包括颈部 II～IV 区和咽后/咽旁淋巴结引流区。如果有口腔侵犯或颈部 II～III 区淋巴结受累，则应包括颈部 Ib 区。N+ 患者、原发灶在扁桃体或舌根部的患者应包括颈部 V 区，但对于 T1-2、N+ 的患者可能不需要[6]。
- 目前学者们正在探索人乳头瘤病毒（HPV）+/p16+ 口咽癌的放疗剂量和减少照射体积的问题，但尚未达成共识。

放射治疗

特别注意事项

- 对于真正属于单侧的 T1-2/N0-1 扁桃体肿瘤，应考虑行 IMRT 单侧照射。靶区仅包括原发肿瘤和同侧颈部 II～IV 区淋巴引流区，见图 4.3。

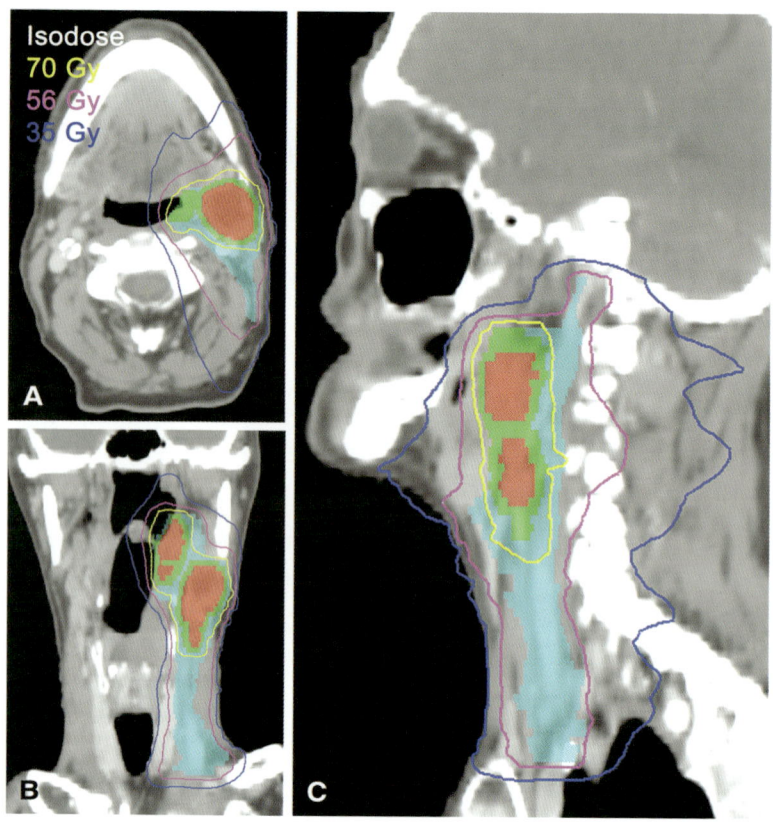

图 4.3 男性，64 岁，左扁桃体癌 cT1N1M0，I 期，p16+ 鳞状细胞癌，接受同侧放疗联合顺铂化疗。高剂量 GTV（红色）和 CTV（绿色）至 70Gy，预防性 CTV（浅蓝色）至 56Gy，显示在轴位（A）、冠状位（B）和矢状位（C）平面。注意同侧颈部的剂量适形性。
CTV，临床靶区；GTV，大体肿瘤靶区；Gy，戈瑞。

喉癌

适应证

- 单纯常规放疗是早期声门癌的标准治疗方法。局部晚期需要保喉的患者可采用以 IMRT 为放疗手段的同步放化疗。对于有广泛的骨/软骨受累的患者，首选全喉切除术＋术后（化）放疗。

- 早期声门癌常规放疗模拟定位时需颈部伸展、双肩下垂。

靶区

- 早期声门癌（T1N0 或 T2N0）
  - 对于早期声门肿瘤，不需要进行预防性淋巴引流区照射。照射野一般为 5cm×5cm 或 6cm×6cm 的对穿野（图 4.4A 和 B）。
- 边界如下
  - 上界：T1 期病变上界为甲状软骨上缘，T2 期病变上界为甲状软骨上缘上 1cm。

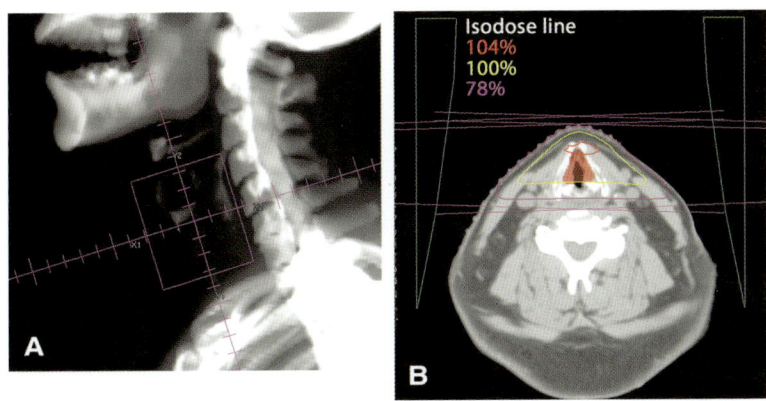

图 4.4　53 岁男性，左侧真声带鳞状细胞癌，T1N0 期，接受根治性放疗。（A）侧野 DRR。（B）带楔形板的对穿侧野轴位剂量分布图。
DRR，数字重建摄影；SCC，鳞状细胞癌。

  - 前界：向前放空。
  - 后界：椎体前缘。缩野时可将此边界前移 0.5～1cm 避开杓状软骨，以避免晚期喉水肿。
  - 下界：T1 期病变下界为环状软骨下缘，T2 期病变下界尽可能低，但注意不要让射线穿过肩部。
- 早期声门下或声门上癌需要进行淋巴引流区照射，首选 IMRT。对于声带活动受限但尚未固定的真正早期的声门癌，采用类似于局部晚期喉癌的治疗方法（IMRT+化疗）可能会有更好的效果[7]。

- 其他各期喉癌
  - GTV/PTV：见"一般原则"。
  - CTV：包括颈部 II～IV 区淋巴引流区。N+ 或舌根受侵患者则需包括颈部 V 区淋巴引流区。如果咽壁（可能是舌咽沟）或舌根受侵，还需包括咽后淋巴引流区。如果下咽受侵，考虑包括颈部 VIb 区淋巴引流区。

特别注意事项

- 对于早期声门癌（T1N0），与标准分割放疗相比，低分割放疗能提高局部控制率。推荐剂量为 63Gy/2.25Gy/fx 或 66Gy/2.2Gy/fx。
- 对于 T2N0 声门癌，特别是声带活动受限的病变，推荐剂量为 65.25Gy/2.25Gy/fx，或 74.4Gy/1.2Gy/fx 每日两次，也可以采用加速同步加量技术，每周放疗 6 次也是可以的。有学者主张在放疗过程中加用增敏化疗。
- 全喉切除术后，如下情况靶区需要包括气管造瘘口：声门下受累；紧急情况下经肿瘤的气管造瘘；颈部软组织侵犯；ECE（+）；气管切缘（+）；穿过造瘘口的手术瘢痕。

下咽癌

局部放疗适应证

- 晚期病变需要器官保留时可采用同步放化疗。对于广泛的骨/软骨受累的患者，首选全喉切除术+术后（化）放疗。

靶区

- GTV/PTV：见"一般原则"。

- CTV
  - CTV_{HD} =GTV+5mm。
  - 所有病例 CTV_{ED} 均需包括双侧颈部 Ib～V 和 VIb 区淋巴引流区和咽后/咽旁淋巴引流区。

特别注意事项

- 必须注意不要低估病变向下扩展的范围（朝向心尖），因为内镜检查或影像学检查很容易忽视。食管上段的剂量覆盖可能是必要的。

鼻咽癌

局部放疗适应证

- 根治性放化疗是鼻咽癌的标准治疗方法。但对 T1N0 患者推荐单纯放疗。

靶区

- GTV/PTV：见"一般原则"。MRI 融合有助于勾画颅内 OARs、鼻咽原发肿瘤和颅底受侵的范围。
  - CTV_{HD} =GTV +5mm。
  - CTV_{ED}（根据 NRG HN001 方案）：整个鼻咽腔、斜坡前 1/2～2/3（如斜坡受累则包括整个斜坡）、颅底（所有病例均须包括双侧卵圆孔和圆孔）、翼窝、咽旁间隙、蝶窦下部（如 T3～T4 期病变，需包括整个蝶窦）、鼻腔和上颌窦的后 1/4～1/3（以确保包括翼腭窝）。高危患者（T3、T4，累及鼻咽顶壁的巨大肿瘤）应包括海绵窦。所有病例均需包括双侧 Ib～V 淋巴引流区和咽后/咽旁淋巴引流区。

特别注意事项

- 对于 N0 患者、仅有咽后间隙或颈部 IV 淋巴结阳性的患者，可不包括颈部 Ib 区淋巴引流区。
- 肿瘤累及硬腭、鼻腔或上颌窦时，须包括双侧颈部 Ib 区淋巴引流区。
- 肿瘤邻近危及器官（例如，肿瘤侵犯斜坡，邻近但未累及脑干）时，CTV_{HD} 的边界可减到 0mm。然而，如果肿瘤直接侵犯了危及器官，则 CTV_{HD} 的边界不应减少。

大涎腺癌

局部放疗适应证

- 一般来说，放疗适用于术后患者、局部晚期（T3/4，N+）患者、具有高危因素（高级别、切缘阳性、PNI、LVSI、腺样囊性组织学类型）的 T1/2、N0 患者或复发性患者。
- 当不宜手术时，包括重粒子治疗在内的根治性放疗已经显示出了一定的优势。

靶区（术后）

- CTV（腮腺）
  - 对于低级别、N0 的肿瘤：仅限腮腺瘤床。
  - 对于高级别、N0 肿瘤（非腺样囊性组织学类型）：考虑预防性照射颈部 Ib、II、III 区淋巴引流区。
  - 对于 N+ 的肿瘤：腮腺瘤床+同侧颈部 I～V 区淋巴引流区。
  - 对于广泛面神经浸润或腺样囊性组织学类型的患者，靶区需覆盖面神经通路直达颅底。建议参考与沿神经扩散靶区勾画相关的文献[8]。
- CTV（颌下腺）

- 所有患者（即使是颈部 N0 的患者）均需预防性照射同侧颈部 I～IV 区淋巴引流区，但肿瘤体积较小且为低级别的颈部 N0 患者可以除外。如果 N+，还要包括颈部 V 区淋巴引流区。如果颅神经广泛受累（如舌神经、舌下神经），靶区覆盖范围需上达颅底。
- PTV：见"一般原则"。

口腔癌

局部放疗适应证

- 放疗适用于术后 T3/4、pN2/3、近切缘/切缘阳性、PNI、LVSI、深部肌肉浸润和包膜外侵犯的病例。具有多个高危病理因素的早期 T1-2、N0-1 病例也能从辅助放疗中获益。

靶区（术后）

- CTV：术后瘤床 + 同侧颈部 Ia/b、II 和 III 区淋巴引流区（预防性治疗时）。如果是高危病变或 N+，则需包括同侧颈部 I～V 区淋巴引流区。如果原发病灶接近中线（如口底和舌的活动部），需考虑到照射对侧颈部。考虑到存在直接引流的可能性，舌肿瘤放疗时常常需要包括颈部 IV 区淋巴引流区。
- PTV：见"一般原则"。

特别注意事项

- 在治疗唇部（例如，应用电子线）或口腔颊黏膜病变时，考虑放置铅板（铅板两面涂蜡防止反向散射），以屏蔽牙龈/牙齿/舌。
- 对于体积较大（T3）或高级别的 T2 上唇病变，应采用"小胡子野"对面部淋巴引流区进行预防性照射（参见本章"鼻腔"

一节及典型图示）。

原发灶不明癌

局部放疗适应证

- 放疗可作为不明原发灶的头颈部肿瘤颈部清扫术后的主要治疗手段。检测 EBV（鼻咽）和 HPV（口咽）可能有助于将靶区限定在尽可能准确的黏膜原发部位。

靶区

- CTV：一般主张广泛的淋巴结引流区照射，包括双侧颈部 Ib～V 区以及咽后淋巴引流区，但以下情况例外。
  - 仅见于单侧颈部 Ib 区的鳞状细胞癌（SCC）：治疗双侧颈部 I～V 区淋巴引流区。
  - 腮腺淋巴结内发现的 SCC 可能与头皮原发性皮肤癌有关：治疗同侧颈部 Ib 区、II～V 区淋巴引流区、腮腺、耳前淋巴引流区。记录皮肤癌病史，并检查头皮是否有原发性病变。
  - 当腮腺内发现转移性腺癌组织时，需行腮腺切除术，有助于指导靶区设计。
  - 对于 p16+/HPV+ 的病变，需要包括口咽 ± 鼻咽；不包括下咽 / 喉部或口腔。
  - 当肿瘤为 EBV 和 HPV 阴性时，需包括整个咽轴（包括下咽、口咽和鼻咽）的黏膜。
- PTV：见"一般原则"。

特别注意事项

- 如果仅有单个淋巴结转移，该淋巴结 ≤ 3cm 且无包膜外侵犯，建议在颈部淋巴结清扫后选择观察。
- 孤立的锁骨上转移灶通常来自锁骨下原发灶。对这样的孤立性转移灶，通常不建议进行广泛的咽轴照射。

上颌窦癌

局部放疗适应证

- 放射治疗适用于所有术后患者，但体积小、低级别且有足够边界完全切除的肿瘤除外。

靶区

- CTV（术后，图 4.5）
  - 建议进行 MRI 融合来帮助勾画颅内 OARs 和肿瘤浸润区域，协助识别需要包括的神经。
  - 仔细阅读手术记录，了解肿瘤的侵犯范围，注意翼腭窝、眶壁、筛板和颅神经孔有无受侵。
  - CTV 包括瘤床 + 5 ~ 10mm。
  - 考虑对高风险区域（阳性切缘，PNI）追加放疗剂量。
- PTV：见"一般原则"。强烈推荐 IGRT 以限制边界，有助于降低危及器官（如视神经）的剂量。

特别注意事项

- 考虑用充填物或充水球囊填塞气腔或手术残腔，以提高剂量均匀性。
- 在术后放疗时，是否进行预防性淋巴引流区照射尚有争议。对于 N+ 病变，如果患者能耐受治疗，需对双侧颈部 Ib ~ V 区淋巴引流区进行治疗。

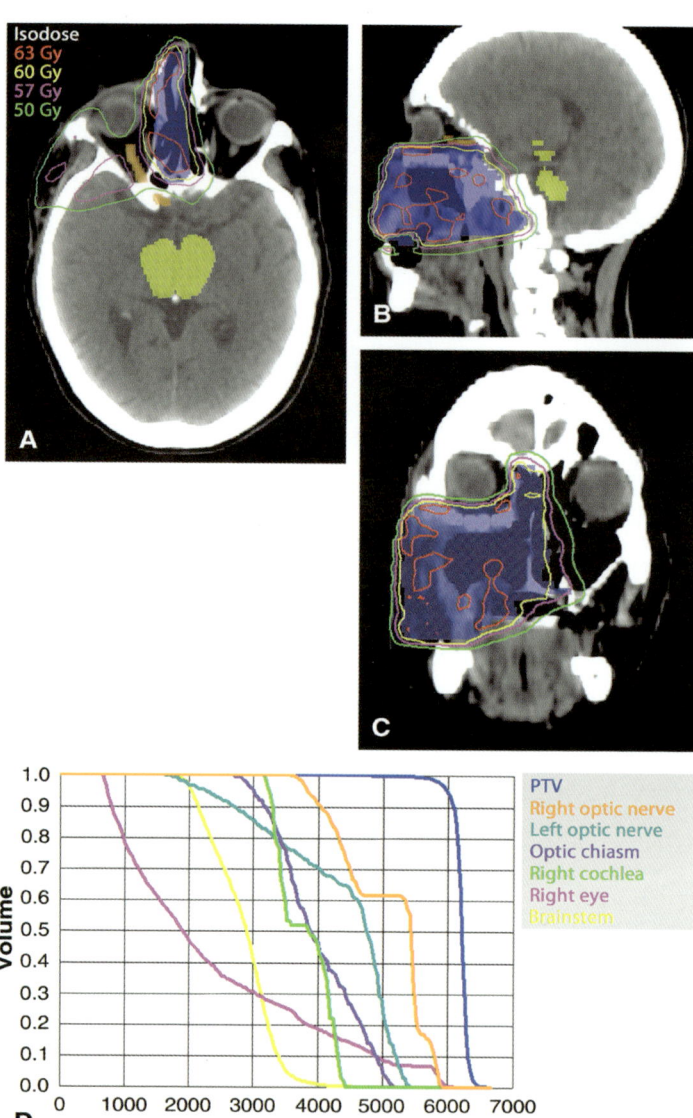

图 4.5 女性，66 岁，右上颌窦鳞癌，T4N0M0，内镜切除术后，仅给予瘤床部位术后放疗（淋巴结区未预防性治疗）。（A）轴位、（B）矢状位和（C）冠状位图像显示等剂量线分布。蓝色阴影区为 PTV。（D）治疗计划的 DVH 图。

cGy，厘戈瑞；DVH，剂量 – 体积直方图；Gy，戈瑞；PTV，计划靶区。

鼻腔/鼻前庭癌

放疗适应证

- 对于较小的病变，放疗可作为主要的治疗手段，因为在一些经过适当选择的病例中，放疗在美容方面的作用可能优于手术。放疗也是局部晚期病变术后的主要治疗手段。

靶区

- GTV/PTV（根治性）：见"一般原则"。
- CTV（鼻前庭）
  - 对于肿瘤 < 2cm 或分化良好的肿瘤，治疗范围为 GTV +2cm 边缘。
  - 对于 > 2cm 或分化较差的肿瘤，治疗范围为 GTV +2cm 边缘 + 双侧面部淋巴引流区（"小胡子野"）和双侧颈部 Ib～II 区淋巴引流区（图 4.6）。
  - 对于 N+ 患者，治疗范围包括双侧颈部 I～V 区淋巴引流区。
- CTV（鼻腔）
  - 治疗范围 GTV +2cm 边缘。
  - 如果病变仅限于鼻腔，不进行预防性淋巴引流区照射。
  - 累及上鼻腔的肿瘤通常采用与上颌窦肿瘤相似的布野方式来治疗。

特别注意事项

- 用石蜡填充鼻腔，以减少剂量不均匀性。
- 鼻中隔病变可采用组织间近距离放射治疗。
- 软骨侵犯不是根治性放疗的禁忌证。

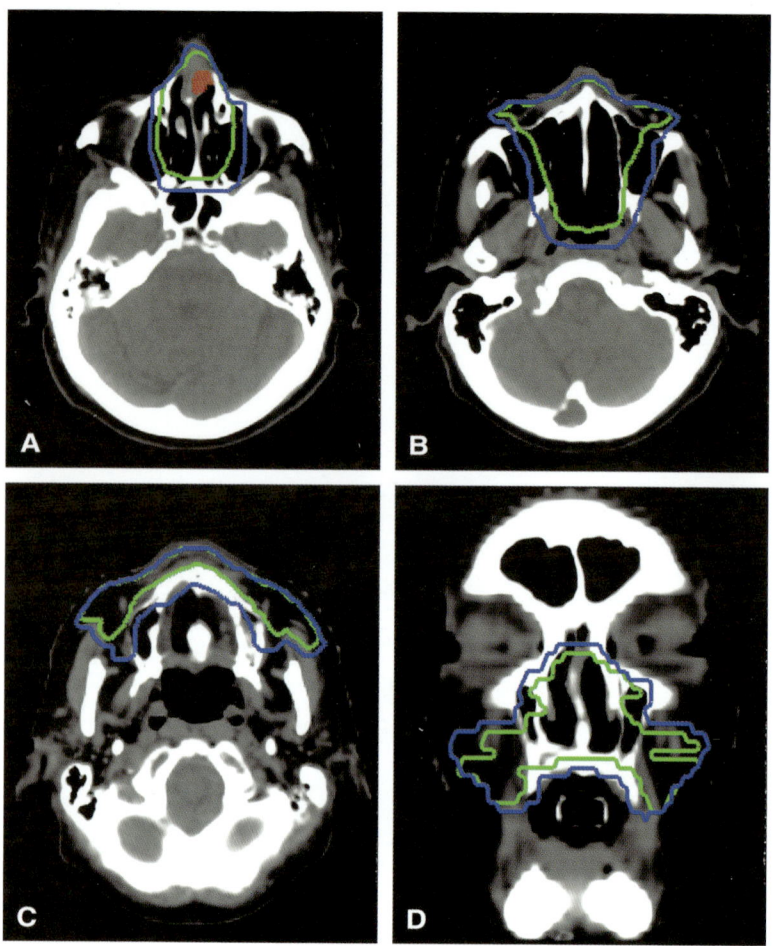

图 4.6 女性，83 岁，左鼻腔神经内分泌癌，T1N1M0，行根治性放疗。典型的轴位（A-C）和冠状位（D）图像。红色阴影区为 GTV，深绿色线为 CTV，深蓝色线为 PTV。注意包括传统"小胡子野"区域的面部淋巴引流区。

CTV，临床靶区；GTV，大体肿瘤靶区；PTV，计划靶区。

甲状腺癌

适应证

- 外照射通常适用于：手术时有肉眼可见的甲状腺外扩散（T4期）和年长患者（年龄≥60岁），转移性病变无法集聚放射性碘时的姑息治疗，且伴有阳性切缘的放射性碘摄取力不足的病灶或广泛包膜外侵犯；所有已切除或未切除的未分化癌；局部进展或术后降钙素水平升高但无远处转移证据的髓样癌。

靶区

- CTV（术后）
  - 包括瘤床、颈部/锁骨上/纵隔风险淋巴结区。
  - 上纵隔向下直到隆突应作为区域淋巴结 CTV 的一部分。
- PTV：见"一般原则"（图 4.7）。

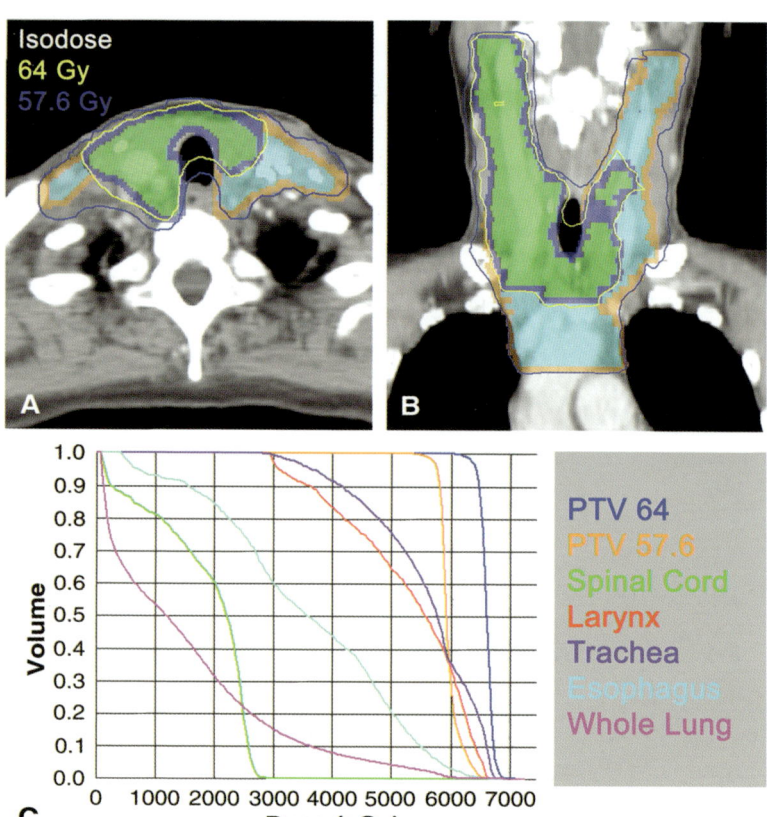

图 4.7 女性，62 岁，甲状腺乳头状癌，高细胞亚型，甲状腺全切除术后。切缘阳性、淋巴结包膜外侵犯。辅助放疗剂量为 64Gy/32fx，预防性淋巴结区剂量为 57.6Gy。（A）轴位和（B）冠状位图像显示高剂量 CTV（绿色）和 PTV（蓝色）、预防性 CTV（浅蓝色）和 PTV（橙色）；注意上纵隔剂量覆盖。（C）典型的 DVH。

非黑色素瘤性头颈部皮肤癌

适应证

- 放疗可用于鼻周、耳和眼睑病灶的根治性治疗，以获得更好的美容效果，或用于高危肿瘤或复发肿瘤的术后治疗。

靶区

- GTV（根治性）：依临床情况决定。
- CTV（根治性）
  - 通常是 GTV +1cm 边缘（体积较大的浸润性肿瘤为 2cm）。
  - 危及器官（如眼和唇）周围的边缘可以减少。
  - 对于体积大、位置深、分化较差的鳞癌，或腮腺淋巴结受累，或 N2/3 的肿瘤需进行淋巴引流区的照射。
- CTV 面部 / 颈部（术后）：瘤床 + 同侧颈部淋巴引流区 + 腮腺（如果未切除）+ 受累颅神经（三叉神经、面神经）至颅底。
- CTV 头皮（术后）：瘤床 +2cm 边界，或者对广泛的浸润 / 复发肿瘤，治疗全头皮[9]。
- PTV：见"一般原则"。

特别注意事项

- 对于早期的浅表病变，可采用深部 X 线（75～125kVp）或电子线（6～12MeV）放疗。电子线照射时要使用等效组织补偿物。深部 X 线最大剂量点落在皮肤表面，在深部射束收缩较小。电子线剂量跌落迅速，应用范围更广。
- 眼睑病变应使用眼罩。
- 剂量（根治性）：推荐剂量 > 2Gy/fx。常用的剂量包括：60Gy/2.5Gy/fx、55Gy/2.75Gy/fx、45Gy/3Gy/fx，靠近危及器官（如眼睛）的较大肿瘤采用 66～70Gy/2Gy/fx。如果不把美容效果作为优先考虑，40Gy/4Gy/fx、30Gy/6Gy/fx 或 20Gy/10Gy/fx 也都是有效的放疗方案。
- 剂量（术后）：采用标准分割，瘤床 60Gy，术床和预防性淋巴引流区 54Gy，对阳性切缘、ECE、PNI 区域进行加量。

- 强烈建议对淋巴结阳性患者或必须追踪 PNI 的患者使用 IMRT。

头颈部黑色素瘤

适应证

- 放疗主要用于术前有淋巴结转移患者的术后治疗,但现今黑色素瘤治疗已进入免疫治疗时代,这种术后放疗已不再常用。组织学类型为促结缔组织增生型和嗜神经型的患者可能会从辅助放疗中获益。
  - 手术后的黏膜黑色素瘤患者通常能从辅助放疗中获益。根治性放疗可用于不可切除的黏膜黑色素瘤。

靶区

- CTV(术后):瘤床 + 同侧 Ib,II ~ IV 区淋巴引流区。
- PTV:见"一般原则"。

特别注意事项

- 由于黑色素瘤对放射相对抵抗,建议给予更高的分次剂量。对于术后切缘阳性或包膜外侵的患者,可选择的治疗方案包括:48 ~ 50Gy/2.4 ~ 2.5Gy/fx、60 ~ 66Gy/2 ~ 2.2Gy/fx。
- 30Gy/6Gy/fx,每周 2 次,以及 50Gy/2.5Gy/fx,也是普遍接受的方案。

参考文献

1. Ahn PH, Garg MK. Positron emission tomography/computed tomography for target delineation in head and neck cancers. *Semin Nucl Med*. 2008;38:141-148.

2. Biau J, Lapeyre M, Troussier I, et al. Selection of lymph node target volumes for definitive head and neck radiation therapy: a 2019 update. *Radiother Oncol.* 2019;134:1-9.

3. Murray E, Xia P, Dorfmeyer A, Joshi N, Lee D, Koyfman S. Chapter 5 head and neck planning. In: Xia P, Godley A, Shah C, Videtic G, Suh J, eds. *Strategies for Radiation Treatment Planning.* New York, NY: Springer Publishing Company, 2018.

4. Hansen EK, Bucci MK, Quivey JM, Weinberg V, Xia P. Repeat CT imaging and replanning during the course of IMRT for head-and-neck cancer. *Int J Radiat Oncol Biol Phys.* 2006;64:355-362.

5. Wu Q, Chi Y, Chen PY, Krauss DJ, Yan D, Martinez A. Adaptive replanning strategies accounting for shrinkage in head and neck IMRT. *Int J Radiat Oncol Biol Phys.* 2009;75:924-932.

6. Sanguineti G, Califano J, Stafford E, et al. Defining the risk of involvement for each neck nodal level in patients with early T-stage node-positive oropharyngeal carcinoma. *Int J Radiat Oncol Biol Phys.* 2009;74:1356-1364.

7. Bhateja P, Ward MC, Hunter GH, et al. Impaired vocal cord mobility in T2N0 glottic carcinoma: suboptimal local control with radiation alone. *Head Neck.* 2016 Dec;38(12):1832-1836.

8. Bakst R, Glastonbury C, Parvathaneni U, Katabi N, Hu KS, Yom SS. Perineural invasion and Perineural tumor spread in head and neck cancer. *Int J Radiation Oncol Biol Phys.* 2019;103(5):1109-1124.

9. Wojcicka JB, Lasher DE, McAfee SS, Fortier GA. Dosimetric comparison of three different treatment techniques in extensive scalp lesion irradiation. *Radiother Oncol.* 2009 May;91(2):255-260.

第5章　乳腺癌的放射治疗

Chirag Shah, Sheen Cherian, Cory Hymes, and Rahul D. Tendulkar

一般原则 ………………………………………… 79
全乳腺放射治疗 ………………………………… 83
区域淋巴结照射 ………………………………… 87
俯卧位乳腺放射治疗 …………………………… 91
部分乳腺放射治疗 ……………………………… 92
术后放射治疗 …………………………………… 97
参考文献 ………………………………………… 101

一般原则

- 乳腺癌患者的放射治疗包括部分切除术后的瘤床治疗、胸壁治疗以及全切除术后广泛的区域淋巴结治疗。
- 患者和疾病因素以及与患者的知情讨论对放疗技术的选择具有重要参考价值。
- 不论是保乳手术还是乳腺切除术，在规划放疗时使用的原则是一样的。

定位、固定和模拟扫描

- 定位：螺旋CT扫描，3mm层厚，扫描范围从颈部至上腹部。
- 固定：患者仰卧位躺在乳腺托架上，或采取俯卧位（对于乳腺丰满或下垂的患者)。
- 可定制摇篮式固定装置、可调角度的乳腺托架和俯卧固定装置,以优化治疗计划。
- 在进行外照射时可以适当调整患者体位,以减少乳下沟皱褶处的皮肤接触,因其可能产生组织补偿效应,增加毒性。
- 为了使对侧乳腺免受照射,可以移开并固定对侧乳腺,也可以采用俯卧定位技术。
- 脚踏板和膝关节支撑有助于防止患者从乳腺板上下滑。将乳腺板固定在治疗床上,可以使固定系统更加牢固,从而提高治疗的重复性。
- 模拟扫描:使用不透射线的金属丝勾画靶区和所有手术疤痕。

靶区和感兴趣器官的定义

- 乳腺:不论是整个乳腺或者部分乳腺都依据临床和影像学检查进行定义[1]。
- 肿块切除术后残腔
  - 所有接受乳腺部分切除术患者的靶区都应包括术后残腔。
  - 残腔包括血清肿,可通过查体、CT、超声和对手术夹的识别来确定[2]。
- 胸壁依据保乳术后外照射常用的体表标志进行勾画[1]。
- 淋巴系统
  - 腋窝淋巴结组以胸小肌为参照——I组淋巴结位于胸小肌外侧,II组淋巴结位于胸小肌深部,III组淋巴结位于胸小肌内侧(图5.1)。
  - 锁骨上(SCV)淋巴结组以腋静脉为参照。
  - 内乳淋巴链野包括第1~3肋间隙的内乳淋巴结。

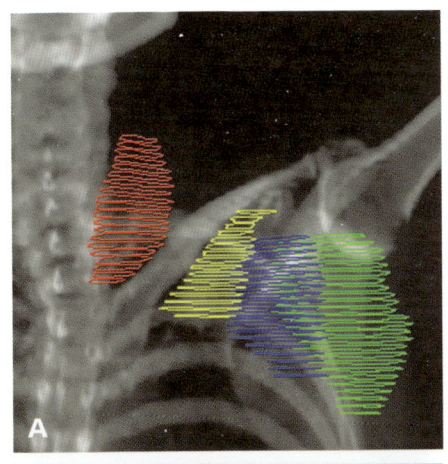
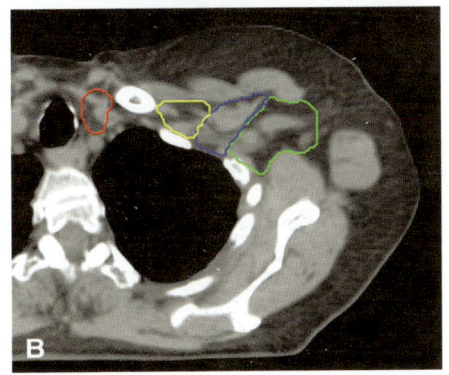

图 5.1 AP 位数字重建 X 线图像（A）和锁骨近端轴位图像（B）上显示的淋巴结组。绿色表示 I 组；蓝色表示 II 组；黄色表示 III 组；红色表示 SCV 淋巴结。

AP，前后位；SCV，锁骨上。

治疗计划

- 基于 CT 的 3D 计划比 2D 计划更受欢迎（可以减少正常组织剂量，更好地勾画靶区）。
- 子野计划（正向计划、野中野）和逆向计划适形调强放疗（IMRT）可分别提高剂量的均匀性和适形度。

危及器官

- 心脏：与左侧乳腺癌和内乳区的治疗密切相关。
  - 左侧乳腺癌患者的平均心脏剂量应 < 4Gy（仅应用切线野照射时最好 < 2Gy）。
- 同侧肺：与所有的淋巴结区治疗都密切相关，包括内乳淋巴结区。
  - 单纯切线野：V_{20} < 15%（常规分割，最高可接受 20%），V_{16} < 15%（大分割，最高可接受 20%）。
  - 含区域淋巴结照射的切线野：V_{20} < 30%（最高可接受 40%），V_{10} < 50%（最高可接受 60%），V_{5} < 65%（最高可接受 70%）。

技术因素

- 6MV 光子的穿透深度 < 23cm；更大的穿透深度可能需要更高能量的光子——对热点剂量和射野交汇处 V_{105} 的评价，有助于放疗计划的评估（V_{107} < 2cc，V_{105} < 200cc）。
  - 使用较高能量的射束可能会导致浅表组织剂量不足。
- 使用较高能量的光子和组织补偿器可以改善剂量的均匀性。组织补偿器包括：物理楔形板、动态楔形板、子野技术[3] 和 IMRT[4]。
- 瘤床加量通常使用电子线垂直照射野
  - 选择适当能量的电子线，使 80% 或 90% IDL 包绕瘤床 [临床靶区（CTV）]，并外扩 1.5～2cm。
  - 如果残腔较深，可考虑光子线加量。射野设置：小切线野、楔形成对野或有一个小权重电子线前野的三野。
- 剂量分布通过不均匀性校正进行计算。
- 优化治疗计划，尽量减小接受 105% 处方剂量的体积，且最大剂量不超过处方剂量的 15%[5]。
- 特殊情况：对所有左侧乳腺癌患者都应考虑使用呼吸门控和/或深吸气屏气或其他心脏保护技术（如俯卧位，可行时加心脏挡块）。

全乳腺放射治疗

简介

- 保乳术后，放疗技术包括全乳腺放疗或部分乳腺照射。

定位、固定和模拟扫描

- 固定：患者仰卧在乳腺托架上（通常为 10°～15°），同侧手位于头部上方；头部转向对侧乳腺，特别是治疗 SCV 野时更应如此，以限制面部结构的剂量。
  - 患者躺在可调角度的乳腺托架上，使胸壁平行于治疗床，以减少准直器的使用数量。
  - 为了避免组织补偿效应，可另加固定装置来限制乳沟下褶皱处的皮肤接触（例如，定制网状胸罩或模具）。
  - 可以采用旋转机架和/或移动并固定对侧乳腺方法，以避免对侧乳腺受到照射。
  - 如果患者手臂位置出现不适，需加以调整，可将毛巾折叠后置于肘部下方支撑手臂；或用手臂垫代替。
- 模拟定位：放置不透射线的金属丝来勾画切线野和所有手术瘢痕（图 5.2）。
  - 等中心置于距表面以下至少 D_{max} 的深度，通常位于中心或更深的位置。

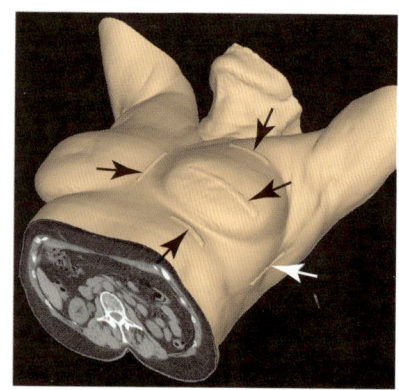

图 5.2 模拟——将手臂举过头顶，用不透射线的金属丝（如箭头所示）勾画靶区和手术瘢痕。

保乳—外部靶区和感兴趣器官的定义

- CTV = 残余乳腺组织，包括乳腺肿瘤切除残腔[1]。

治疗计划

- 切线野
  - 射野边界：用粘贴在皮肤上的不透射线的金属丝勾画出来，边界如下。
    - 上界：乳腺组织上方 1cm（通常在锁骨下缘或胸骨柄关节处）。
    - 下界：乳腺下皮肤皱褶以下 2cm。
    - 内界：胸骨中线。
    - 外界：腋中线。
    - 应根据肿瘤切除残腔的位置和复发风险较高的区域调整射野边界的所在位置。
  - 内切线和外切线：包括全部乳腺，射线束的后缘穿过内侧和外侧不透射线的金属线。
    - 旋转机架，以消除后边界的发散。

- 旋转准直器，将射野中的肺组织厚度减少到 3cm 或更少（通常为 1.5~2cm），射野前界超出皮肤 2cm（图 5.3A）。
- 选择额外的腋窝覆盖时，高切线野的边界通常考虑紧邻肱骨头下缘（图 5.3B）。
- 对于需要区域淋巴结照射的患者，可以考虑单等中心照射技术，SCV 野和切线野共用一等中心，从而避免发散；也可以旋转治疗床或在切线野的上方放置挡块，以减少对衔接的 SCV 野的发散。SCV 野采用半野照射。
- 肿瘤靠下/靠后的患者在使用心脏挡块时要小心，因为可能会因此出现肿瘤床剂量不足的问题[6]。

■ 使用射束修整器（如物理楔形板或动态楔形板）可以提高剂量均匀性。
- 考虑到会给对侧乳房带来散射线剂量，应避免使用内侧物理楔形板。
- 野中野技术可以减少乳腺组织内的高剂量区域[3]。
  ○ 正向计划用于创建大小不同的子野，遮挡射照中导致高剂量区域的部分。
- 理想情况下，大约 75%~80% 的机器跳数应通过开放野投照。

■ 加量野
  ■ 乳腺肿瘤术后残腔应在定位 CT 图像上勾画。
  ■ 垂直野需包括手术瘢痕和肿瘤术后残腔及 2cm 的边缘。
  ■ 选择合适能量的电子线，使 80%~90% 等剂量线能够包绕肿瘤术后残腔（通常用 9~16Mev 电子线；图 5.3C）。
  ■ 如果瘤床位置较深，射野设置包括小切线野、楔形成对野或有一个小射野权重电子线前野的三野。

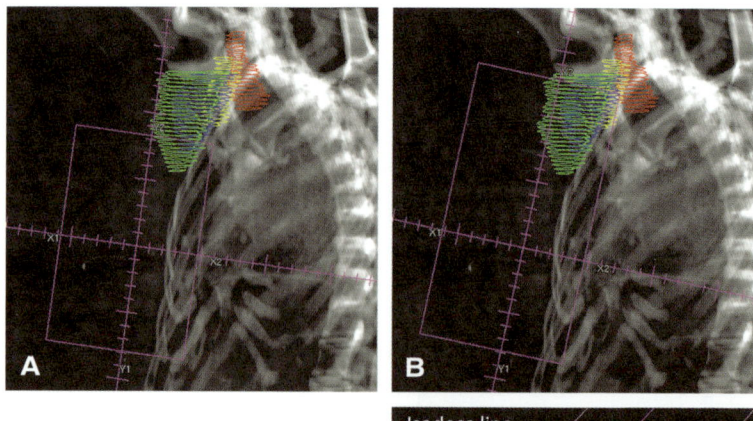
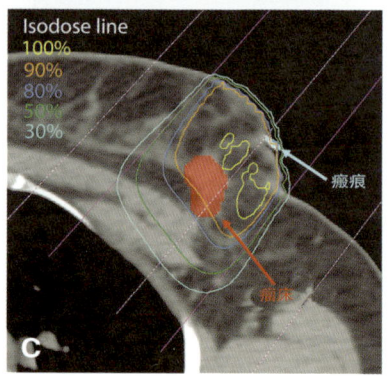

图 5.3 标准乳腺切线野(A)和"高"切线野(B)。绿色表示 I 组;蓝色表示 II 组;黄色表示 III 组;红色表示 SCV 淋巴结。推量野(C)(15 MeV 电子线,SSD=100cm)。

MeV,兆电子伏;SCV,锁骨上;SSD,源皮距。

剂量 / 分割

- 大分割全乳照射 (每天 40 ～ 42.5Gy/ 2.66Gy/fx 每天) 是全乳照射的首选方法[5]。
  - 标准分割应主要用于无法满足剂量学限制要求的患者[5]。
- 加量照射剂量通常为 10 ～ 16Gy/ 2 ～ 2.66Gy/fx [5]。

区域淋巴结照射

简介

- 区域淋巴结治疗计划的技术要点是乳腺和胸壁切线野的射野衔接。

定位、固定和模拟扫描

- 按照"一般原则"一节所述进行准备,对患者实施固定。
- 为了使 SCV 光子野与乳腺切线野更好地衔接,可以考虑两种切线野技术。
  - 多等中心技术
    - 乳腺切线野的设置如上文全乳腺放射治疗计划部分所述。
    - 对于每个切线野,都需要旋转治疗床使其远离机架,以消除切线野对 SCV 野的发散。
    - 照射野包括肺组织的厚度可由多叶准直器创建。或者,旋转准直器使照射野平行于胸壁,并将角挡块置于切线野的上方,以避免准直后的切线野进入 SCV 野产生剂量重叠。
  - 单等中心技术(单等中心)
    - 等中心置于交界处,这是切线野的优势。
    - 使用半野挡块以消除切线野对 SCV 野的发散。
    - 应用多叶准直器使照射野包括肺组织的厚度不超过 2～3cm。
    - 该技术简单有效,但照射野长度(20cm)受到限制,并且不能在切线野上旋转准直器。

靶区和感兴趣器官定义

- 标准影像图有助于淋巴结靶区的勾画[1]。静脉对比增强有助于淋巴结区域的勾画。
- SCV 野通常包括腋窝上淋巴结（Ⅱ组）、锁骨下淋巴结（Ⅲ组）和 SCV 淋巴结。
- 内乳淋巴结边界
  - 包含 1～3 肋间隙（第 1 肋内侧的上缘到第 4 肋的上缘）。
  - 内侧界为同侧胸骨边缘，如果内乳血管到胸骨的距离超过 1cm，内侧界在内乳血管内侧 1cm 处。
  - 外侧界为内乳血管外扩 5mm 处，后界为胸膜，前界为内乳血管的前缘[7]。

治疗计划

- SCV 野（图 5.4A）
  - 上界：环状软骨下缘，确保不超出皮肤。
  - 下界：锁骨头下缘（等中心点水平）。
    - 置于锁骨头下缘上方可能会导致 SCV 野的 Ⅲ 组淋巴结区剂量偏低[8]，此时可以在 SCV 野的下方开一个子野，使之重叠于切线野，以补充射野交界处的剂量。
  - 内界：椎弓根。
  - 外界：如果腋窝淋巴结是目标靶区，则外界为肱骨头外侧；相反，如果腋窝淋巴结不是目标靶区，则外界为肱骨头的内侧。通常遮挡外上方的肩锁关节。
  - 机架旋转 10°～15°，使 SCV 野避开脊髓。
  - 下方使用半野挡块。
  - 处方剂量深度以往为 3cm。随着 CT 计划的应用，可保证所勾画的靶区有足够的剂量覆盖[1, 9]。
- 腋窝加量野（图 5.4B）
  - 对于腋窝复发风险高的患者，可以使用后前（PA）野来补充腋窝中平面的剂量。

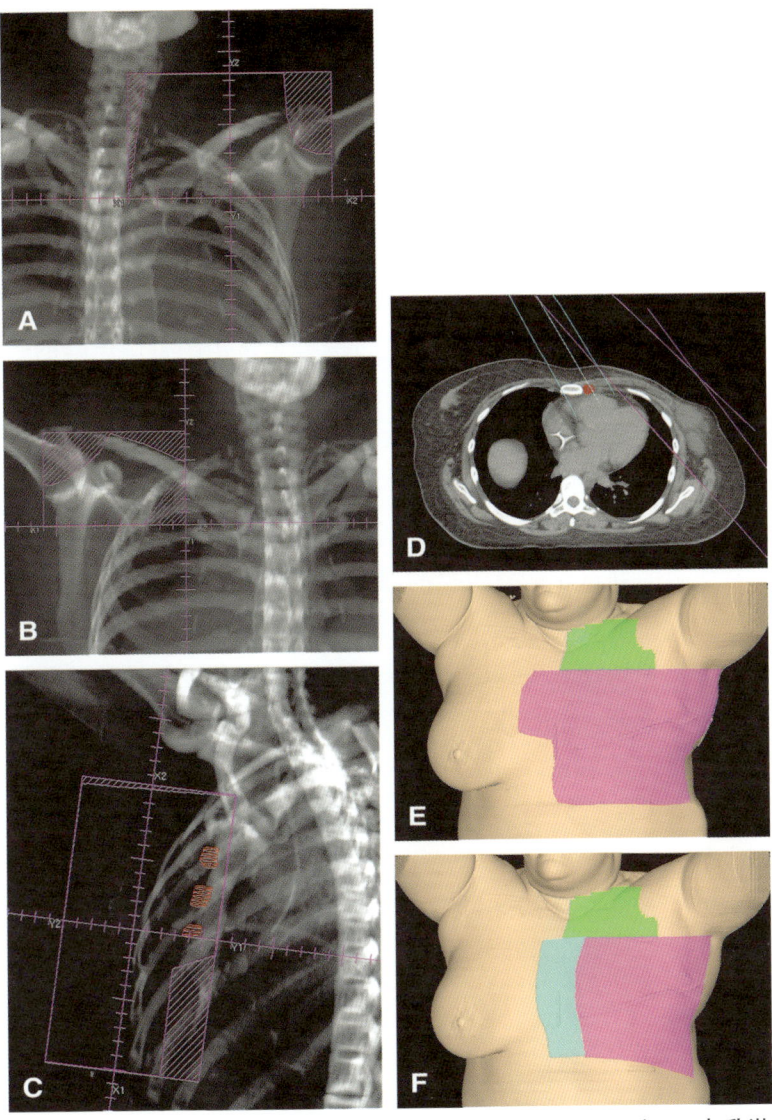

图 5.4 SCV 野（A）；腋后加量（B）；部分宽切线野（C，内乳淋巴结用红色勾画）衔接内乳淋巴结电子线野（D）；部分宽切线野投影（E）；衔接切线野的电子线野用于治疗乳腺切除术后女性的内乳淋巴结（F）。衔接的电子线野可以被分成不同能量的多个野，以避免心脏和肺等深层结构被照射。

LN，淋巴结；SCV，锁骨上。

- 与前后野（AP）SCV 野的定位方式相同，但照射野内下方需使用肺部挡块，内上边界移至锁骨与第 1 肋骨交界处。
- 对锁骨上淋巴结较深的患者，也可以考虑使用一个完全相反的 PA 野，而非传统的腋后补量野。
- 内乳野（图 5.4C – F）
  - 内乳淋巴结可以通过扩大切线野（部分加宽），或浅切线野衔接独立的内侧电子线射野治疗[10]。照射技术的选择取决于患者的解剖结构，并受到正常组织毒性风险的影响[7, 10]。
  - 部分切线加宽野可治疗内乳淋巴结，并可使心脏免于光子野照射（图 5.4C 和 E）；"宽"或"深"的切线野通过将内界向对侧乳腺移动来包括内乳淋巴结，然而，这样会增加肺的剂量。胸壁阻挡的部分宽切线野的剂量可以由电子线野补充。
  - 与光子切线野衔接的电子线野具有一定角度，导致等剂量线呈弧形（图 5.4D 和 F）；电子线野宽度应至少 4cm，以允许足够的剂量建成。建议在治疗过程中移动切线野和电子线野的交界线，以避免剂量热点和冷点。也可以考虑衔接光子野或混合光子 / 电子线野（通常为 20∶80 或 30∶70 的比例）相衔接。

剂量 / 分割

- 胸壁：45～50Gy/ 1.8～2Gy/fx，每天照射 1 次。
- SCV 野：45～50Gy/1.8～2Gy/fx，每天照射 1 次。
- 同时给予腋窝推量，通常使腋窝中平面剂量达到 45Gy。
- 内乳野：45～50Gy/1.8～2Gy/fx，每天照射 1 次。
- 乳腺 / 平坦胸壁可以考虑大分割照射（43.5Gy/15fx，或 40.05Gy/16fx）[11]。

俯卧位乳腺放射治疗

简介

- 俯卧位有助于乳腺丰满或下垂患者的放射治疗。俯卧位的优点包括
  - 使靶组织远离胸壁。
  - 减少皮肤褶皱。
  - 减少照射野中的肺或心脏的体积。
- 俯卧位的缺点包括
  - 心脏向前移位（瘤床靠近胸壁时此缺点尤为突出）。
  - 定位装置对射野影像的干扰。
  - 灯光野显示困难。
  - 患者体位舒适度及稳定性欠佳。
  - 区域淋巴结的治疗受限。

定位、固定和模拟扫描

- 患者俯卧于专门设计的固定装置上，双侧手臂置于头部上方，使同侧乳腺自然下垂，远离胸壁（图 5.5A 和 B）。
- 将对侧乳腺外移，以免干扰切线野（图 5.5C）。
- 同侧乳房用不透射线的金属线标记，见仰卧位部分所述。切线野的设计与仰卧位相同，一般来说它们包含的肺组织较仰卧位更少（图 5.5D）。相对于仰卧位，俯卧位时胸壁和乳腺的移动度很小。
- 如果瘤床无法垂直加量，可能需要采取仰卧位再次模拟扫描。

靶区和感兴趣器官定义

- 与仰卧位一样，照射野为乳腺组织和肿块切除术的 CTV[1]。

- 与仰卧位技术相比，一般来说照射野中包含的肺组织更少，胸壁部分接受的剂量也更低。
- 可以根据肿瘤的位置来调整照射野所包括的胸壁范围。

治疗计划

- 俯卧位的治疗计划原则上与仰卧位相同。
- 主要剂量学优势是乳腺下皱襞处的皮肤褶皱较少，射线穿透深度减小。图 5.5E 显示了俯卧位患者的典型等剂量线分布。

剂量 / 分次

- 俯卧位的剂量和分割与仰卧位相同。

部分乳腺放射治疗

简介

- 主要的治疗技术包括：EBRT（3D / IMRT）、基于施源器的近距离放射治疗、多通道插植近距离放射治疗和术中放疗[12]。
- 这里将讨论基于施源器的近距离放射治疗和 EBRT。
- 基于施源器的近距离放射治疗已经不仅仅是单腔球囊装置，也包括多腔球囊和支架装置，它们改善了靶区和正常组织的剂量学分布[12]。

施源器近距离放射治疗的模拟定位

- 施源器在手术时或者手术后在超声引导下置于肿瘤切除术后的术腔。

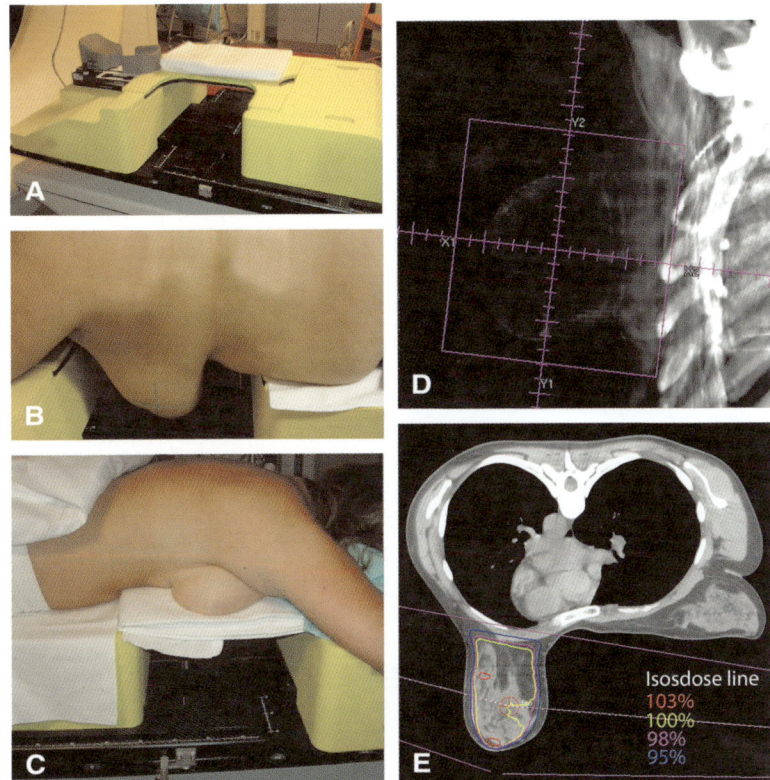

图 5.5 俯卧定位装置（A）；左乳腺癌患者，采用俯卧位使乳房组织易于向前下垂（B）；对侧乳房后移（C）；典型的治疗野（D）；采用 6 MV-光子线、野中野技术、不加楔形板、处方剂量为 98%IDL，实现等剂量分布（E）。

IDL，等剂量线；MV，兆伏。

- 用混合有 1～2ml 造影剂的生理盐水（30～70ml）充满球囊。
- 仰卧位，患侧手置于头部上方，头部转向健侧。
- CT 扫描范围从下颌骨到乳腺下皱褶下数厘米（包括整个肺）。

施源器近距离放射治疗靶区和感兴趣器官的定义

- 计划靶区（PTV）：球囊周围外扩 10mm，减去球囊体积。

距离皮肤表面不足 5mm 的区域及胸壁 / 胸肌，不包括在 PTV 内。
- 勾画球囊周围潴留的空气和液体。

施源器近距离放射治疗计划

- 组织—球囊适形性：%PTV 覆盖 ［（潴留空气体积 / PTV）× 100%］ 应 ≥ 90%。如果此值 < 90%，即 PTV 位移百分比 > 10%，就无法到达足够的 PTV 覆盖。≥ 90% 的处方剂量应覆盖 ≥ 90% 的 PTV。
- 球囊对称性：球囊几何形状偏差应在预期尺寸 2mm 以内。
- 最小球囊源皮距：≥ 7mm 最佳；5 ～ 7mm 也可以接受。皮肤剂量最大值应 ≤ 145% 处方剂量（图 5.6）；新型的施源器可以使皮肤剂量更低，源皮距更小 [12]。

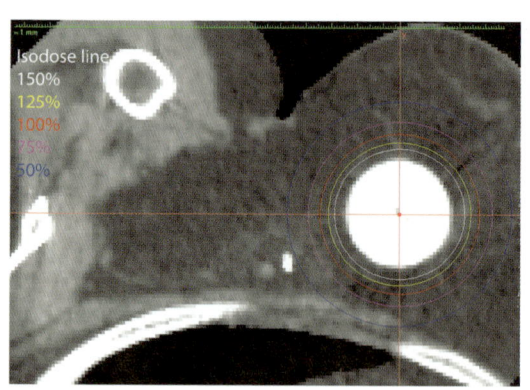

图 5.6 接受近距离球囊导管放射治疗的女性患者；可见 ^{192}Ir 源的 50% ～ 150% 等剂量线。

- 正常组织剂量体积参数：V_{150} ≤ 50ml；V_{200} ≤ 10ml。
- 未受累的正常乳腺：接受 ≥ 50% 处方剂量的乳腺体积应小于全乳腺体积的 60%。应从乳腺体积中减去球囊体积。

剂量 / 分割

- 近距离放射治疗：高剂量率时，在距球囊表面 1cm 处的处方剂量为 34Gy/10fx。治疗在 5～7 天内完成，每天 2 次，两次治疗间隔 ≥ 6 小时。

外照射模拟扫描

- 固定：患者仰卧在可调节角度的乳腺托架上（通常为 10°～15°），患侧手置于头顶，下颌偏向健侧。
- 模拟扫描：用不透射线的金属丝勾画手术瘢痕。
  - 采用深吸气屏气的方法减少乳腺的运动，减小靶区外扩。
  - 等中心点的设置需考虑 CBCT 的实施，还需考虑机器的情况，严防治疗时机架与治疗床发生碰撞。

外照射靶区和感兴趣器官的定义

- CTV：勾画血清肿和相关手术夹。
- PTV：取决于模拟扫描（±深吸气屏气）和图像引导技术（±CBCT），以及所选择的剂量和分割模式。PTV = CTV + 1.0～2.0cm。
- 勾画肺、心脏、患侧未受累的乳腺（乳腺 –PTV）、健侧乳腺。

外照射治疗计划

- 三维适形放射治疗（CRT）：取决于照射技术
  - 40Gy/15fx：切线野。
  - 38.5Gy/10fx，每日照射两次：3～5 个非共面射线野。
- IMRT：30Gy/5fx，隔日一次，2～3 个共面弧。剂量学限制见表 5.1（图 5.7）。

表 5.1　部分乳腺照射的剂量学限制（30Gy/5fx）

标准	主要标准（cGy）	次要标准
CTV	$V_{3000} \geq 98\%$	NA
PTV	$V_{3000} \geq 95\%$	NA
PTV	$V_{2850} \geq 99\%$	NA
PTV	D_{Max} 3150cGy	3300cGy
同侧肺	$V_{1000} \leq 20\%$	
对侧肺	$V_{500} \leq 10\%$	
同侧乳腺	$V_{1500} \leq 50\%$	
对侧乳腺	D_{Max} 100cGy	位置相关
心脏	$V_{300} \leq 10\%$	

cGy，厘戈瑞；CTV，临床靶区；fx，分次；Gy，戈瑞；Max，最大；NA，不适用；PTV，计划靶区。

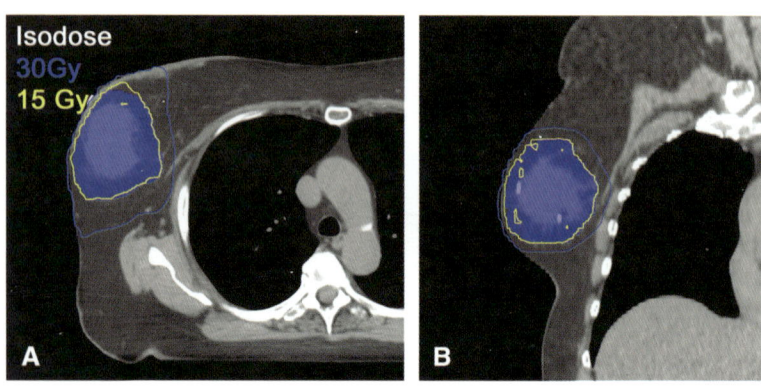

图 5.7　部分乳腺放疗患者代表性等剂量线分布图，轴位（A）和冠状位（B）图像，30Gy/5fx。
fx，分次；Gy，戈瑞。

剂量 / 分割

- 3D-CRT：38.5Gy/3.85Gy/fx，每天 2 次，两次治疗间隔 ≥ 6 小时，在 5～7 天内完成；40Gy/2.67Gy/fx，每天 1 次，在

15 天内完成 [13, 14]。
- IMRT：30Gy/6Gy/fx，隔日 1 次，在 9 天内完成 [15]。

术后放射治疗

简介

- 乳腺切除术后的放疗靶区主要包括胸壁，通常也需包括区域淋巴结。
- 光子野和电子线野相互配合可以实现个体化治疗。
- 放疗技术包括标准切线野（±内乳淋巴结野）、电子线野和部分切线加宽野。"反曲棍球棒"技术：AP/PA 光子野治疗 SCV 淋巴结和外侧胸壁，配以治疗内侧胸壁和内乳淋巴结的内侧电子线野（在本节中不予讨论）。
- 乳腺癌切除术后重建正被越来越多地应用。现在延迟的乳房重建和手术时即刻置入胸前植入物的患者数量都在增加。乳房重建后放疗面临的挑战包括
  - 内乳淋巴结的剂量覆盖可能达不到要求。
  - 切线野的角度选择可能会受到影响。
  - 由于缺乏平坦表面，单用电子线照射胸壁的灵活性不复存在。

定位、固定和模拟扫描

- 患者仰卧位在乳腺托架上，按照"一般原则"部分所述进行 CT 扫描。
- 可参照对侧乳房或者根治术前的影像学/临床检查来勾画照射野的上界、下界、内界和外界（尤其是对炎性乳腺癌和接受双侧乳腺切除术的患者）。

- 用不透射线的金属丝做体表标记，与保乳术的体表标记相似（锁骨头下缘、胸骨中线、腋中线、对侧乳腺下方皮肤皱褶下 2cm）。
- 光子切线野（图 5.8A）
  - 内、外切线野的确定：射野的后界穿过内侧和外侧不透射线的金属丝。
  - 设置挡块和旋转治疗床可以减少进入衔接 SCV 野的发散。
  - 内界可向对侧乳腺 / 胸壁移动，从而给予内乳淋巴结额外的剂量覆盖（即宽切线野或部分切线加宽野，参见"区域淋巴结照射"部分）。
  - 对于光子切线野，等中心点置于距皮肤表面至少 D_{max} 处。
- 电子线野（图 5.8B）
  - 勾画胸壁靶区后，照射野被分成多个垂直野（通常为两个野）。
  - 每个野的等中心点都位于皮肤表面。
- 电子 / 光子野的衔接
  - 参见"区域淋巴结照射"部分（图 5.4C–F）。
- 加量野：电子线垂直野外扩 2～5cm 覆盖术后瘢痕，选择的能量要足以使 90% 的 IDL 包绕皮肤 – 胸壁的厚度（图 5.8C）。
- 关于淋巴结照射野衔接的描述见"区域淋巴结照射"部分。

靶区和感兴趣器官的定义

- CTV = 整个胸壁（皮肤表面到肋骨 – 软组织界面）。
  - 如果同侧 SCV 是靶区，应对其进行勾画。
- 如果局部复发的风险很高（例如，切缘 / 近切缘阳性和炎性乳腺癌），可以考虑对术后瘢痕加量照射。
- 勾画肺和心脏。

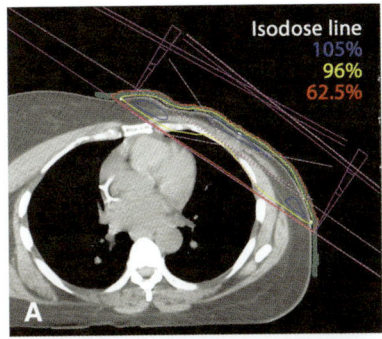

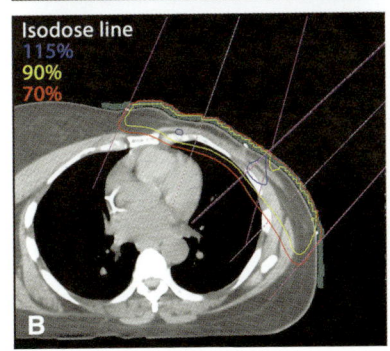
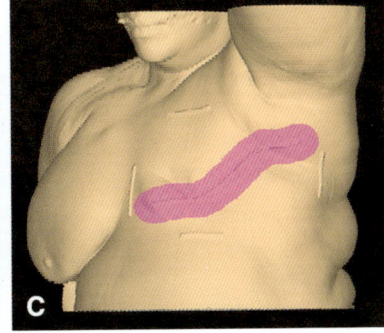

图 5.8 切线光子野（A）和衔接电子线野（B）的等剂量曲线分布图。使用混合能量为 6MV 和 10 MV 的光子野，25°楔形板，96% 等剂量线给予处方剂量，皮肤表面使用 5mm 组织补偿膜。内侧野 9 MV 电子线，外侧野 12 MV 电子线，SSD 100cm，皮肤表面使用 5mm 厚组织等效补偿膜。垂直电子线推量野外扩 3cm 覆盖术后瘢痕（C）。

MV，兆伏；SSD，源皮距。

治疗计划

- 可在模拟定位时或在虚拟模拟建模时应用组织等效补偿膜。
- 对于炎性乳腺癌患者和其他患者，可在治疗一开始就应用补偿膜，并观察治疗的反应，皮肤出现轻度红斑时即结束治疗。
  - 可以每天或每隔一天使用厚度为 3～10mm 的补偿膜，并定期评估皮肤红斑。

- 或者,在治疗的前半部分每天使用补偿膜,而在治疗的后半部分不用补偿膜,以减少补偿膜使用过程中出现放置失误。
  - 补偿膜使用多久取决于临床。
- 除非因组织扩张器中存在金属成分产生伪影,否则应进行剂量不均一性校正。
- 光子切线野
  - 使用组织补偿器可使剂量分布更均匀(例如,物理楔形板、动态楔形板和 IMRT)。
  - 标准切线野通常对内乳淋巴结的覆盖较少,但常常可获得较低的 V_{20}。
  - 部分切线加宽野治疗内乳淋巴结时,可在射野下方设置挡块,有助于减少心脏剂量。
- 电子线野
  - 射野重叠区,也称为"热点衔接",可以确保照射野交界处充分的剂量覆盖;然而,可能会导致交界处显著的组织纤维化。
  - 通常在治疗中途移动交界线,以降低交界处组织纤维化的风险。
  - 选择合适能量的电子线,使 90%IDL 包绕到胸膜前表面的胸壁厚度(通常为 6 ～ 12 MV 电子线);此线也可以作为处方 IDL。

剂量 / 分割

- 胸壁和淋巴结区域接受 45 ～ 50.4Gy / 1.8 ～ 2Gy /fx,每天 1 次,或者大分割 40.05 ～ 43.05Gy / 2.67 ～ 2.9Gy /fx,每天 1 次。
- 加量野 10 ～ 16Gy / 2Gy /fx。乳腺切除术后胸壁加量照射存在争议，但加量照射常用于炎性乳腺癌。
- 炎性乳腺癌：胸壁和区域淋巴结推荐 51Gy/1.5Gy /fx，每天照射 2 次（≥ 6 小时间隔），随后用电子线野对胸壁再加量 15Gy。治疗结束时会出现严重的红斑反应[16]。
- 对高危病例，根据剂量学原则对腋窝中平面予以补量（见"区域淋巴结照射"部分）。

参考文献

1. Radiation Therapy Oncology Group. Breast Cancer Atlas for Radiation Therapy Planning. Available at: https://www.rtog.org/LinkClick.aspx?fileticket=SQhssxHu7Jg%3d&tabid=227.

2. Goldberg H, Prosnitz RG, Olson JA, Marks LB. Definition of postlumpectomy tumor bed for radiotherapy boost field planning: CT versus surgical clips. *Int J Radiat Oncol Biol Phys*. 2005;63:209-213.

3. Ludwig V, Schwab F, Guckenberger M, Krieger T, Flentje M. Comparison of wedge versus segmented techniques in whole breast irradiation: effects on dose exposure outside the treatment volume. *Strahlenther Onkol*. 2008;184:307-312.

4. Descovich M, Fowble B, Bevan A, Schechter N, Park C, Xia P. Comparison between hybrid direct aperture optimized intensity-modulated radiotherapy and forward planning intensity-modulated radiotherapy for whole breast irradiation. *Int J Radiat Oncol Biol Phys*. 2010;76:91-99.

5. Smith BD, Bellon JR, Blitzblau R, et al. Radiation therapy for the whole breast: executive summary of an American Society for Radiation Oncology (ASTRO) evidence-based guideline. *Pract Radiat Oncol*. 2018;8:145-152.

6. Raj KA, Evans ES, Prosnitz RG, et al. Is there an increased risk of local recurrence under the heart block in patients with left-sided breast cancer? *Cancer J*. 2006;12:309-317.

7. Pierce LJ, Butler JB, Martel MK, et al. Postmastectomy radiotherapy of the chest wall: dosimetric comparison of common techniques. *Int J Radiat Oncol Biol Phys*. 2002;52:1220-1230.

8. Garg AK, Frija EK, Sun T-L, et al. Effects of variable placement of superior tangential/supraclavicular match line on dosimetric coverage of level III axilla/axillary apex in patients treated with breast and supraclavicular radiotherapy. *Int J Radiat Oncol Biol Phys*. 2009;73:370-374.

9. Liengsawangwong R, Yu T-K, Sun T-L, et al. Treatment optimization using computed tomography-delineated targets should be used for supra-clavicular irradiation for breast cancer. *Int J Radiat Oncol Biol Phys*. 2007;69:711-715.

10. Arthur DW, Arnfield MR, Warwicke LA, Morris MM, Zwicker RD. Internal mammary node coverage: an investigation of presently accepted techniques. *Int J Radiat Oncol Biol Phys*. 2000;48:139-146.

11. Wang SL, Fang H, Song YW, et al. Hypofractionated versus conventional fractionated postmastectomy radiotherapy for patients with high-risk breast cancer: a randomised, non-inferiority, open-label, phase 3 trial. *Lancet Oncol*. 2019;20:352-360.

12. Shah C, Vicini F, Shaitelman SF, et al. The American Brachytherapy Society consensus statement for accelerated partial-breast irradiation. *Brachytherapy* 2018;17:154-170.

13. Coles CE, Griffin CL, Kirby AM, et al. Partial-breast radiotherapy after breast conservation surgery for patients with early breast cancer (UK IMPORT LOW trial): 5-year results from a multicenter, randomized, controlled, phase 3 non-inferiority trial. *Lancet* 2017;390:1048-1060.

14. Vicini FA, Cecchini RS, White JR, et al. Long-term primary results of accelerated partial breast irradiation after breast-conserving surgery for early-stage breast cancer: a randomised, phase 3, equivalence trial. *Lancet* 2019;394:2155-2164.

15. Livi L, Meattini I, Marrazzo L, et al. Accelerated partial breast irradiation using intensity-modulated radiotherapy versus whole breast irradiation: 5-year survival analysis of a phase 3 randomised controlled trial. *Eur J Cancer*. 2015;51:451-463.

16. Woodward W, Koay E, Takiar V. Radiation therapy for inflammatory breast cancer: technical considerations and diverse clinical scenarios. *Future Med*. 2014;3:43-52.

第6章 胸部肿瘤的放射治疗

Gregory M. M. Videtic

一般原则···103
非小细胞肺癌 ··107
小细胞肺癌···112
胸腺瘤··113
食管癌·· 114
胸膜间皮瘤··117
肺癌的体部立体定向放射治疗（SBRT）···············120
参考文献··122

一般原则

- 恶性肿瘤放疗计划的一般原则同样适用于胸部肿瘤放射治疗（TRT），包括模拟定位技术、剂量限制器官的定义、剂量约束和射野设置。
- 不论是术前放疗、根治性放疗还是术后治疗，具体处方剂量都取决于肿瘤类型和治疗方式。

摆位、固定和模拟扫描

- 体积治疗计划：在平面床板上进行CT扫描定位，以勾画大体肿瘤靶区（GTV）。
- 患者体位：仰卧位，双臂举过头顶（根据患者配合情况个体化调整）。
- 肺上沟瘤可能需要患者两手叉腰。
- 固定
  - 不少固定系统（如真空垫、热塑性模具、Orfit）均有市售，可以重复使用，较为舒适地将患者的手臂固定在头部上方。
- 定位：螺旋 CT 以 3mm 层厚连续扫描采集图像，范围从环状软骨水平到最低肋骨，包括肝脏。
- 对比剂：依临床指征而定。
  - 口服对比剂以勾画食管。
  - 静脉注射（IV）造影剂以勾画大血管。
- 最好对患者在治疗体位下进行 PET/CT 扫描，用于制定治疗计划。
  - 或者，可以将模拟定位之前的 PET 分期图像与模拟定位 CT 图像进行融合，以勾画靶区，但需注意两者之间体位及床板的差异。
- 靶区
  - 必须识别并尽量控制呼吸引起的运动。现有不少行之有效的控制方法（详见第 2 章）。
    - 4D-CT 扫描。
    - 物理控制/限制肿瘤移动（如腹部压迫、屏气装置）。
    - 门控/基准点。
    - 自由呼吸。

靶区和感兴趣器官

- 确定 GTV 的方法包括但不限于胸部 CT、PET 和支气管镜检查报告。
- 需常规识别的正常解剖结构：
  - 双肺：左、右肺分别勾画，然后合并成一个总肺体积。

- 心脏：上层（或基部）从肺动脉下缘过中线下方层面开始，向下延伸至心尖。
- 食管：从环状软骨下缘至胃食管交界处。
- 脊髓：基于椎管的骨性标志，至少是从 C6 椎体到 L2，所有 CT 层面逐层勾画。
- 臂丛神经、胃、肝、肾脏等结构：根据临床需要和肿瘤位置确定。

治疗计划

- 三维适形放疗（3D-CRT）：大多数既往胸部放疗临床试验的结果是基于二维/三维计划，没有进行异质性校正，也未考虑肿瘤的运动。
- 适形调强放疗（IMRT）：现在常规用于胸部肿瘤的放疗，它有助于减少正常组织的剂量，但似乎不能提高 III 期肺癌的生存率。
  - IMRT 应用过程中，临床医生必须考虑呼吸运动，以优化治疗计划。根据需要，可能要求限制肿瘤的活动范围，以尽量减少正常组织的剂量
  - 国家癌症研究所的《IMRT 应用 ATC 指南》可在以下网站找到：www.qarc.org/benchmarks/2006IMRTGuidelines.pdf。
- 在制定放疗计划时，正常组织剂量限制优先级按下述呈降序排列：
  - 脊髓：剂量限制优先级最高，不考虑其他限制。
    - 任何 ≥ 0.03cc 的连续体积不得超过 50.5Gy。
  - 肺：接受 > 20Gy（V_{20}）的部分占总肺体积的百分比不得超过 37%。或者，双肺平均剂量最好 < 20Gy。
    - 总肺体积 = 双肺体积之和 − 临床靶区（CTV）
  - 食管：平均剂量最好 < 34Gy，但不是绝对要求。$V_{55} \leqslant$

33% 可作为另一个参考值。
- 心脏
  - 目前在剂量限值方面仍有争议：建议平均剂量 ≤ 25～30Gy。
  - 既往限制条件（作为整个器官的体积比例）
    - ＜ 1/3：60Gy；
    - ＜ 2/3：45Gy；
    - ＜ 3/3：40Gy（即整个心脏）。
- 臂丛：任何 ≥ 0.03cc 的连续体积不得超过 66Gy。

技术因素

射线能量

- 光子能量：6～10 MV，不建议在肺组织中使用更高能量的光子（＞ 10MV），因为能量 ＞ 10 MV 不仅会使光子束半影加宽，边缘不再锐利，而且可能会导致肿瘤的边缘剂量不足（由于剂量建成区更大），小野照射时这种现象尤为明显。

射束成形

- 应用多叶准直器或射野挡块进行正常组织保护。

异质性修正

- 以往，TRT 计划应用"未修正的"剂量计算，用等效水代替所有人体组织，即假设人体所有组织电子密度相同，产生的剂量沉积也是均匀的。
- 目前，现代 TRT 在向更准确地预测靶区和正常组织的剂量的方向发展，以便更好地了解治疗结果。因此，现在建议在所有治疗计划中都进行异质性校正（详情参见第 1 章，基本物理原理）。

图像引导的放射治疗
- 多种形式的图像引导放射治疗（IGRT）设备已有市售，其中包括锥形束 CT、轨道 CT、正交 X 线摄影、红外跟踪和基于基准点的系统。
- 图像引导的应用使摆位和照射的可靠性得到提高，因此，在某些情况下，可以减少每日的摆位边界。

质子束放射治疗
- 使用质子束放射治疗（PBRT）进行 TRT 是一个活跃的研究领域，因其对减少正常组织毒性有潜在的益处，但目前它还不是 TRT 的标准治疗。
- 由于运动会对质子剂量测定产生影响，因而在 TRT 治疗中应用质子束仍具有挑战性。

非小细胞肺癌

胸部放疗适应证

- 根治性同步放化疗是不能手术切除的 III 期 NSCLC 和经选择的不能手术切除的 II 期 NSCLC 的标准治疗方案。
- 术前或术后 TRT 适用于经选择的 II 期或 III 期 NSCLC 患者。
- 立体定向体部放疗（SBRT）是医学上不能手术的早期（或淋巴结阴性）肺癌的标准治疗。

靶区确定

根治性胸部放疗（图 6.1）
- GTV = 原发肿瘤 + 临床阳性纵隔淋巴结。临床阳性纵隔淋巴结的判定标准：定位 CT 所见的短轴直径 > 1cm 的淋巴结；治疗前 PET 标准摄取值（SUV）> 3 的淋巴结；任何组织学证实的受累淋巴结（经纵隔镜、支气管内超声引导下的活检等）。

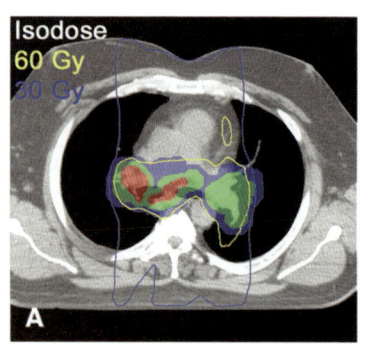
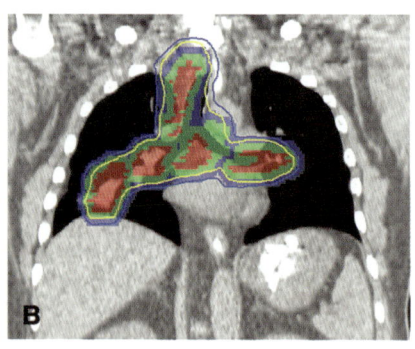

图6.1 男性，60岁，右肺腺癌 IIIB 期 T1N3（活检证实对侧肺门淋巴结阳性）M0，接受根治性的同步放化疗，即每周卡铂/紫杉醇，同步放疗，随后卡铂/紫杉醇巩固；放疗方式为 6MV– 光子线，7 野 IMRT，处方剂量为 60Gy/30 次，处方等剂量线为 98.5% IDL。典型的轴位（A）和冠状位（B）等剂量计划图像上显示的 GTV（红色）、CTV（绿色）、PTV（蓝色）。

CTV，临床靶区；fx，分次；GTV：大体肿瘤靶区；Gy，戈瑞；IDL，等剂量线；IMRT：适形调强放射治疗；MV，兆伏；PTV，计划靶区。

- 在模拟定位CT图像上勾画靶区。原发肿瘤勾画采用"肺窗"，淋巴结勾画采用"纵隔窗"或"软组织窗"。
- 靶区可能是不规则的或不连续的。
- 在肺叶/肺段塌陷或模糊不清的情况下，PET 扫描可能有助于区分肿瘤和肺水肿/肺不张。
- CTV = GTV + 0.5～1cm。
  - 如果使用 ITV，则 CTV = ITV + 0.5～1cm。
    - 预防性淋巴结照射（ENI）
    - 以前的 TRT 把非临床受累的肺门、纵隔和/或锁骨上淋巴引流区纳入 CTV 进行预防性照射。
    - 现代成像技术（尤其是 PET）、支气管内超声以及对淋巴结复发模式的研究已使临床实践中摒弃了预防性淋巴结照射（ENI）。非预防性淋巴结照射（non-ENI）的靶区仅包括严重受累的（或经选择高危的）淋巴结区。
- PTV（将反映运动控制的方法和各种 IGRT 的使用）。
  - 自由呼吸（非 ITV）方法
    - PTV = CTV + 1.5cm（头脚方向）+1cm（轴向）。
  - 屏气或门控（非 ITV）方法
    - PTV = CTV + 1.0cm（头脚方向）+0.5cm（轴向），每天进行图像验证。
  - ITV 方法
    - PTV = CTV + 0.5～1cm。如果每天使用 IGRT，外扩边界≤ 0.5cm。

术前放疗（见图 6.2A 和 B）
- GTV，CTV，PTV：定义同"根治性 TRT"部分
  - 可考虑使用 ITV。
- 靶区考虑
  - 可考虑进行 ENI，因为 TRT 可以用于术前缩瘤。可能涉及：
    - 包括受累淋巴结邻近的淋巴站。
    - 如果出现跳跃性转移，包括与受累淋巴站相连的所有淋巴站。

术后胸部放疗（图 6.2C 和 D）
- 靶区注意事项：参考术前的影像学检查（CT 和 PET）、手术记录、病理报告和任何其他分期检查/活检结果（如果有）。
- GTV 无。
- CTV 至少应包括
  - 支气管残端。
  - 同侧肺门。

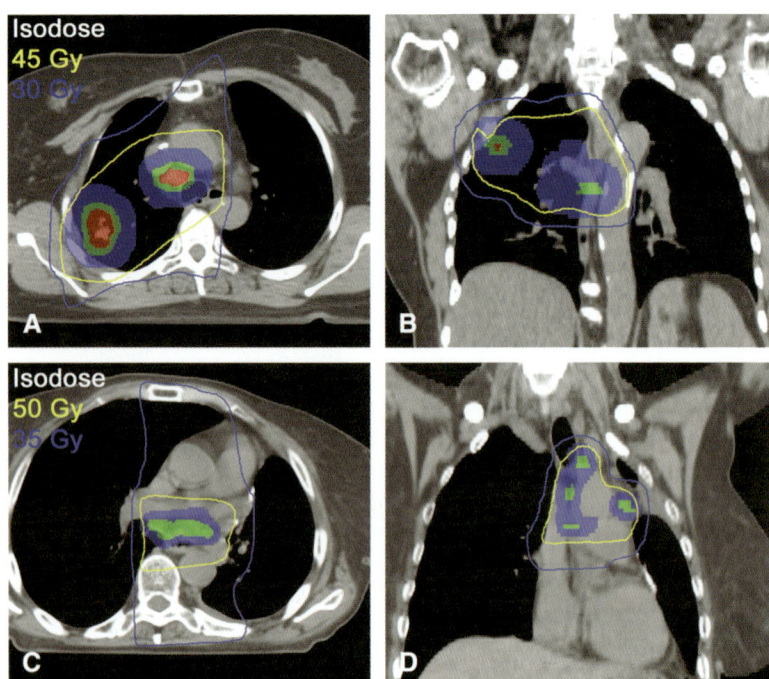

图 6.2 女性，71 岁，右上肺腺癌（cT1N2M0，IIIA 期）。术前采用顺铂/依托泊苷化疗同步放疗为 45Gy/25fx。放疗方式为 10MV-光子线，4 野照射，处方等剂量线为 96.3% IDL，此患者典型计划见轴位（A）和冠状位（B）图像。68 岁的女性 LUL 患者术后，手术方式为左肺上叶切除术和纵隔 LND，病理为 pT3N2Mx（第 5 组 LN 转移），辅助顺铂/培美曲塞 4 周期，辅助 RT 采用 10 MV 光子 3D 等中心共面技术，处方剂量 50Gy/25fx，处方等剂量线为 94% IDL。典型的轴位（C）和冠状位（D）等剂量计划图像上显示的 GTV（红色）、CTV（绿色）、PTV（蓝色）。

3D, 三维；CTV, 临床靶区；fx, 分次；GTV: 肿瘤体积；Gy, 戈瑞；IDL, 等剂量线；LN, 淋巴结；LND, 淋巴结清扫；LUL, 左上叶肺；MV, 兆伏；PTV, 计划靶区。

- 病理显示的受累淋巴站。
- 考虑因素
  - 包括受累淋巴结邻近的淋巴站。
  - 如果出现跳跃性转移，包括所有与受累淋巴站相连的淋巴站。
- 切缘阳性/淋巴结包膜外侵犯时 CTV 应参考
  - 术前 GTVs
    - 手术夹
    - 手术报告
    - 病理学报告
- 可考虑使用 ITV。

剂量/分割

- 根治性 TRT：60Gy /2Gy/fx。
  - 图 6.3 是一个典型的根治性 TRT 的 DVH 图。
- 术前 RT：45～50.4Gy/1.8～2Gy/fx。
- 术后 TRT
  - R0 切除（切缘阴性）：45～50Gy。
  - R1 切除（切缘阳性）：54～60Gy。

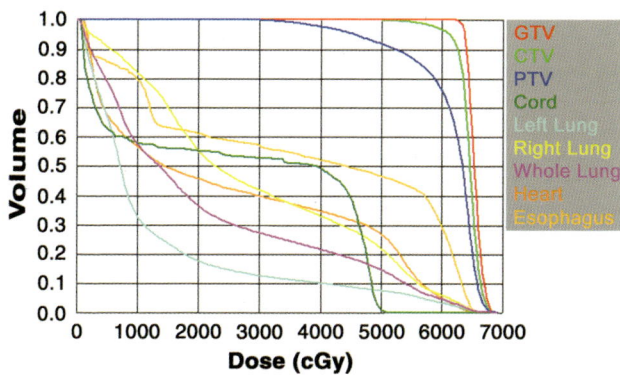

图 6.3　为图 6.1 中所描述患者 IMRT 的剂量－体积直方图，剂量为 60Gy/30fx。
cGy，厘戈瑞；CTV，临床靶区；fx，分次；GTV，大体肿瘤靶区；Gy，戈瑞；IMRT，适形调强放射治疗；PTV，计划靶区。

- R2 切除（大体残留病变）：60～70Gy。
  - 术后放疗建议 2Gy/fx。

小细胞肺癌

TRT 适应证

- 局限期小细胞肺癌的根治性 TRT 一般在化疗的第一或第二周期开始。
- 广泛期小细胞肺癌姑息性化疗之后是否进行巩固性 TRT 尚有争议。

靶区定义

- GTV、ITV、CTV、PTV：参见上述"非小细胞肺癌"部分的定义。
- 对小细胞肺癌，优先考虑基于 ITV 的放疗计划。
- 特殊考虑
  - ENI（请复习"非小细胞肺癌"部分）。
  - 利用分期 PET 图像制定的放疗计划，不推荐进行预防性或选择性淋巴结照射。TRT 前化疗会影响靶区勾画。
    - 化疗后影像学完全缓解的患者，应仅放疗同侧肺门/纵隔。
    - 化疗后进行 TRT 时，应采用化疗后影像勾画原发肿瘤[1]。

剂量/分割

- 3 周内完成 45Gy/1.5Gy/fx，每天 2 次，间隔≥6 小时[2]。
- 替代方案
  - 加速超分割：3 周内完成 40Gy/2.67Gy/fx[3]。
    - 常规分割：66Gy/2Gy/fx。

胸腺瘤

TRT 适应证

- TRT 是胸腺瘤最常用的辅助治疗，是否适用依其病理分期而定。
- 辅助性 TRT 适用于所有已切除的胸腺癌。
- 根治性 TRT（±化疗）适用于有手术禁忌证或手术无法切除的患者。

靶区定义

- 对于辅助治疗，将可用的术前影像与计划 CT 模拟图像融合，以确定靶区。
- GTV：术后无 GTV。
- CTV：手术床/切除体积；注意术前肿瘤与手术夹的位置关系，以帮助勾画危及器官体积。一般没有淋巴结靶区。
- ITV：考虑进行运动管理。
- PTV：CTV + 1cm；ITV + 0.5cm。

治疗计划

- 目前基于 IMRT 的放疗计划可以最大限度地保护正常组织，特别是对心脏和食道（图 6.4）。

剂量/分割

- R0 切除：45～50Gy。
- R1 切除：50～54Gy。
- R2 切除：60Gy 以上
  - 术后 TRT 建议 2Gy/fx。

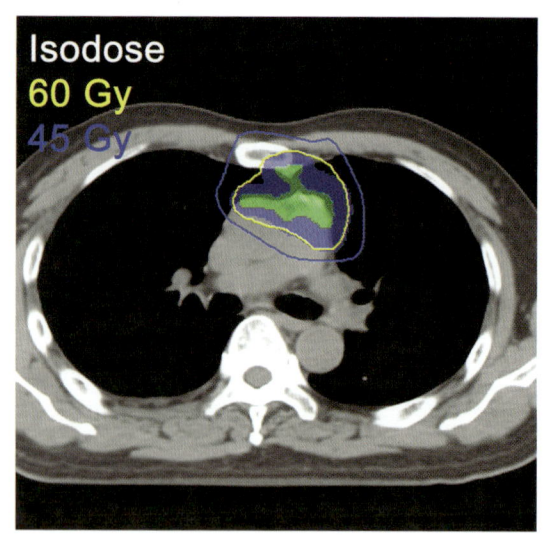

图 6.4 男性，66 岁，胸腺癌切除术后，切缘阳性。术后 TRT 计划典型的轴位 CT 图像，6 MV-X，2 个 VMAT 弧形野，60Gy/2Gy/30fx，处方等剂量线 96.9% IDL。等剂量计划图像上瘤床的 CTV（绿色）和 PTV（蓝色）。

CTV，临床靶区；fx，分次；Gy，戈瑞；IDL，等剂量线；MV，兆伏；PTV，计划靶区；TRT，胸部放射治疗；VMAT，容积旋转调强放射治疗。

食管癌

TRT 适应证

- TRT 适用于食管癌的治疗，其应用价值因患者临床情况和治疗方法而异。
- 不同的医院和临床医生依据各自偏好的临床试验结果会有不同的推荐。推荐的方法包括：术前 TRT、根治性 TRT 或是术后 TRT。
- 由于手术的并发症，颈段食管癌历来被认为不适合切除，而采用根治性放化疗。

模拟扫描时的特殊注意事项

- 对于颈段和上 1/3 胸段病变,首选个体化面罩固定。
- 口服对比剂和静脉注射对比剂可以更好地显示食管肿块或狭窄部位,有助于靶区勾画。一般来说,术后患者口服对比剂作用不大。
- 在食管靶区设计中,是否采用运动管理仍然是一个值得研究的课题。
- IMRT 尚不是食管癌的标准治疗,它在食管癌治疗中的地位仍属于临床研究阶段。

靶区确定

根治性 TRT(图 6.5A)

- GTV:原发肿瘤、PET 或超声内镜(EUS)诊断阳性的区域淋巴结。
- CTV =GTV+3 ~ 4cm(头脚方向)+1cm(轴向)。
  - 颈段食管癌需包括未受累的锁骨上淋巴结区,胃食管交界处癌需包括未受累的腹腔淋巴结区。
- PTV = CTV + 0.5cm(头脚方向)+1cm(轴向)。

术前 / 术后 TRT

- 同根治性 TRT 的靶区定义
  - 术后放疗时,针对阳性切缘,照射野可能需要修改。
    - 无 GTV;使用治疗前的 CT、PET 图像以及食管胃十二指肠镜(EGD)/ 超声内镜(EUS)图像来确定原发灶的瘤床和高危淋巴结靶区的轮廓(图 6.5B 和 C)。
    - 胸腔胃和吻合口通常不包括在 CTV 之内。

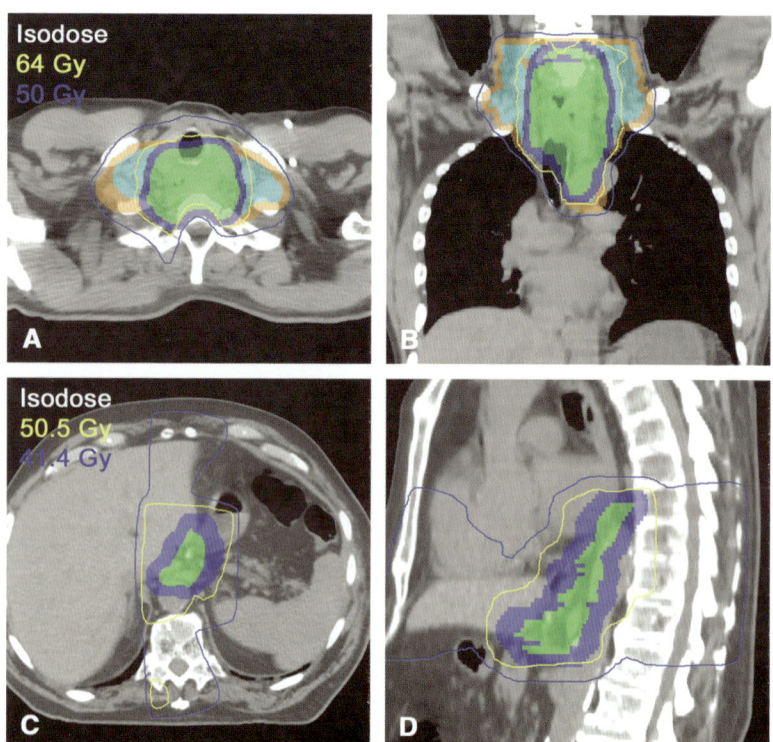

图 6.5 男性，62 岁，食管上 1/3 段鳞状细胞癌（cT3N1M0，III 期），拒绝化疗，仅接受根治性放疗，10 MV 光子线，共面 VMAT 射野，处方等剂量线 97% IDL，处方剂量 64Gy / 32fx。典型的轴位（A）和冠状位（B）计划图像。在等剂量计划图像上高剂量 CTV（绿色）和 PTV（蓝色）给予 64Gy，低剂量 CTV（浅蓝色）和 PTV（橙色）给予 50Gy。男性，76 岁，食管胃交界区腺癌（cT3N0，III 期）。术前给予亚叶酸钙/5-氟尿嘧啶/奥沙利铂（FOLFOX）化疗，后行食管癌根治术，ypT3N0。对瘤床和区域淋巴结术床施以辅助放疗，10-MV 光子线，3D 共面射野，处方等剂量线 96.9% IDL，处方剂量 50.4Gy/28fx。典型的轴位（C）和矢状位（D）计划图像。等剂量计划图像上瘤床的 CTV（绿色）和 PTV（蓝色）。

3D，三维；CTV，临床靶区；fx，分次；Gy，戈瑞；IDL，等剂量线；IMRT，适形调强放射治疗；MV，兆伏；PTV，计划靶区；VMAT，容积旋转调强放射治疗。

剂量 / 分割

- 根治性 TRT：50.4Gy/1.8Gy/fx。
  - 在根治性放疗时，使用近距离放射治疗加量不作为常规。
- 术前 TRT：41.4 ~ 50.4Gy/1.8 ~ 2Gy/fx。
- 术后 TRT： 45 ~ 50.4Gy/1.8 ~ 2Gy/fx。

胸膜间皮瘤

TRT 适应证

- 术后 TRT 适用于胸膜外全肺切除术（EPP）后的患者。
- 仅针对手术引流/经胸活检部位的预防性放疗现在已不常用。
- 巩固性 TRT 能否提高胸膜切除术/剥除术患者的局部控制率仍在研究之中。

模拟扫描时的特殊注意事项

- 用不透射线的标记物标记切口/引流口。
- 在胸壁上放置组织等效补偿物，以确保瘢痕或引流口部位有足够的表面剂量。

靶区确定（图 6.6A‑C）

胸膜外全肺切除术后的 TRT

- 手术夹有助于勾画术前膈肌的内侧缘、膈肌下缘附着处、胸骨心包隐窝。
- GTV：无。
- CTV：全部同侧胸膜表面，包括从肺尖到肺底的胸壁、心包、膈脚附着处、任何手术补片重建区、同侧肺门、纵隔边缘，以及所有手术夹。
  - 要特别注意识别和勾画膈肌脚的后部和下部。

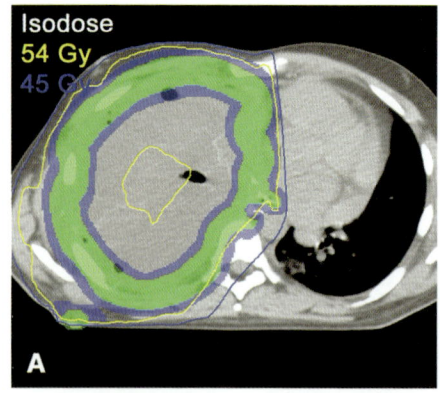
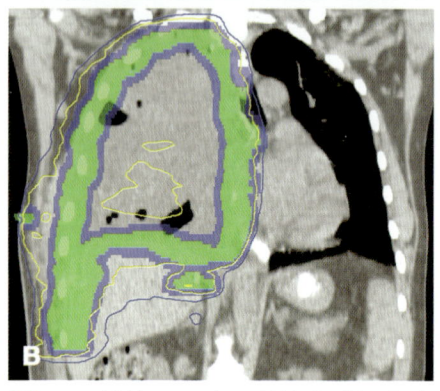
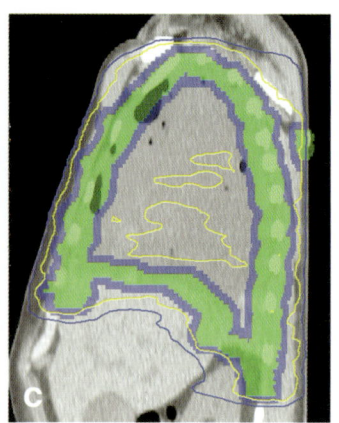

图 6.6 男性，39 岁，恶性胸膜间皮瘤，3 周期顺铂/培美曲塞诱导化疗后行胸膜全肺切除术，ypT3N2M0。术后行 TRT，54Gy/2Gy/fx；IMRT，6 MV 光子线，处方等剂量线为 96.8% IDL。典型的轴位（A）、冠状位（B）和矢状位（C）CT 计划图像。等剂量计划图像上 CTV（绿色）和 PTV（蓝色）。CTV 包括肋膈角和胸骨心包隐窝。

CTV，临床靶区；fx，分次；Gy，戈瑞；IDL，等剂量曲线；IMRT，适形调强放射治疗；MV，兆伏；PTV，计划靶区；TRT，胸部放射治疗。

- 尽管胸腔通常是固定的，但仍要评估其运动情况。
- PTV = CTV + 0.5～1cm。
- 加量区
  - 切除 N2 病变后的同侧纵隔。
  - 阳性切缘/大体残留病变。

剂量/分割

- R0 切除：同侧半胸 54Gy/2Gy/fx。
- R1 切除：60Gy/2Gy。

计划考虑（见 DVH；图 6.7）

- 辅助性 TRT 时推荐采用 IMRT（表 6.1）。
  - 术后残留肺的平均剂量 < 8Gy。

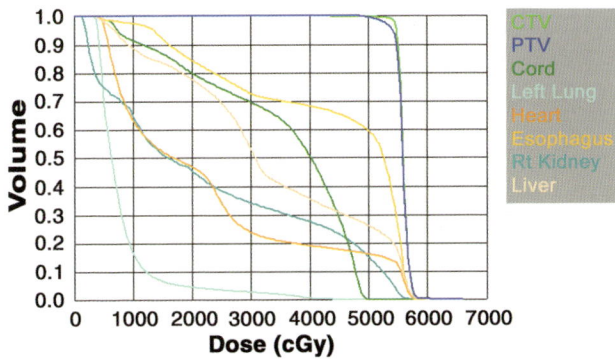

图 6.7 图 6.6 中已切除恶性胸膜间皮瘤 EPP 后行胸壁辅助 TRT 时 IMRT 计划的 DVH 图，放疗剂量 54Gy。

cGy，厘戈瑞；CTV，临床靶区；EPP，胸膜全肺切除术；Gy，戈瑞；IMRT，适形调强放射治疗；PTV，计划靶区；TRT，胸部放射治疗。

表 6.1 EPP 术后 TRT 的 IMRT 推荐

器官或靶区	目标剂量或限制
PTV (CTV + 5～7mm)	$D_{95} \geqslant 54Gy$
残留肺	$V_{20} < 20\%$；$V_5 < 60\%$；$D_{mean} < 10Gy$
肝	$V_{30} < 30\%$
肾	$V_{15} < 30\%$

器官或靶区	目标剂量或限制
心脏	$V_{45} < 50\%$
脊髓	$V_{45} < 10\%$；$D_{max} < 50Gy$
食管	$V_{55} < 30\%$；$D_{mean} < 34Gy$

经授权转载自：Miles EF, Larrier NA, Kelsey CR, et al. Intensity-modulated radiotherapy for resected mesothelioma: the Duke experience. Int J Radiat Oncol Biol Phys. 2008; 71: 1143-1150.

CTV，临床靶区；EPP，胸膜全肺切除术；Gy，戈瑞；IMRT，适形调强放射治疗；PTV，计划靶区；TRT，胸部放疗。

肺癌的体部立体定向放射治疗（SBRT）

适应证

- 医学上无法外科手术的 T1/T2N0M0 肺癌。
- 经选择的肺部寡转移灶患者。

模拟扫描的特殊注意事项

- 刚性固定。
- 将肿瘤在头脚方向的活动范围严格控制在 1cm 以内（使用"第 2 章，模拟定位和治疗工具：呼吸控制系统"中介绍的任何一种方法）。

靶区定义

- GTV：原发肺部病灶，在自由呼吸状态下 CT 扫描的"肺窗"上勾画。
- CTV：即 GTV。
- ITV：GTV 随整个呼吸周期的运动（见图 6.8）。
- PTV：ITV + 3～5mm 边界；外扩范围将反映特定投照系统

的参数、肿瘤运动控制的方法和给定机构的剂量计划算法。

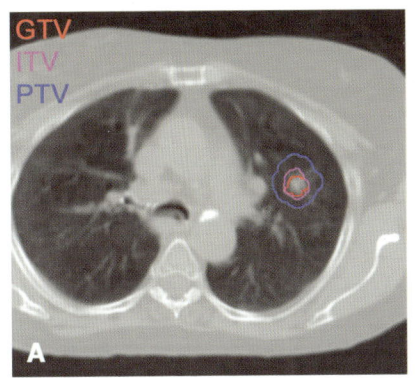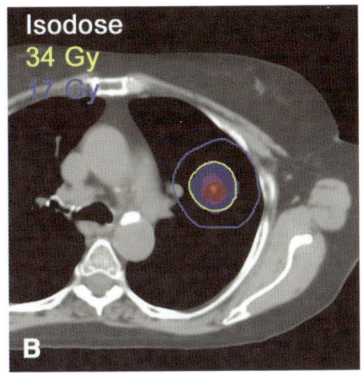

图6.8 女性，77岁，通过影像发现左上肺恶性肿瘤，cT1b（直径1.2cm，SUV 5.3）N0（经支气管超声检查证实）M0，IA2期，无法行外科手术（因肺部合并症）。行肺部SBRT，采用6-MV光子线，共面VMAT技术，处方等剂量线88.4% IDL，34Gy/1fx,。运动管理方式为腹部压迫，IGRT由CBCT引导。（A）GTV、ITV、PTV的轴位图像；（B）等剂量分布。CBCT，锥形束CT；cm，厘米；fx，分次；GTV：大体肿瘤靶区；Gy，戈瑞；IDL，等剂量线；IGRT，图像引导的放射治疗；ITV，内靶区；MV，兆伏；PTV，计划靶区；SBRT，体部立体定向放射治疗；SUV，标准化摄取值；VMAT，容积旋转调强放射治疗。

治疗计划

- 北美SBRT治疗标准依据"RTOG治疗方案"。
  - 治疗平台可包括3D、IMRT、基于螺旋CT的方法、无框架机器人影像引导直线加速器（射波刀）。
- 计划的总体目标
  - 根据肿瘤位置是属于周围型还是中央型选择适当的剂量方案。
  - 勾画全部胸部正常结构。
  - 通过最大点剂量限制和体积限制，对所有危及器官进行详细的剂量限制。

- 剂量限制因分割方案而异。
- 处方等剂量曲线覆盖至少 95% 的 PTV，并严格控制靶区周围的剂量外溢。

剂量/分割

- 周围型肺癌：54Gy（进行异质性修正情况下为 60Gy），共 3 次，分次间隔时间 ≥ 40 小时但 ≤ 7 天，8～14 天内完成治疗；单次照射 34Gy 或 30Gy（进行异质性修正情况下）；48Gy/4fx 及 50Gy/5fx。
- 中央型肺癌：50Gy/5fx；60Gy/8fx。

参考文献

1. Kies MS, Mira JG, Crowley JJ, et al. Multimodal therapy for limited small-cell lung cancer: a randomized study of induction combination chemotherapy with or without thoracic radiation in complete responders; and with wide-field versus reduced-field radiation in partial responders: a Southwest Oncology Group Study. *J Clin Oncol*. 1987;5:592-600.

2. Faivre-Finn C, Snee M, Ashcroft L, et al. Concurrent once-daily versus twice-daily chemoradiotherapy in patients with limited-stage small-cell lung cancer (CONVERT): an open-label, phase 3, randomised, superiority trial. *Lancet Oncol*. 2017;18:1116-1125.

3. Murray N, Coy P, Pater JL, et al. Importance of timing for thoracic irradiation in the combined modality treatment of limited-stage small-cell lung cancer. The National Cancer Institute of Canada Clinical Trials Group. *J Clin Oncol*. 1993;11:336-344.

第7章 胃肠道（非食管）肿瘤的放射治疗

Ehsan H. Balagamwala，Kevin L. Stephans, and Neil M.Woody

一般原则···123
治疗计划···125
胰腺癌···126
胃癌···133
直肠癌···135
肛管癌···139
肝癌的体部立体定向放射治疗·····················143
参考文献···145

一般原则

- 与胃肠道恶性肿瘤体外放射治疗（EBRT）计划相关的一般原则包括特定部位的模拟扫描技术、剂量限制结构的定义、剂量限制和计划原则。
- 具体处方剂量取决于肿瘤类型和治疗方法，如术前放疗、根治性放疗或术后放疗。

定位、固定和模拟扫描

- 体积治疗计划（患者在平面上进行 CT 模拟扫描）用于定义大体

肿瘤靶区（GTV）、临床靶区（CTV）及计划靶区（PTV）。
- 患者体位：通常取仰卧位，可根据肿瘤位置及分期进行调整。
- 固定：手臂举过头顶，可利用一系列的固定装置进行体位固定。低位胃肠道恶性肿瘤建议使用"腹板"，以移开小肠。
- 连续螺旋CT，层厚3~5mm。
  - 胰腺癌和胃癌的扫面范围为从膈肌上方至肾脏下方。
  - 直肠癌和肛管癌的扫描范围为从L3椎体至肛门外标记物下方6cm。
- 造影剂和基准/肿瘤标记物
  - 口服造影剂以勾画小肠。造影剂到达直肠的时间需要2小时。对于上消化道恶性肿瘤，适当缩短造影剂的通过时间可以更好地勾画十二指肠/空肠。
  - 静脉对比增强以勾画肿瘤和淋巴结。或者，可将增强的诊断CT图像与计划图像融合。
  - 钡剂灌肠有助于勾画直肠和肛管肿瘤。
    - 这将影响治疗计划中的异质性校正，并可能使肿瘤移位。
    - 如果使用对比剂，还应获得平扫图像，以确认病变的"自然"位置，并有助于异质性校正。
  - 对于直肠和肛管恶性肿瘤，肛门位置放置标记物有助于明确靶区的下界。
  - 对于术后患者，在术前影像上找到手术夹的位置有助于勾画已切除的瘤床。
    - 注意：手术改变了正常的解剖结构，因此手术夹仅供参考。
    - 放置的手术夹可能并不能反映肿瘤的位置，例如止血夹与肿瘤切缘。

靶区和感兴趣器官的定义

- 胰腺癌/胃癌需常规确认勾画的正常解剖结构

- 肝脏
- 小肠
- 十二指肠
- 胃
- 肾脏
- 脊髓
- 直肠癌/肛管癌需常规确认勾画的正常解剖结构
  - 小肠
  - 膀胱
  - 坐骨结节下缘水平的股骨头
  - 外生殖器
  - 考虑残留的大肠
  - 使用 IMRT 时应考虑髂嵴。

治疗计划

治疗

- 用于胃肠道恶性肿瘤的 3D CRT 治疗模式使用的是基于 CT 勾画的靶区，其中共面 3D 适形野的组合用于 EBRT 的投照。
- IMRT 越来越多地被用于胃肠道放射治疗中。它的主要优点是可能降低正常组织的毒性。

危及器官

- 脊髓：$V_{50} < 0.03cc$。
- 肝脏：2/3 的器官 < 48Gy；$D_{mean} < 30Gy$（肝功能正常的情况下）。
- 肾脏：治疗前可进行肾灌注显像以评估肾功能。
  - 单侧全肾等效剂量应 < 20Gy。

- 单侧全肾平均剂量 < 16Gy。
- 若患者只有一个功能正常的肾,应保证 66% 的肾脏的受照剂量 < 18Gy。
- 小肠(单独的小肠肠管):尽可能,V_{54} < 0.03cc,V_{50} < 1cc,V_{45} < 120cc。相对体积限值:V_{54} < 10%,V_{50} < 15%。
- 胃:V_{54} < 0.03cc;相对体积限值:V_{54} < 10%,V_{50} < 15%。
- 股骨头:V_{50} < 0.03cc。
- 髂嵴(需要骨髓保护时可选):V_{50} < 5%,V_{30} < 50%(RTOG 0529)[1]。其他骨髓剂量限制包括:V_{10} < 90%,V_{20} < 70%,V_{40} < 37%。

技术因素

- 6 ~ 18 MV 光子束能量;对于穿透深度较大的患者,通常需要更高能量的光子。
- 利用多叶准直器进行射束成形,以保护靶区外的正常组织。
- 不均匀性校正:如果在计划时使用的是增强 CT 图像,在计划中使用异质性校正时,建议对增强 CT 图像进行密度覆盖或与平扫图像融合。
- 由于位移效应,应避免在肿瘤周围有灌肠造影剂的 CT 图像上做计划。

胰腺癌

适应证

- 部分(潜在可切除)患者的术前(新辅助)放化疗。
- 术后(辅助)放化疗。
- 不可切除(T4 期)患者的根治性放化疗或立体定向放疗(不含化疗)。

定位、固定和模拟扫描

- 固定和患者体位
  - 仰卧位，手臂举过头顶。
  - 对于 SBRT，应采用刚性固定（如真空垫），并对呼吸运动进行控制。
- 对比剂和标记物
  - 口服对比剂以勾画小肠。
  - 静脉造影以勾画肿瘤和淋巴结。使用胰腺期增强扫描方案有助于提高分辨率。
  - SBRT 定位可以考虑在胰腺中放置标记物。

靶区定义

新辅助放疗

- GTV（图 7.1）
  - 原发肿瘤 + 短径 > 1cm 的临床诊断阳性的淋巴结。
    - 最好在增强 MRI 或在胰腺期增强 CT 图像上确认受累体积。
- 内靶区（ITV）
  - 4D-CT 上捕捉 GTV（原发肿瘤 + 淋巴结）的运动。
- CTV
  - 可选择性包括附近的初级淋巴引流区，仅对这些淋巴链中的高危部分进行新辅助治疗。
    - 胰头部病变：考虑包含腹腔、肝门、胰上和胰十二指肠淋巴结。
    - 胰尾部病变：考虑包含腹腔、脾脏和胰腺上外侧淋巴结。
- PTV
  - PTV= CTV +0.5～1cm。

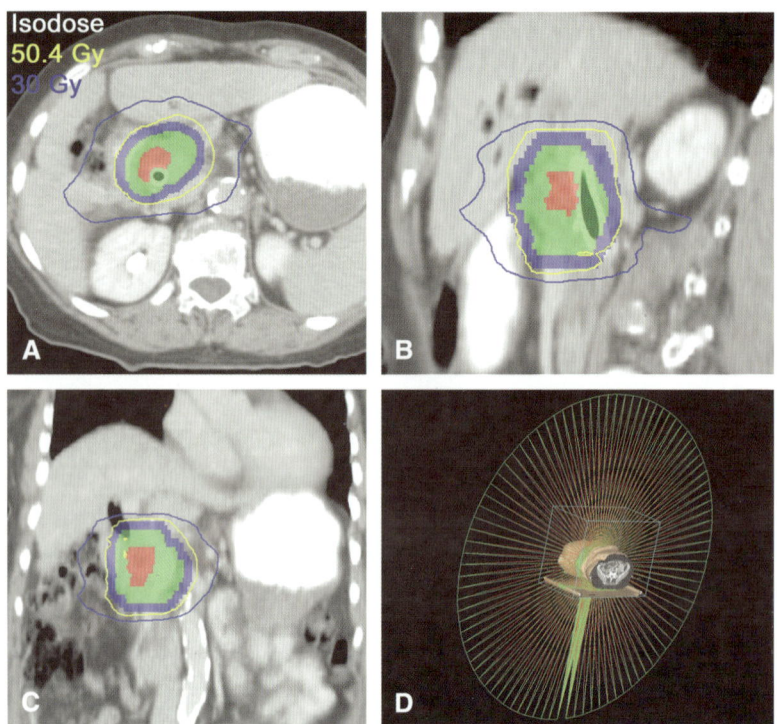

图 7.1 潜在可切除胰头癌在采用 VMAT 技术的新辅助放疗计划中的轴位面（A），矢状面（B），冠状面（C）代表图及三维重建图（D）。CTV（绿色区域），PTV（蓝色区域）。注意图（A）中所见环形支架。
CTV，临床靶区；Gy，戈瑞；PTV，计划靶区。

辅助放疗（参照 RTOG 0848）

- GTV（图 7.2）
  - 无。
  - 如果是次全切除（STR），则包括治疗不可切除部分残留的 GTV 和淋巴结。
- CTV
  - 包括瘤床、吻合口及隐匿微小病变的高危淋巴引流区。
  - 瘤床

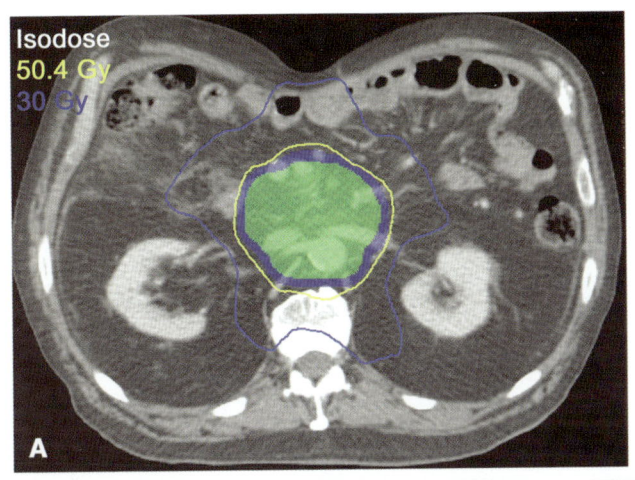

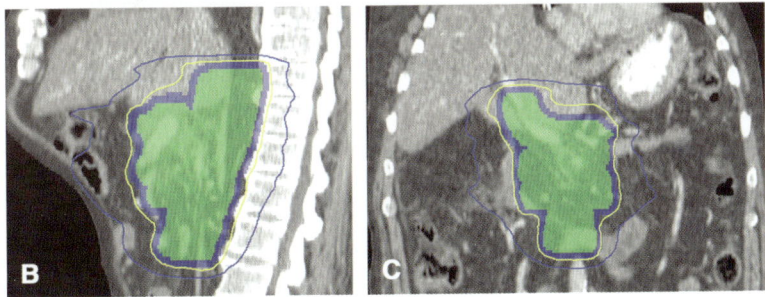

图 7.2 胰头癌切除术后辅助放疗计划中的轴位面（A），矢状面（B），冠状面（C）代表图。CTV（绿色区域），PTV（蓝色区域）。

CTV、临床靶区；Gy、戈瑞；PTV、计划靶区。

- 结合术前影像、手术报告、病理报告及手术夹位置确定瘤床。
- 吻合口
  - 胰空肠吻合术（PJ）：通过追踪胰腺残端与空肠袢的连接部位来确定吻合口位置。
- 危及淋巴结
  - 腹腔干（CA）：血管近端 1.0 ～ 1.5cm。
  - 肠系膜上动脉（SMA）：血管近端 2.5 ～ 3.0cm。

- 门静脉（PV）：勾画腔静脉稍内侧、前侧及前内侧的门静脉段，不包括门静脉与肠系膜上静脉或脾静脉汇合的区域。
- 主动脉：根据术前肿瘤所在位置，从腹腔干、门静脉或胰空肠吻合部位的最上端层面勾画至 L2 或 L3 椎体下缘。

- 外扩
  - 外扩 1：（PV + PJ + CA + SMA）+ 1.0cm。
  - 外扩 2（主动脉）：向右外扩 2.5～3.0cm，向左外扩 1.0cm，前侧外扩 2.0～2.5cm，后侧外扩 0.2cm。
- CTV
  - CTV = 外扩 1 + 外扩 2 + 术后瘤床。
- PTV
  - PTV = CTV + 0.5～1cm。

不可切除胰腺癌 – 常规外照射

- GTV
  - 原发肿瘤 + 短径＞1cm 的临床诊断阳性的淋巴结。
    - 最好在增强 MRI 或胰腺期增强 CT 图像上确认受累体积。
- CTV
  - 既往是将"辅助放疗（参照 RTOG 0848）"中罗列的初级引流淋巴结都包括在 CTV 内，但其对原发病灶控制不佳。当前的实践趋势是将 CTV 的范围限制在 GTV 外扩 1cm，然后是 PTV 边界。
- PTV
  - PTV = CTV + 0.5～1cm。

治疗计划

- IMRT 技术 [2]

剂量/分割

- 常规分割：1.8Gy/次。
- 新辅助放疗：CTV 45～50.4Gy，GTV加量至50.4～56Gy（序贯或同步加量）。
- 辅助放疗：CTV 50.4Gy。
- 根治性放疗：GTV 50.4～54Gy。

胰腺癌的体部立体定向放射治疗

适应证

- 通常适用于化疗后无肠道侵犯或淋巴结受累的局部晚期肿瘤，SBRT用于新辅助治疗目前仍存在争议。

靶区勾画

- GTV（图7.3）
  - 原发肿瘤体积外加肿瘤浸润的周围脂肪组织（胰腺癌在增强CT扫描中通常呈低密度）。
    - 受累体积最好在增强MRI或在胰腺期增强CT图像上确认。
- CTV = GTV
- ITV
  - 通过4D-CT捕捉GTV的运动。
- PTV
  - PTV = CTV + 0.5cm。

治疗计划

- IMRT技术

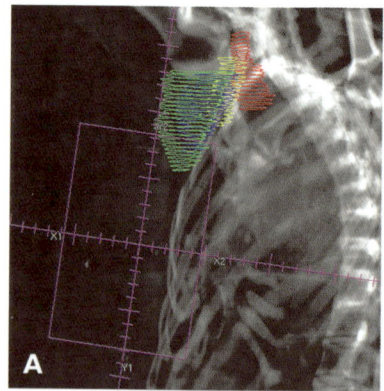
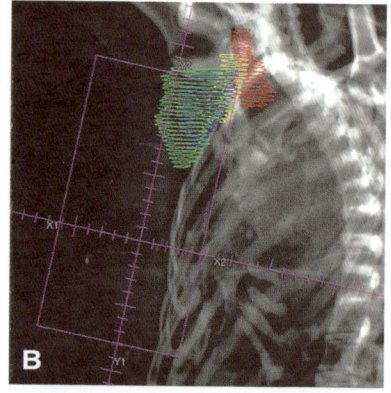
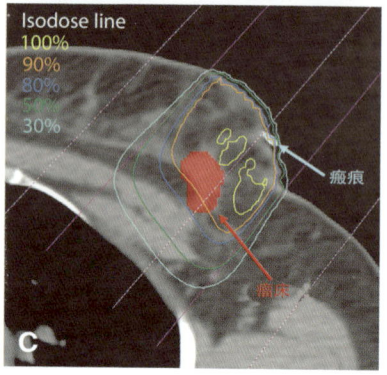

图 7.3 医学上不可手术的胰尾癌患者 SBRT 计划中的轴位面（A），矢状面（B），冠状面（C）代表图。GTV（红色区域），ITV（绿色区域），PTV（蓝色区域），十二指肠（橙色线）。注意 30Gy IDL 避开十二指肠的位置。

GTV，大体肿瘤靶区；Gy，戈瑞；IDL，等剂量线；ITV，内靶区；PTV，计划靶区；SBRT，体部立体定向放射治疗。

靶体积计划目标

- 95% PTV 的受照剂量至少为 95% 的处方剂量。
- PTV 任何部分的受照剂量都不应 < 90% 的处方剂量。
- 允许存在剂量的不均匀性，以此提高 GTV 的剂量，使其远远超过 PTV 的处方剂量。
- 剂量限制

- 胃 / 十二指肠 / 小肠：$V_{30} < 0.5cc$，$V_{25} < 5cc$。
- 大肠：$V_{32} < 0.5cc$。
- 单侧肾脏：平均剂量 $< 10Gy$。

剂量 / 分割

- SBRT：GTV 25～40Gy，5 次，隔天一次。

胃癌

适应证

- 大多数患者需行术后放化疗，少数不可切除患者可行术前放化疗或根治性放化疗。

定位、固定和模拟扫描

- 固定及患者体位
  - 仰卧位，手臂举过头顶。
- 对比剂和标记物
  - 口服对比剂以勾画小肠。
  - 静脉造影以勾画肿瘤和淋巴结。

靶区定义

辅助放疗

- GTV
  - 如果是次全切除（STR），则包括治疗不可切除部分残留 GTV，并包括如下淋巴结。
- CTV
  - 瘤床

- 对已行扩大切除的 T1～T2a 期病变，可选择性覆盖瘤床。
- 对所有 T2b～T4 期病变的瘤床均需包括。
- 通过术前影像与手术夹的融合来确定瘤床位置。
- 术前内窥镜检查报告有助于确定瘤床的位置。
- 残胃（包括距离胃 - 食管结合部病灶 5cm 范围内的正常食管）
  - 如果胃周淋巴结或其他淋巴结受累。
  - 如果手术切缘＜ 5cm。
- 淋巴结
  - 如果淋巴结受累或 T4 期病变，风险淋巴结依原发肿瘤部位而定。
    - 胃食管结合部：胃周、食管周、腹腔淋巴结。
    - 贲门：胃周、食管周、腹腔、脾、胰十二指肠及肝门淋巴结。
    - 胃体：胃周、腹腔、脾、胰腺上、胰十二指肠及肝门淋巴结。
    - 胃窦／幽门：胃周、腹腔、胰腺上、胰十二指肠及肝门淋巴结。

不可切除的病灶

- GTV
  - 原发肿瘤 + 计划 CT 显示的临床阳性淋巴结（短径＞1cm）。
    - 内窥镜检查报告有助于肿瘤位置的确定。
    - 静脉造影剂有助于淋巴结靶区的确定。
    - 口服对比剂（模拟扫描前 5 分钟）有助于 GTV 的确定。
    - MRI 或 PET 融合有助于靶区的确定。
- CTV

- 全胃（包括距离胃 – 食管结合部病灶 5cm 范围内的正常食管）。
- 与辅助放疗一样，风险淋巴结依肿瘤部位而定。
- 建议空腹治疗，以减少照射野内靶区和 CTV 的变化。强烈建议每日行图像引导进行验证。
- PTV = CTV + 1cm，每日行图像引导的情况下可降至外扩 0.5cm。

治疗计划

- 3D-CRT（图 7.4）
  - 可以满足对肾脏、脊髓和肝脏的正常组织剂量限制要求，特别是当总剂量 > 45Gy 时。
- IMRT
  - 应用此技术可以满足对肾脏、脊髓和肝脏的正常组织剂量限制要求，特别是当总剂量 > 45Gy 时。

剂量 / 分割

- 对于辅助治疗，CTV 45Gy/1.8Gy/fx。依据剂量限制，可考虑对阳性切缘 / 大体残留病灶加量 5.4 ~ 9Gy。
- 对于根治性治疗，CTV 45Gy/1.8Gy/fx，GTV 54 ~ 59.4Gy/1.8Gy/fx。

直肠癌

适应证

- 新辅助治疗是最常见的适应证。

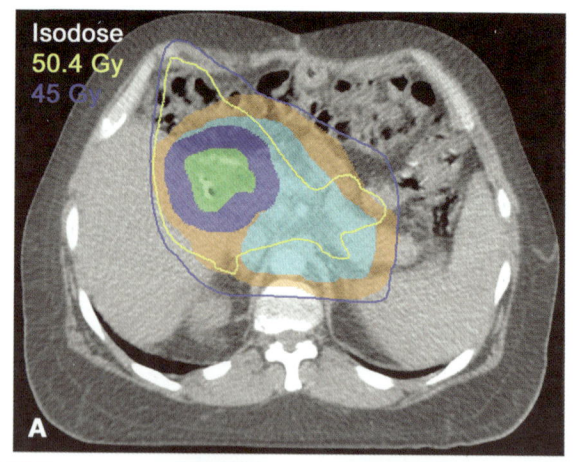

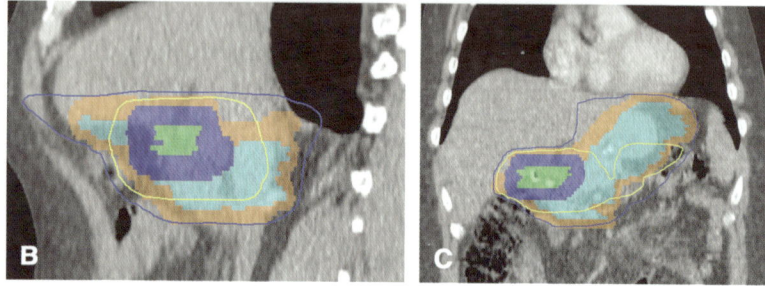

图 7.4 远端切缘阳性的局部晚期胃窦癌患者辅助放化疗计划中的轴位面（A），矢状面（B），冠状面（C）代表图。手术瘤床及引流淋巴结 CTV（浅蓝色）、PTV（橙色）、加量 CTV（绿色）和 PTV（深蓝色）。
CTV，临床靶区；Gy，戈瑞；PTV，计划靶区。

定位、固定和模拟扫描

- 固定及患者体位
  - 俯卧位，手臂举过头顶。
    - 考虑用腹板使小肠移位。
  - 如果行腹股沟淋巴结照射或使用 IMRT，则采取仰卧位，双臂交叉置于胸前。
- 对比剂和标志物
  - 口服对比剂以勾画小肠。

- 钡剂灌肠以勾画肿瘤（注意肿瘤位移）。
  - 静脉对比剂以勾画肿瘤和淋巴结。
  - 肛门处放置标记以识别肛门。
- 模拟定位和治疗时应尽量保持膀胱充盈，以减少照射野内的小肠体积。

靶区定义

- GTV
  - 原发肿瘤＋临床阳性淋巴结（短径＞1cm）或MRI上可疑的淋巴结。
  - MRI（或PET）融合通常有助于GTV的勾画。
  - 结肠镜报告有助于确定肿瘤位置和范围。
- CTV
  - T1～T3期肿瘤的风险淋巴结包括髂总、髂内、骶前以及整个直肠系膜区。
  - 直肠系膜区
    - 考虑到膀胱和直肠充盈的变化，可将直肠系膜区覆盖范围向前方扩大1cm至膀胱/阴道/前列腺。
  - 对于向前方侵犯的T4期肿瘤，还应包括髂外淋巴结。
  - 若病变累及肛管、肛门、皮肤或阴道下1/3处，还应包括腹股沟区淋巴结。
- PTV
  - PTV = CTV + 0.5～1cm。

治疗计划

- 常规三野外照射［后前（PA）野＋对穿侧野，图7.5］
  - PA野与两个对穿侧野的射野权重一般为2∶1∶1。
    - PA野用高能射线。

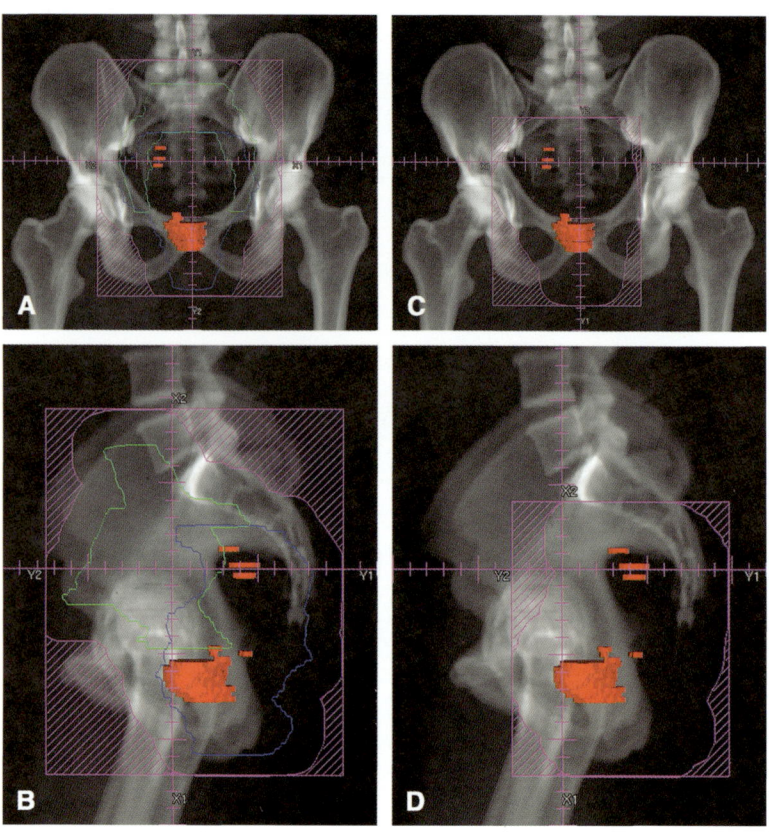

图 7.5 一名接受术前放化疗的 49 岁局部晚期直肠腺癌男性患者（分期为 T4N1M0）。初始 PA（A）和对穿侧野（B）覆盖原发肿瘤（红色）以及髂内（绿色）、髂外（绿色）、骶前（绿色）和直肠系膜区（蓝色）淋巴结。缩小的后野（C）和两侧野（D）覆盖原发肿瘤及临床受累淋巴结（红色）边缘外扩后的范围。

PA，后前位。

- 对穿侧野用 6 MV 光子线，除非穿透深度过大。
- PA 野
  - 下界：肛门标记下方 3cm。
  - 上界：L5/S1 椎间隙。
  - 两侧界：真骨盆或 CTV 外 1.5cm，以较大者为准。

- 侧野
  - 上下界：同 PA 野。
  - 前界
    - T3 期肿瘤：耻骨联合后方。
    - T4 期肿瘤：耻骨联合前方，以包括髂外淋巴结。
  - 后界：骶骨后方 1cm，以包括骶前淋巴结。
- 加量野：GTV 外扩 2cm。
- 腹股沟野：见"肛管癌"部分。
- 对需要进行腹股沟淋巴结照射的患者，为了更好地保护皮肤，可以考虑采用 IMRT；对于 3D 计划不能充分地保护小肠的患者，也可以考虑采用 IMRT。

剂量 / 分割

- 放化疗：CTV 45Gy/1.8Gy/fx，GTV 和骶前淋巴结加量为 5.4Gy/1.8Gy/fx。
- 术前"短程"放疗 PTV 25Gy/5fx。

肛管癌

适应证

- 肛管癌的主要治疗方式是根治性放化疗。
  - 罕见 T1N0M0 病变的治疗包括垂直电子线野治疗、间质近距离放射治疗或接触治疗；除此之外，都应把 IMRT 作为标准治疗（图 7.6）。

定位、固定和模拟扫描

- 固定和患者体位
  - 仰卧位，双臂交叉置于胸前，也可以俯卧在发泡胶或其他方式固定的腹板之上，伸展手臂。如果初次放疗采用俯卧位，那么加量时可考虑采用仰卧位（加量野一般离小肠较远），这样的体位可能让有脱皮反应的患者更舒适些。

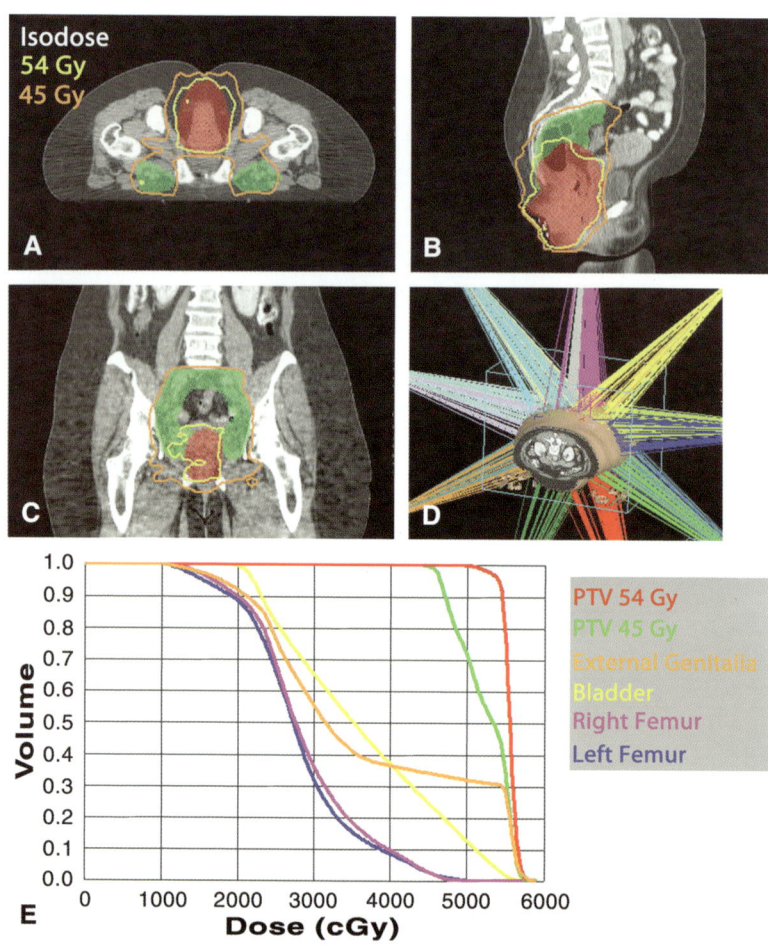

图 7.6 一例采用根治性同期放化疗的 T3N0 期肛管鳞癌患者（49 岁，女性），放疗技术 IMRT（9 野，10MV 光子线）。区域淋巴结 45Gy，原发肿瘤靶区 54Gy。（A）轴位面，（B）矢状面，（C）冠状面等剂量线分布及（D）射线束排列图。下图（E）为治疗计划的 DVH。
DVH，剂量-体积直方图；Gy，戈瑞；IMRT，适形调强放射治疗；MV，兆伏；PTV，计划靶区。

- 造影剂及标记物
  - 口服对比剂以勾画小肠。
  - 钡剂灌肠以勾画肿瘤。
  - 静脉造影剂用于勾画肿瘤和淋巴结。
  - 肛门处放置标记物以识别肛门。
  - 金属丝标记受累的腹股沟淋巴结。

靶区定义

- GTV
  - 原发肿瘤 + 模拟定位 CT 上临床阳性淋巴结（短径 > 1cm）。
  - PET 或 MRI 图像融合常常有助于 GTV 的勾画。
  - 结肠镜/肛门镜报告有助于肿瘤位置的确定。
- CTV
  - 风险淋巴结包括髂总、髂外、髂内、骶前、直肠系膜、肛周和腹股沟区。
    - 对于低位肛管病变,是否包括直肠系膜的上部尚有争议。
  - CTV = 原发肿瘤外扩 2.5cm，受累淋巴结外扩 1cm。
- PTV
  - PTV = CTV + 1cm。

治疗计划

- IMRT 是标准治疗方法。

体积计划目标

- 对各结构的剂量限制参见"一般原则"部分。
- 外生殖器：$V_{40} < 5\%$，$V_{20} < 50\%$（RTOG 0529）[1]。

- 膀胱：$V_{50} < 5\%$，$V_{35} < 50\%$（RTOG 0529）[1]。

剂量 / 分割

- CTV 45Gy/1.8Gy/fx
  - 照射 30.6Gy 之后进行缩野。
- T3 期、T4 期或 45Gy 后仍有病灶残留的 T2 期患者应通过加量野对 GTV 再加量 9～14.4Gy。
  - T2 期目标剂量 45～50.4Gy。
  - T3 期目标剂量 54Gy。
  - T4 期目标剂量 54～59.4Gy。
- 临床阴性的腹股沟淋巴结应接受至少 36Gy。通常在 CT 上测量处方深度，常用为 3cm（注意：这可能会导致体厚患者的剂量不足）。
- 临床阳性的腹股沟淋巴结应接受至少 45Gy。
  - 视淋巴结大小及临床反应再加量 5.4～9Gy。
- 视淋巴结大小及临床反应，临床阳性的盆腔淋巴结可以和原发灶加量野一起在 CTV 45Gy 的基础上再加量 5.4～9Gy。
- 参照 RTOG 0529（采用剂量雕刻技术的 IMRT）
  - T2N0
    - PTVA（原发肿瘤）：50.4Gy/1.8Gy/28fx。
    - 淋巴结 PTV：42Gy/1.5Gy/28fx。
  - T3/4 N0
    - PTVA（原发肿瘤）：54Gy/1.8Gy/30fx。
    - 淋巴结 PTV：45Gy/1.5Gy/30fx。
  - N+
    - PTVA（原发肿瘤）：54Gy/1.8Gy/30fx。
    - 淋巴结 PTV（非受累淋巴结）：45Gy/1.5Gy/30fx。
    - 淋巴结 PTV（≤3cm）：50.4Gy/1.68Gy/30fx。

- 淋巴结 PTV（＞3cm）：54Gy/1.8Gy/30fx。

肝癌的体部立体定向放射治疗

体部立体定向放疗适应证

- 肝脏寡转移病灶。
- 医学上不能手术或手术无法切除的原发性肝癌。

模拟扫描特别注意事项

- 使用 BodyFix 装置刚性固定。
- 呼吸运动补偿
  - 肿瘤运动应控制在＜5～10mm 的范围。有多种技术可用于控制或解决肿瘤的运动。
    - 呼吸控制技术［例如主动呼吸控制（ABC）］。
    - 门控。
    - 腹部压迫。
- 行三期 CT 扫描并延迟静脉对比增强有助于勾画 GTV，特别是对原发性肝癌（平扫、动脉期和静脉期）。
- 模拟定位前植入金标有助于开展图像引导放疗。

靶区定义

- GTV：由增强 CT 或 MRI 模拟扫描图像确定。
  - 用于诊断的 MRI 或 PET 与模拟定位 CT 图像融合有助于 GTV 的确定。
  - CTV = GTV（用于肝转移瘤）或 GTV+4～5mm（用于原发性肝癌，可选）。
- ITV：代表整个呼吸周期中 GTV 运动范围的靶区。
  - PTV = CTV（或 ITV）+5～7mm 外扩边界。外扩可以反

映出特定投照系统、肿瘤运动控制及剂量计划算法的参数。ITV 为均匀外扩，否则在头足方向的外扩应大于轴向。

治疗计划

- IMRT 是标准治疗方法（图 7.7）。

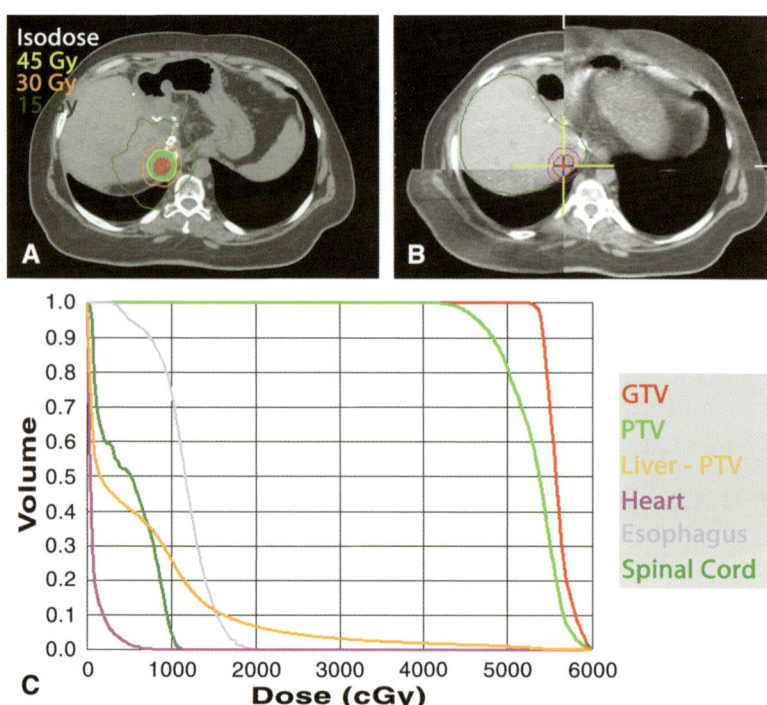

图 7.7　48 岁女性结肠癌患者，单发肝右叶后内侧转移，能量 6MV，2 个 VMAT 弧，75%IDL，45Gy/3fx。（A）轴位图像显示等剂量分布。（B）出束治疗前，将模拟扫描图像和定位扫描图像进行配准，以确认患者体位正确。下图（C）为治疗计划的 DVH。

cGy，厘戈瑞；　DVH，剂量-体积直方图；fx，分次；GTV,大体肿瘤靶区；Gy，戈瑞；MV，兆伏；PTV，计划靶区；VMAT，容积旋转调强放射治疗。

- 计划的总体目标
  - 剂量限制将随分割方案的不同而变化。
  - 处方等剂量线应覆盖至少 95% 的 PTV。
  - 正常肝的平均剂量应 < 15Gy，原发性肝癌的剂量限制更低（见 RTOG 1112）[3,4]，$V_{15} \leqslant 700cc$。

剂量 / 分割

- 可应用的分割方案有数种，单次分割方案使用的剂量为 18～30Gy，但通常采用的方案为 30～60Gy/3～5fx。
- 在选择处方剂量时，需考虑正常的肝脏储备、肿瘤的位置、治疗的目的等。

参考文献

1. https://www.rtog.org/ClinicalTrials/ProtocolTable/StudyDetails.aspx?study=0529. Accessed December 1, 2020.

2. Magnelli A, Zickfoose L, Archambeau J, et al. Chapter 8 gastrointestinal radiotherapy planning. In: Xia P, Godley A, Shah C, Videtic G, Suh J, eds. *Strategies for Radiation Treatment Planning*. New York, NY: Springer Publishing Company; 2018.

3. https://www.nrgoncology.org/Clinical-Trials/Protocol/rtog-1112?filter=rtog-1112. Accessed December 1, 2020

4. Campbell SR, Balagamwala EH, Woody NM, Stephans KL. Multimodality management of colorectal liver oligometastases. *Appl Rad Oncol*. 2019; 8(3):9-16.

第8章 泌尿生殖系统肿瘤的放射治疗

Rahul D. Tendulkar, Omar Y. Mian, Jay P. Ciezki, and Kevin L. Stephans

一般原则 ··· 147
前列腺癌的外照射 ······································· 151
前列腺体部立体定向放射治疗(SBRT) ··············· 160
前列腺近距离放射治疗(低剂量率) ··················· 162
植入后剂量测定 ··· 167
膀胱癌 ·· 168
睾丸癌 ·· 173
阴茎癌 ·· 177
尿道癌 ·· 179
参考文献 ··· 180

一般原则

- 对泌尿生殖系统(GU)恶性肿瘤患者进行放射治疗(RT)的放疗计划包括临床靶区定义、危及器官定义、剂量限制和治疗计划原则。

定位、固定和模拟扫描

- 建议对所有行外照射放疗的泌尿生殖系统肿瘤患者采用CT模拟定位。

- 采用至少 3mm 层厚的轴位 CT 模拟扫描。
- 在某些情况下，MRI 和/或 PET 融合可能有助于更好地定义局部解剖结构。
- 患者的放疗定位前准备、体位和固定因病变位置而异。大多数情况下，患者取仰卧位，双臂交叉在胸前。

定位和日常治疗验证的图像引导

- 图像引导放射治疗（IGRT）的选项包括锥体束计算机断层扫描（CBCT）、超声（U/S）或基准粒子植入。髋关节假体可能会由于伪影而使 CBCT 的应用受到限制。
- 图像引导方法的选择取决于患者因素和可行性。计划靶区（PTV）边缘可能会受到所用 IGRT 类型的影响。

靶区和危及器官的定义

- 需常规定义的正常解剖结构（表 8.1）[1]

表 8.1 使用常规分割 1.8～2.0Gy/fx 的前列腺癌危及器官勾画指南和剂量限制

危及器官	勾画	剂量限制	备注
直肠	1. 直乙交界处开始，向下勾画到肛门边缘 2. 或者从肛门边缘开始，向上勾画最大长度为 15cm，或者到直乙交界处	1. $V_{75} \leq 15\%$ 2. $V_{70} \leq 25\%$ 3. $V_{65} \leq 35\%$ 4. $V_{60} \leq 50\%$ 理想：V_{70}	肛门边缘放置标记。如果临床上需要，术后剂量限制可降低
膀胱	从膀胱顶部到位于前列腺尖端水平的膀胱颈	1. $V_{80} \leq 15\%$ 2. $V_{75} \leq 25\%$ 3. $V_{70} \leq 35\%$	治疗膀胱癌时尽量排空膀胱，其他 GU 肿瘤治疗时保持膀胱充盈

续表

危及器官	勾画	剂量限制	备注
肠道	从 L5~S1 水平开始勾画骨盆内潜在的大肠和小肠空隙，不包括肌肉和骨骼	1.$V_{50} \leq 66\%$ 2.$V_{40} \leq 100\%$	
股骨头	左右两侧分别从髋臼内的股骨头顶部开始，向下勾画至小转子的水平	单侧： $V_{50} \leq 10\%$ $D_{mean} < 45Gy$	
阴茎球部	位于尿道造影中尿道喙部的水平	$D_{mean} < 52.5Gy$	建议使用 MRI 进行勾画

GU，泌尿生殖系统肿瘤；Gy，戈瑞。

- 肠：勾画腹部和骨盆内潜在的大肠和小肠空隙，不包括肌肉和骨骼。
- 直肠：自上而下从肛缘水平勾画至直肠乙状结肠交界处。直肠长约 15cm。
- 膀胱：自上而下从脐尿管水平开始，男性勾画到前列腺水平的膀胱颈，女性延伸到骨盆底。
- 前列腺：从膀胱颈水平开始勾画，向下延伸至前列腺尖端水平。前列腺尖端位于尿道造影显示的尿道喙部上方约 1cm 处。鼓励在治疗体位下获得 T2 加权轴位 MRI 图像来更好地定义前列腺解剖结构，特别是 CT 图像很难准确识别的前列腺尖端。
- 阴茎球部：阴茎海绵体的近端膨大部分，位于阴茎海绵体脚之间，泌尿生殖隔的下方。
- 精囊（根据需要）：位于前列腺后上方，通常在膀胱和直肠之间。对于中高危前列腺癌，靶区应勾画精囊近端 1~2cm，如果明显受累，考虑治疗整个精囊。

- 股骨头/颈:左右两侧分开勾画,从股骨头顶部上方开始,向下延伸到两侧小转子的水平。
- 淋巴结(根据需要;图 8.1):按照放射治疗肿瘤组(RTOG 勾画图集所述,对于大多数的生殖泌尿系统肿瘤,从 L5/S1 水平开始勾画[2]。盆腔淋巴结临床靶区包括在髂总、髂内外血管周围外扩 7mm,不包括骨骼、肌肉、肠和盆腔脏器。
  - 髂总:从 L5/S1 勾画到髂内外动脉分叉。
  - 髂内:从髂内动脉向下勾画至前列腺水平。
  - 髂外:从髂外动脉勾画至股骨头顶部水平(在腹股沟韧带水平)。
  - 骶前:勾画 S1 至 S3 双侧髂血管之间骶前空隙。
  - 闭孔:勾画闭孔内侧,从股骨头上缘到耻骨联合上缘。
- 睾丸(根据需要):左右分开勾画。

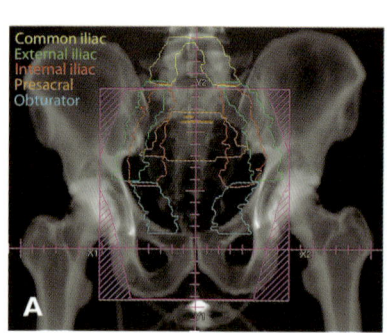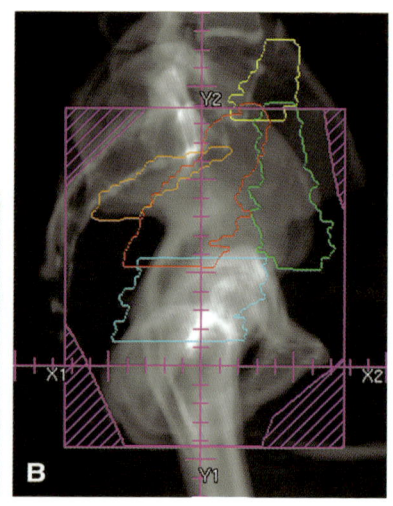

图 8.1 治疗盆腔淋巴结的四野盒式照射技术射野示例。
(A)前后投照和(B)右侧投照。

- 阴茎(根据需要):从阴茎球部开始勾画,包括尿道海绵体、阴茎海绵体、阴茎体和龟头。

治疗计划

- 首选采用适形调强放射治疗（IMRT）和每日 IGRT 位置验证；至少采用三维适形放射治疗（3D CRT）。近距离放射治疗可用于特定的情况，比如前列腺癌、部分阴茎以及尿道肿瘤。

淋巴结照射

- 淋巴结放射治疗（LNI）通常用于早期睾丸癌、膀胱癌、高危前列腺癌和晚期阴茎癌。
- 根据病变部位，CTV 通常在相关血管外扩 7mm 以覆盖区域淋巴结，避开骨骼、肠道、膀胱和肌肉 [2]。
- PTV 通常是 CTV 周围外扩 5mm，每日进行图像引导。

技术因素

射线能量

- 光子能量通常为 6～10MV，特别是使用 IMRT 时。较高能量的光子束可用于睾丸癌，对于阴茎癌和尿道癌，治疗计划采用后前野（PA）光子束，以获得更好的剂量分布。

前列腺癌的外照射

外照射适应证

- 前列腺原发灶照射，或盆腔淋巴结区的照射。EBRT 可与近距离治疗联合治疗高危患者。
- 前列腺切除术后的辅助或挽救性放疗，包括前列腺瘤床 ± 盆腔淋巴结区。

定位、固定和模拟扫描

- 模拟定位之前，可经会阴选择性地放置 3 个金基准标记[3]。
- 在放置基准标记时，还可以经会阴植入水凝胶直肠垫片，以提供一个暂时的屏障，降低直肠的剂量。垫片可显著减少外照射放疗的直肠剂量[4]，在放置后 6 个月内会被吸收。
- 患者准备工作：保持舒适的膀胱充盈和直肠排空可以减少危及器官（卵巢、膀胱、肠、直肠）的剂量。直肠过度膨胀造成的错位会导致严重的后果[5]。可考虑使用灌肠、肛内栓剂，或者放置直肠管等方式来解除直肠气体膨胀。
- 体位固定
  - 考虑使用体膜，如用于立体定向放射治疗（SBRT）的真空垫。
- 模拟定位：CT 扫描范围为中腹部至股骨中部。
- CT 扫描范围上界在 L4～L5 椎间盘水平，下界在股骨小转子水平
- 对比剂
  - 通常不需要静脉注射造影剂，但对于某些需要更精确定义淋巴结解剖的病例可以考虑使用。条件允许时，可考虑 CT 平扫与 CT 增强进行图像融合。
  - 逆行尿道造影：注射 10ml 尿道对比剂，用阴茎夹夹住尿道口，使尿道和阴茎球部显影。
  - 口服造影剂可以显示小肠轮廓，但一般不需要。
- 最好在治疗体位下进行 MRI T2 加权扫描，并与定位 CT 融合，可以提供前列腺尖端、前列腺外侵、精囊浸润、阴茎球和直肠垫片等最好的软组织分辨率。

外照射的靶区定义：完整的前列腺

- GTV 的定义

- 前列腺癌的 GTV 通常包括整个前列腺，使用 MRI 可更好地勾画整个前列腺[6]。
- CT 或 MRI 上所见的临床阳性淋巴结应作为淋巴结 GTV_{nd}。
- CTV 的定义（图 8.2）
  - CTV= 整个前列腺 ± 精囊 ± 淋巴结，取决于风险分级。
  - 低危前列腺癌 CTV= 仅限整个前列腺。
  - 中危前列腺癌 CTV= 前列腺 + 双侧精囊近端 1cm。
  - 高危前列腺癌 CTV= 前列腺 + 双侧精囊近端 2cm（如果严重受累，考虑包括整个精囊）± 盆腔淋巴结（上界至 L5～S1）（如果盆腔阳性淋巴结临床受累，靶区上界适当上移）。

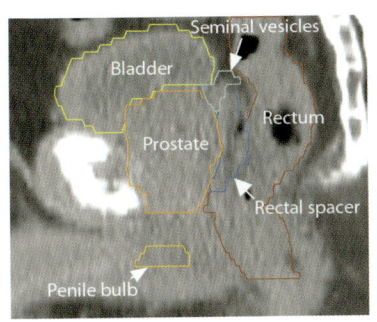

图 8.2 该图为放置直肠水凝胶垫片后，矢状位靶区和危及器官图像；在 CT 模拟扫描与 MRI 融合图像上进行组织勾画。

- PTV 的定义
  - PTV 范围取决于固定技术和 IGRT 方法。
  - 通过放置基准标记和实时跟踪，PTV 可以外扩 5～6mm，在前列腺直肠交界面的后方外扩可减为 3～5mm。
  - 如果在没有 IGRT 和实时追踪的情况下，建议外扩 8～10mm。后界外扩 5～8mm，PTV 可以外扩到直肠，但 CTV 应兼顾解剖边界。

淋巴结照射

- 选择性淋巴结照射不适用于低危或中危前列腺癌。选择性淋巴结照射用于高危前列腺癌目前尚有争议，也是 RTOG 0924 随机试验的研究主题。
- 在过去，使用四野盒式照射（图 8.1），射野边界如下
  - 前后野边界
    - 上界：L5/S1 或更高，取决于常见髂总 LN 需要覆盖的范围。
    - 下界：坐骨结节底部或尿道造影前列腺尖端下方 1.5cm 处。
    - 外侧界：骨盆边缘外侧 1～1.5cm。
    - 遮挡区域，包括小肠、股骨头和外生殖器。
  - 侧野边界
    - 前界：耻骨联合前 1cm。
    - 后界：S3/S4。
    - 遮挡区域，包括小肠、股骨头和外生殖器。
- 在现代治疗计划中，IMRT 为正常组织提供了更好的保护。请参见"靶区和感兴趣器官的定义"章节。IMRT 的治疗计划在"部分计划"部分中讨论。
- 淋巴结 CTV= 髂内/外、闭孔和骶前区域血管周围外扩 7mm（图 8.3）。

剂量/分割

- 常规分割：75.6～79.2Gy/1.8～2Gy/Fx
  - 盆腔照射（包括淋巴结引流区+前列腺+精囊）剂量 45～50.4Gy/1.8～2Gy/fx。阳性淋巴结可以给予更高的剂量
    - 精囊的剂量可提高到 54～66Gy，应注意小肠位置和潜在的毒性；并将前列腺继续单独推量至 75.6～79.2Gy。

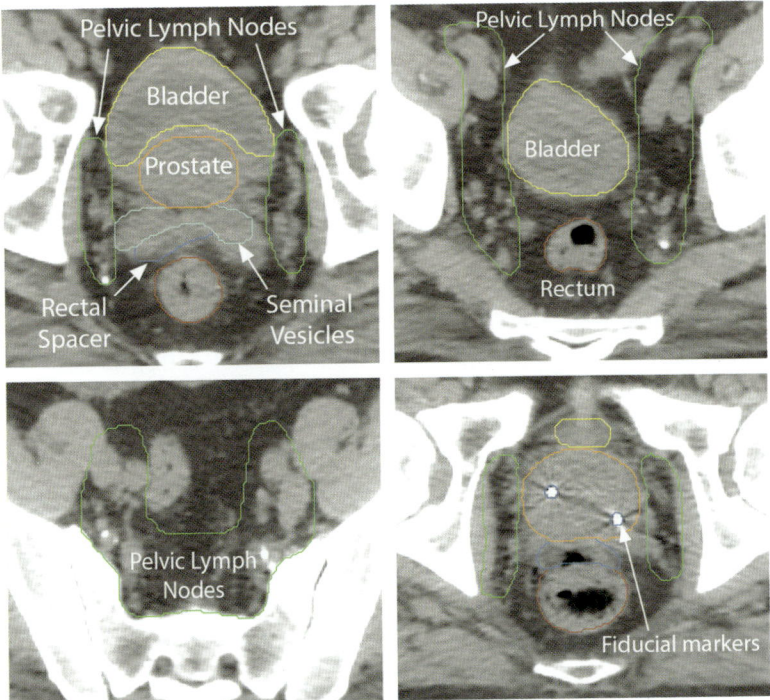

图 8.3 高风险局限性前列腺癌治疗时的盆腔淋巴结靶区勾画。

- 温和的低分割方案：常用的分割方案包括 70Gy/2.5Gy/fx、70.2Gy/2.7Gy/fx 或 60Gy/3Gy/fx。
- 盆腔淋巴结转移患者，可以使用温和低分割的同步推量技术。前列腺和精囊近端剂量：70Gy/2.5Gy/28fx，预防性盆腔淋巴结剂量：50.4Gy/1.8Gy/28fx。阳性淋巴结也可以同步推量到70Gy，具体取决于其与周围肠道组织的距离和肠道的剂量。
- "极端"的低分割方案：常用的分割方案包括 36.25Gy/7.25Gy/fx）或 40Gy/8Gy/fx）（隔天一次）。请参考"前列腺 SBRT"部分。
- 对于低负荷转移性激素敏感性前列腺癌患者，可以参考 STAMPEDE 研究的治疗模式[7]，可在全身治疗的基础上，对前列腺进行放疗，分割方案包括 55Gy/2.75Gy/20fx，或 36Gy/6fx，1 周之内完成。

图像引导

- IGRT 选择包括 U/S、CBCT、植入射频发射应答器（Calypso）和植入金基准标记。
- IGRT 减少了由于直肠扩张和膀胱充盈变化引起的系统误差，与表面皮肤标记或骨标记相比，IGRT 可提供更好的靶区定位[5]。

治疗计划

- IMRT 技术是标准治疗。
- 如果发现患者有髋关节假体，应避免使用侧野。
- 靶区剂量覆盖率：要求 100% 的处方剂量覆盖至少 95% 的 PTV，至少 99% 的 CTV。
- 应避免直肠壁内或附近出现热点。其他地方的热点通常保持在处方剂量的 107% 以下。

危及器官和剂量限制

- 表 8.1 总结了常规分割放射治疗的危及器官剂量限制。现代适形调强放射治疗（IMRT）技术可实现比表 8.1 中所列的更严格的剂量限制，该表为最低可接受的标准。
- 表 8.2 总结了根据 NRG GU005 的低分割模式下（70Gy/2.5Gy/28fx）危及器官的剂量限制。现代适形调强放射治疗（IMRT）技术下 PTV 外扩 ≤ 6mm 可实现比表 8.2 中所列的更严格的剂量限制。表 8.3 总结了另外一种分割模式下（60Gy/3Gy/20fx）危及器官的剂量限制，是来自前列腺癌 PROFIT 研究中的方案[8]。

表 8.2 NRG GU005 建议 70Gy/28fx 分割模式的剂量 – 体积限制

感兴趣区域	建议剂量（Gy）	可接受的剂量（Gy）
PTV_7000$D_{0.03cc}$	≤ 77	< 80.5
PTV_7000D_{99}%	≥ 70	≥ 65.1
PTV_7000D_{98}%	≥ 70	≥ 66.5
CTV_7000D_{99}%	≥ 70	≥ 66.5
直肠 D_{15}%	≤ 75	< 80
直肠 D_{25}%	≤ 70	< 75
直肠 D_{35}%	≤ 65	< 70
直肠 D_{50}%	≤ 60	< 65
膀胱 D_{15}%	≤ 73.5	< 75
膀胱 D_{25}%	≤ 70	< 73.5
膀胱 D_{35}%	≤ 65	< 68
膀胱 D_{90}%	≤ 35	< 40

CTV，临床靶区；Gy，戈瑞；PTV，计划靶区。

表 8.3 PROFIT 研究中 60Gy/20fx 分割模式的剂量 – 体积限制

感兴趣区	可接受的剂量（Gy）
CTV D_{99}%	≥ 60
PTV D_{99}%	≥ 57
最大剂量：1cc	≤ 63
直肠 D_{30}%	≤ 46
直肠 D_{50}%	≤ 37
膀胱 D_{30}%	≤ 46
膀胱 D_{50}%	≤ 37
股骨头 D_{5}%	≤ 43

CTV，临床靶区；Gy，戈瑞；PROFIT，前列腺癌放射治疗临床研究试验；PTV，计划靶区。引自：Catton CN, Lukka H, Gu CS, et al. Randomized trial of a hypofractionated radiation regimen for the treatment of localized prostate cancer. J Clin Oncol. 2017；35（17）：1884–1890. doi：10.1200/JCO.2016.71.7397.

外照射的靶区定义：前列腺癌切除术后

- 前列腺床 CTV 的定义。
  - CTV= 前列腺瘤床 ± 精囊残余 / 瘤床。
  - 勾画前列腺瘤床从尿道造影显示的尿道喙的下方到耻骨联合的上缘。
  - 两侧延伸到耻骨骶直肠生殖器耻骨筋膜内侧缘，到筋膜消失的层面，两侧延伸至闭孔内肌内侧。
  - 前缘包括膀胱到耻骨联合，然后逐步向后上方缩小，在耻骨联合上缘缩小至膀胱后缘 1～2cm。
  - CTV 至少包括膀胱后部 1cm，以防止膀胱充盈导致的靶区移位。精囊侵犯的患者适当向上勾画。
  - 包括膀胱和直肠脂肪间隙以及残留精囊的近端 2cm。直肠不应包括在 CTV 中。如果病理提示精囊受侵，应包括整个精囊床。上界应不低于输精管水平。
  - 如果盆腔淋巴结区需要照射，应遵循前列腺癌根治性放疗的靶区规范。盆腔高危淋巴结区包括闭孔、髂外、髂内、髂总和骶前淋巴结。
  - 包括前列腺瘤床周围的手术银夹。
- PTV 的定义（图 8.4）
  - PTV=CTV 周围外扩 5～10mm。向后邻近直肠时，外扩 3～5mm。
  - 较小的外扩边界需要使用更先进的 IGRT 和固定方式。

剂量 / 分割

- 术后剂量约为 64～70Gy/1.8～2Gy/fx。
- 处方剂量可分为辅助性（无镜下残留病灶）和根治性（存在镜下残留病灶）。

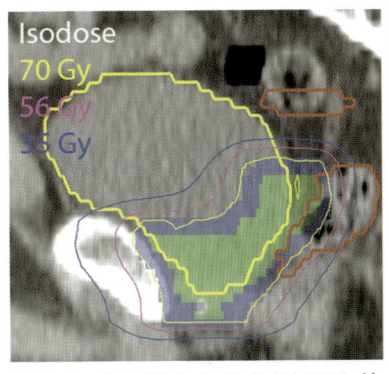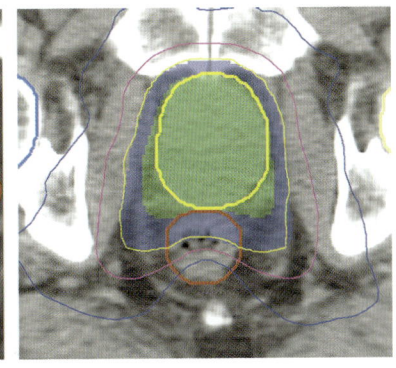

图 8.4 前列腺癌术后瘤床勾画和等剂量线分布。使用容积旋转调强放疗，PTV 外扩 5mm，每日图像位置验证。计划图像上 CTV（绿）PTV（蓝）在矢状位和轴位的等剂量线。

CTV，临床靶区；PTV，计划靶区。

- 辅助性治疗 64~66Gy。
- 根治性治疗 66~70Gy。
- 如果有指征，盆腔淋巴结照射剂量 45~50.4Gy。
- 表 8.4 总结了根据 RTOG 0534 和 NRG GU006 试验而制定的前列腺癌切除术后放疗的危及器官剂量-体积限制。

表 8.4 根据 RTOG 0534 和 NRG GU006 试验制定的根治性前列腺切除术后前列腺瘤床放射治疗的危及器官剂量限定

危及器官	RTOG 0534	NRG GU006
直肠	$V_{65} < 25\%$	$V_{64.8~70.2} \leqslant 20\%$
	$V_{40} < 45\%$	$V_{50} \leqslant 50\%$
膀胱	$V_{65} < 40\%$	$V_{64.8~70.2} \leqslant 40\%$
	$V_{40} < 60\%$	$V_{50} \leqslant 60\%$

前列腺体部立体定向放射治疗（SBRT）

适应证

- 前列腺SBRT作为前列腺癌根治手段已越来越多地用于临床。
- 一般情况下，SBRT的潜在适应证包括中低危前列腺癌、腺体大小 < 100cc、无泌尿系统梗阻症状的患者（图8.5）。

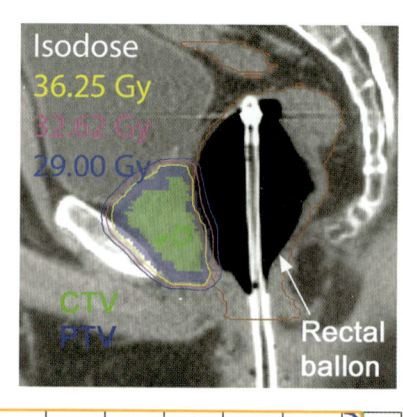

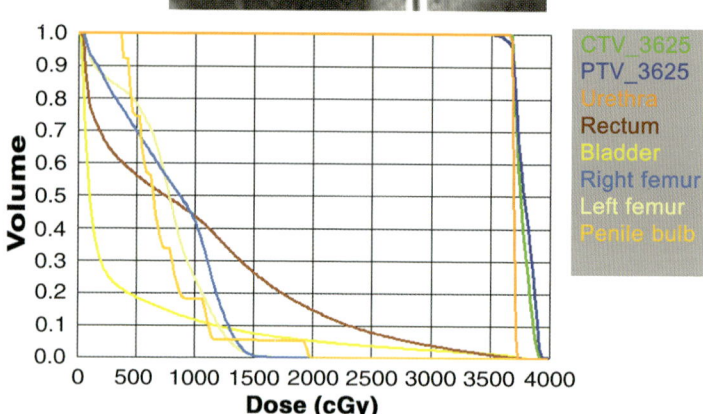

图8.5 前列腺癌SBRT剂量线分布和DVH图。

定位、固定和模拟扫描

- 患者准备
  - MRI图像融合可以精确地勾画CTV。如果无MRI扫描，可以使用逆行尿道造影来帮助确定前列腺尖部和阴茎球部。
  - 定位时应放置基准标记（比如金粒子或 Calypso 应答器）。
  - 定位时膀胱充盈可最大限度地减少小肠和膀胱的剂量。
- 模拟扫描
  - 建议使用体模固定。
  - 可放置可吸收水凝胶垫片。
  - 另一种方法是直肠球囊，充气 60~80ml，可以为前列腺提供固定并使前列腺 - 直肠界面更清晰。
- 定位
  - 必须使用 IGRT 确保 SBRT 的精准实施。
  - 通过各种平台（如射波刀、Calypso、"触发成像系统"等）对基准标记进行实时跟踪，可减少治疗过程中运动的潜在影响。
- 靶区定义（根据 NRG GU005）
  - GTV = CTV（仅在 CT 或 MRI 上确定前列腺）
    - 对于中高危者，考虑将近端精囊纳入靶区。
  - PTV=CTV +0~3mm（后方）+3~5mm（其他方向）
- 总剂量由分次剂量和治疗次数来确定，但通常总剂量为 35~40Gy（一般为 36.25Gy）/5fx，隔日照射。
- 危及器官和剂量限制可参考相关研究（如 RTOG 0938，NRG GU005）。见表 8.5。

表 8.5 NRG GU005 关于前列腺立体定向体部放疗 36.25Gy/5fx 时的危及器官剂量限定

危及器官	建议剂量 (Gy)	可接受的剂量 (Gy)
PTV_36.25 $D_{0.03cc}$	≤ 38.78	< 43.5
PTV_36.25 $D_{99}\%$	≥ 34.4	≥ 33.7

续表

危及器官	建议剂量 (Gy)	可接受的剂量 (Gy)
PTV_36.25 D_{98}%	$\geqslant$ 36.25	$\geqslant$ 34.4
直肠 $D_{0.03cc}$	$\leqslant$ 38.06	< 40
直肠 D_{3cc}	$\leqslant$ 34.4	< 36
直肠 D_{10}%	$\leqslant$ 32.63	< 34
直肠 D_{20}%	$\leqslant$ 29	< 30
直肠 D_{50}%	$\leqslant$ 18.13	< 19
膀胱 $D_{0.03cc}$	$\leqslant$ 38.06	< 40
膀胱 D_{10}%	$\leqslant$ 18.12	< 20
尿道 $D_{0.03cc}$	$\leqslant$ 38.78	< 43.5

前列腺近距离放射治疗（低剂量率）

适应证

- 低危或中危患者主要的单一根治性放疗。
- 高危患者需要联合 EBRT 治疗。

病人评估

- 确定哪些患者适合近距离放射治疗主要取决于患者的医师和治疗机构，还取决于医师的技术和经验。
- 根据美国近距离放射疗法协会的建议，可以使用超声进行体积测量，理想体积为 < 60cc[9]。
- 用 CT 或超声测量时要注意耻骨弓对测量体积的干扰。
- 如果前列腺体积过大或存在耻骨弓对测量体积的干扰，可以在前列腺近距离放射治疗前 2～3 个月开始激素治疗，以减小腺体体积，同时减少尿路梗阻并发症发生的可能性。

摆位与准备

- 指导患者在术前停用阿司匹林和抗凝血药物至少 5 天。
- 手术当天早上进行灌肠。
- 围手术期静脉注射抗生素，如头孢唑林，如果患者植入了金属植入物或起搏器，需要加用庆大霉素。
- 全身（或椎管内）麻醉。
- 患者取延伸的背侧截石位。
- 患者的体位对减少粒子放置时耻骨的干扰至关重要，必须屈曲骨盆，使耻骨弓抬高。
- 用胶带将生殖器向前固定于照射野之外，会阴部皮肤备皮，用生理盐水和直肠导管冲洗直肠。
- 会阴部用碘伏预处理。
- 将 10ml 医用超声耦合剂注入直肠。
- 使用超声稳定装置将超声探头放置在直肠内，这有助于确保从最初的图像采集、治疗计划到最终粒子植入时的可重复性。
- 在最终确定治疗计划后，不得重新调整超声稳定装置，因为这样可能会导致粒子植入期间的错位。

技术要点

- 放射性碘 –125（^{125}I；$T_{1/2}$=60 天，28keV 光子）、钯 –109（^{109}Pd；$T_{1/2}$=17 天，21keV 光子）或铯 –131（^{131}Cs；T_1=9.7 天，29keV 光子）粒子通常用于低剂量率近距离放射治疗。
- 经直肠前列腺超声（TRUS）图像以 5mm 的间隔采集，并将数据传输到治疗计划系统。
- 治疗计划的制定可以在术前或术中完成。
- 图像采集前，应确保前列腺尿道部位于中线。采用延伸的背侧截石体位，将耻骨干扰减至最小。

- 测量前列腺的高度、宽度、长度和体积。这些测量用于两个目的。
- 以 0.5cm 间隔采集的纵向图像的数量应与前列腺的长度相对应（例如，如果前列腺长度为 4.5cm，应该采集 8～10 个轴向图像用于制定计划，其中 9 个图像可以精确匹配：4.5cm/0.5cm=9）。采集的图像平面数量上的细微差异是由于体积平均效应造成的。
- 大多数商用超声仪使用以下公式计算体积：长 × 宽 × 高 × 0.52
  - 这种方法不同于大多数治疗计划系统所使用的方法，在这些系统中，将一系列 0.5cm 厚的断层叠加在一起。有两个独立计算的体积，彼此相差在 10% 以内，增加了图像采集和勾画过程的可信度。
- 商业计划软件用于在每个层面上勾画前列腺，并将粒子植入勾画的前列腺内（图 8.6）。
- 链状或链接的源被放置在外围，松散的源放在中央，因为如果放错地方，或者被放置在尿道或膀胱内，它们很容易作为单独个体被膀胱镜取出或自行排出。
- 尿道可在 TRUS 上显示。通常是没必要使用 Foley 导管或注射造影剂，因为这样通常会遮挡前列腺前部的视野。确保尿道位于模板的中线（在这种情况下即为"D"线），因为这可以把粒子植入尿道内的风险降至最低。
- 如果尿道显影不充分，可以考虑向尿道注入 3～5ml 润滑剂凝胶–空气混合物，或放置 Foley 导管加或不加对比剂。但是，需要注意，这些可能导致前方的阴影、伪影。
- 图像采集和计划设计可在术前或术中完成。
- 最终的计划将显示针的数量、源的数量以及应插入针的确切空间位置。

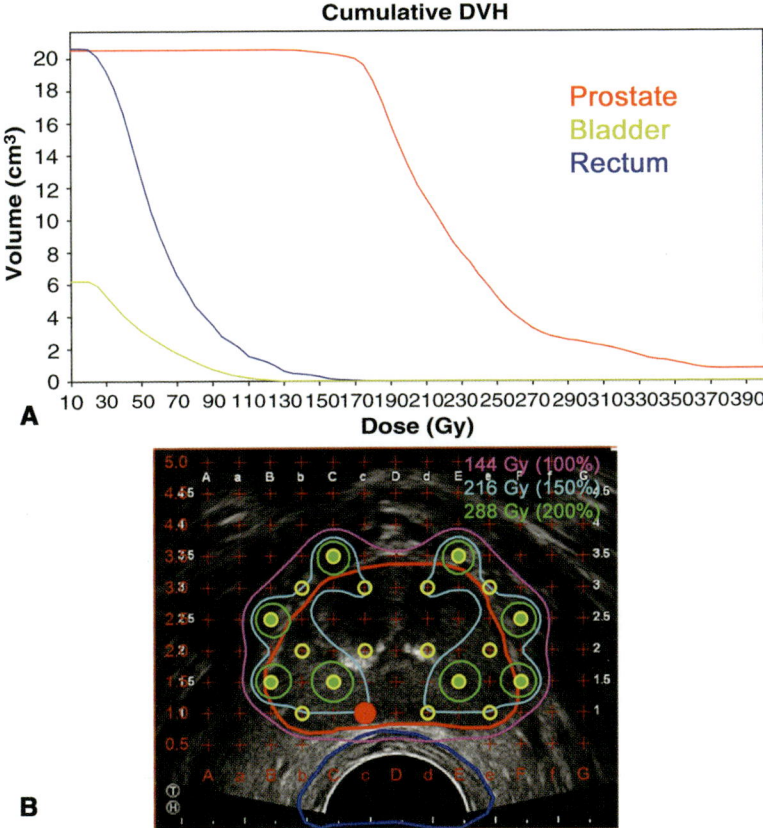

图 8.6 治疗前的 DVH（A）和具有代表性的经直肠超声图像在轴位层面的等剂量分布（B）。注意，150% 等剂量线在中间避开了尿道周围组织。

- 由于前列腺的体积、植入物的几何形状、处方剂量和放射源的活度不同，所需粒子的数量可能会有很大差异。
- 预计规划的剂量学目标如下所示：
  - 接受 100% 剂量的体积（V_{100}）= 100%。
  - 接受 150% 剂量（V_{150}）的体积 ≤ 50%。
  - 接受 200% 剂量（V_{200}）的体积 ≤ 20%。
  - 90% 的前列腺（D_{90}）剂量应在 115% ~ 120% 左右。

- 中央前列腺（尿道部）剂量应小于计划剂量的 150%。
- 应该分析最终的 DVH 图，以确保它达到既定的目标（图 8.6）。
- 放射性粒子按照计划装入针中，在超声引导下将针插入会阴部。
- 在离 TRUS 探头最远的轴向坐标处开始放针，以最大程度减少粒子植入过程中的图像失真。
- 放针时应注意前列腺尖端的直肠 – 前列腺界面，尽量减少粒子植入直肠内的风险。
- 如果尿道口有肉眼可见的血液，并且膀胱冲洗后仍有这种现象，则需要进行膀胱镜检查。
- 距患者 1m 处的测量表读数必须 < 1mR/h，才能让患者出院。
- 同时测量患者体表和距离患者 10cm 处的剂量。

植入后前列腺近距离放射治疗的靶区定义

- CTV 定义
  - 以 5 mm 的间隔在每个层面勾画前列腺。
  - CTV = 整个前列腺（低危患者）。
  - CTV = 前列腺 + 0.5 ～ 1 cm 近端精囊（中、高危患者）。
- PTV 定义
  - PTV = CTV + 上 / 下 / 两侧 5mm，向前扩 3mm，向后 0mm。外扩边缘可能因医疗机构的偏好而有所不同。尽管如此，PTV 后缘也不应外扩到直肠。

植入后患者指导

- 口服 α 受体阻滞剂（例如，睡前口服坦索罗辛 0.8 mg 或睡前口服特拉唑嗪 5 ～ 10 mg）2 ～ 6 个月。
- 可以预防性口服抗生素 7 ～ 10 天。
- 置入后一般疼痛轻微。可考虑服用非甾体抗炎药用于治疗术后疼痛。如果疼痛加重或持续，需要进一步评估，包括进行尿液检查以排除尿路感染。
- 建议患者在植入后 4 周左右返院，行 CT 扫描以评估粒子植入的质量。

剂量 / 分割

- 作为单一手段治疗时，处方剂量通常为 ^{125}I：145Gy，^{103}Pd：125Gy，^{137}Cs：115Gy。
- 当联合骨盆 EBRT 45Gy 治疗时，^{125}I 的处方剂量为 110Gy，^{103}Pd 的处方剂量为 90～100Gy，^{137}Cs 的处方剂量为 75～85Gy。

植入后剂量测定

- 在每幅治疗后的 CT 断层图像（图 8.7）上勾画前列腺、膀胱和直肠的轮廓，从而生成器官体积。
- 使用商用计划软件确定每个粒子在植入后 CT 图像中的位置。
- 每个粒子的位置以及相关的计划后的剂量测定将用于评估术中粒子放置的质量（如图 8.8 所示）。

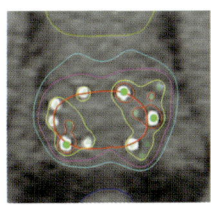
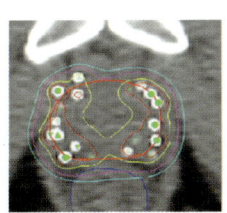
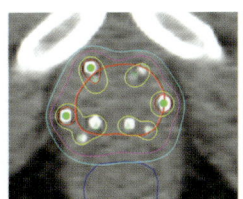

200% IDL
150% IDL
100% IDL
80% IDL

图 8.7 用于前列腺近距离放射治疗质量保证的植入后勾画，具有代表性的前列腺基底，腺体中部和前列腺尖端层面。注意：使用外周负荷技术对尿道周围组织进行相对的保护（＜150%）。

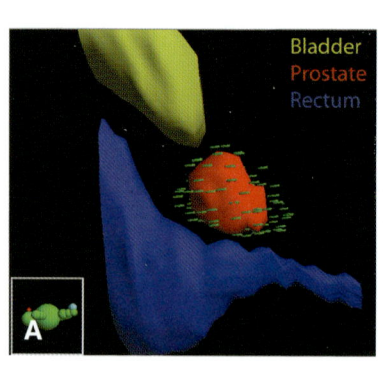
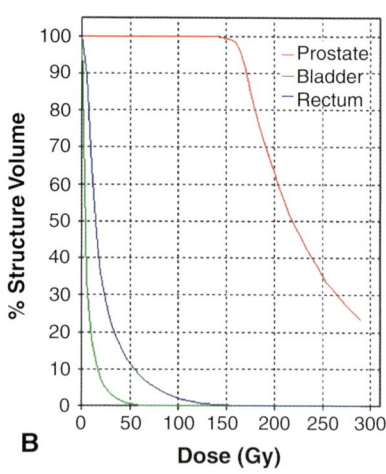

图 8.8 植入后 3D 再测定（A）和 DVH（B），用于前列腺近距离放射治疗的质量保证。

- 单一近距离放疗理想的剂量测定结果
  - $D_{90} > 90\%$：90% 前列腺 PTV 的剂量应大于处方剂量的 90%。
    - $V_{150} < 70\%$ 是可以接受的，$V_{150} < 50\%$ 是理想的。150% IDL 应位于外周，中央（尿道部）应予保护。
  - 理想情况下，至少 90% 的前列腺体积应接受 100% 的处方剂量（$V_{100} > 90\%$）。
- 尿道剂量应限制在处方剂量的 150% 以内。
- 接受 100% 处方剂量的直肠体积在第 1 天应 < 1cc，或在第 30 天 < 1.3cc，具体取决于扫描时间。

膀胱癌

放射治疗适应证

- 已浸润肌层的膀胱癌（cT2–T3，N0–N1，M0）
  - 保留膀胱的三联疗法（TMT），包括经尿道膀胱肿瘤切除术（TURBT）后的诱导和巩固性放化疗。

- 理想的适应证包括：单灶性肌肉浸润深度＜5cm的肿瘤并能够行经尿道膀胱肿瘤切除术，肿瘤组织来源于尿路上皮组织，膀胱功能良好，无原位癌或肾盂积水，既往无骨盆放疗史。即使不符合这些标准，也可能是放疗的适应证（比如存在无法手术情况的患者）；放化疗应根据具体情况选择。
- 未浸润肌层的膀胱癌（cT1 N0 M0）
  - 对于药物治疗效果不佳的患者，可以考虑同步放化疗。

定位、固定和模拟扫描

- 病人准备：膀胱充盈或排空各有优缺点。
  - 膀胱充盈会推开更多的小肠，但每天膀胱的充盈程度可能不同。
  - 在日常治疗中，膀胱排空具有可重复性，并且在整个治疗过程中，膀胱排空可以最大限度地减少CTV。目前RTOG研究倾向于支持排空膀胱后再治疗。
- 当肿瘤位于膀胱下极时，膀胱充盈后，缩野加量照射可以减少位于膀胱顶的小肠的剂量。如果由于膀胱造影或手术夹放置信息不足导致肿瘤定位不准确，则在排空膀胱的情况下对整个膀胱加量照射，使加量体积最小化。
- 在模拟定位的时候，可以扫描膀胱排空前和排空后两套图像，来确定治疗的最佳状态，并更好地明确膀胱的偏移，从而可以指导基于内部运动的个性化PTV边缘。两次扫描后，我们建议在第二次（膀胱排空后）进行标记，然后对两套图像进行融合，以确定靶区和危及器官及治疗计划。
- 膀胱基准标记（膀胱镜下放置）是可选的。
- 可以考虑在膀胱镜下放置标记点。
- 在治疗计划CT扫描时，通常不建议在膀胱内使用对比剂，因为在膀胱内排出的对比剂会使靶区模糊不清，并使计划复杂化。如果使用对比剂，造影剂显示的膀胱需要外扩 0.5～1cm，从而得到膀胱轮廓。
- MRI 可能有助于确定手术瘤床或 TURBT 后残留的肿瘤。
- 体位固定：建议采用刚性固定（如使用真空垫）。

靶区定义

- GTV 定义
  - GTV= 术前肿瘤（根据膀胱镜检查、膀胱造影、CT、PET-CT 或 MRI 图像显示的肿瘤），TURBT 后残留肿瘤，和/或 TURBT 后瘤床。
- CTV 定义
  - CTV=GTV+整个膀胱+近端尿道+前列腺和前列腺尿道（男性）或者尿道近端 2cm（女性）+区域淋巴引流区（髂内、髂外和闭孔）。
  - PTV = CTV + 外扩边缘（上下扩 2～3cm，前后左右扩 1～2cm）。如果治疗时使用图像引导，根据膀胱充盈时的预期变化[10]，可以采取差异化的 PTV 边缘，即 PTV=CTV 外扩边缘（向前、上外扩 1.5cm，向下和向后扩 1.0cm。
- 加量
  - CTV_{boost} = GTV + 0.5cm。
  - 如果 GTV 不明确或缺乏膀胱肿瘤造影，排空后的整个膀胱定义为 CTV。
  - PTV_{boost} = CTV_{boost} + 1～2cm，取决于采用的 IGRT 方法。

特别注意事项

- 诱导化疗前和诱导化疗后膀胱镜检查对膀胱和肿瘤定位以及肿瘤对药物的反应的评估都很重要。
- 肿瘤定位图用于巩固治疗阶段的局部加量放疗。

- 当考虑局部加量时，建议通过泌尿外科检查来确定高危区域。

剂量/分割

- 推荐以下剂量分割
  - PTV（骨盆）：1.8～2Gy/fx，总剂量40～45Gy。
  - 接受选择性膀胱保留术的患者（有可能手术的患者）应再次行膀胱镜检查以明确是否有复发，随后进行巩固加量放疗，PTV_{boost}总剂量约为64Gy，PTV-骨盆的总剂量为44Gy。
  - 治疗全膀胱而不包括上部盆腔淋巴结的中度低分割（55Gy/20fx）是一个可接受的替代方案[11]。

治疗计划设计

- 图8.9 A和B显示的是四野照射：
  - 前后野、后前野，权重为70%，边界如下：
    - 上界：S2～S3间隙；如果阳性淋巴结距S2～S3间隙＜1cm，上界：L5～S1间隙。
    - 下界：闭孔下缘或坐骨结节。

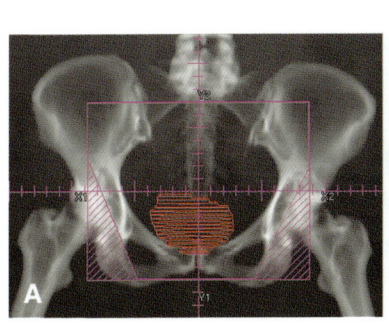
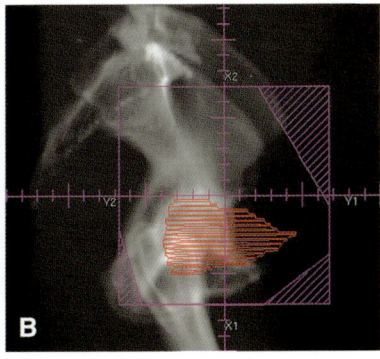

图8.9 使用AP/PA野（A）和左右侧野（B）的膀胱癌四野技术；膀胱CTV以红色勾画。

- 外界：距骨盆边缘 1.5～2cm，避开股骨头。
- 左右侧野，权重为 30%，边界如下：
  - 上、下边界与 PA 野/PA 野相同。
  - 前界：膀胱前 1～2cm，耻骨联合前。
- 后界：避开直肠（或在膀胱后 2～3cm），确保前后方向距 CTV 边界至少 2cm。
- 缩野
  - 盆腔治疗约 40Gy 后，有手术机会的患者，再次行膀胱镜检查以评估疗效，无手术机会的患者不要中断放疗。
  - 对于完全缓解患者，缩野至肿瘤外 2cm，总剂量为 64.8Gy/1.8Gy/fx。
- 除了在"一般原则"章节中提出的剂量限制外，还要考虑以下问题
  - 直肠：$V_{55} < 50\%$。
  - 股骨头：$D_{max} < 45Gy$。
  - 小肠：$D_{max} < 50Gy$。
- 通常应用 3DCRT 进行计划设计。多野设计可用于优化治疗，包括四野、对穿侧野和三到四个斜野。
- 把 AP 野/PA 野权重定为 70%，侧野权重为 30%，以保护股骨头。可以侧野加楔形板以弥补腹部前斜面。
- 利用侧野进行加量可以减少更多膀胱受照体积。
- 使用 IMRT 计划在保护正常组织方面更具优势。上述 PTV 定义是可行的，建议每天进行图像引导。靶区通常包括整个膀胱或部分膀胱，包括或不包括盆腔淋巴结。对于怀疑淋巴结受累的患者，建议对整个盆腔淋巴结引流区进行放疗（图 8.10）。
- 射照设置的选择取决于医生的经验、肿瘤位置、靶区和从最初的盆腔大野到剂量限制结构（如股骨头、直肠和小肠）的

剂量。

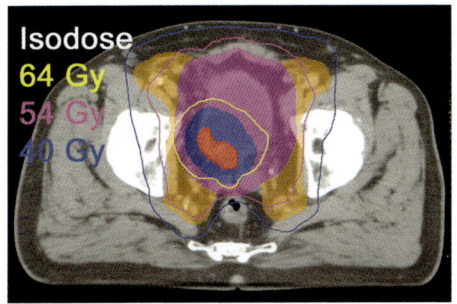

图 8.10 膀胱癌 IMRT 计划。TURBT 瘤床为红色，PTV（蓝色）、膀胱（紫色）、区域淋巴结区（橙色）

睾丸癌

简介

- 对于术前或术后无甲胎蛋白升高的早期（I～IIB）纯精细胞瘤，腹股沟睾丸切除术后行辅助 EBRT。也可以进行辅助化疗或积极观察。观察是大多数 I 期患者的首选。IIA 或 IIB 期首选 EBRT[12]。IIC 期及以上优先选用足量多药化疗。
- RT 也可用于初次化疗或积极观察后腹膜后淋巴结复发的挽救治疗。
- 根据验证研究，肿瘤 > 4cm 和睾丸被膜受侵不再被视为复发风险因子，也不用于 I 期精原细胞瘤的风险管理[10]。
- RT 的相对禁忌证包括马蹄肾、炎性肠病和该区域既往放疗史。

定位、固定和模拟扫描

- 患者取仰卧位，双臂上举或位于体侧。
- 使用铅挡减少对侧睾丸的剂量。

- 模拟定位前应沟通精子库和生育咨询的问题。
- 阴茎应移出照射野外。

靶区定义

主动脉旁野或"狗腿野"是覆盖区域淋巴结的标准靶区[12]。由于毒性低,主动脉旁野更受青睐,但代价是盆腔复发的风险略有增加。

- "狗腿野"适用于下列情况:
  - 既往接受过腹股沟手术。
  - 淋巴结阳性(Ⅱ期)。
  - 初始积极观察后复发的挽救放疗。

二维计划野定义

- 主动脉旁野边界(图 8.11)
  - 上界:T12 椎体上缘。注:过去为 T11 椎体上缘。
  - 下界:L5 椎体下缘。
  - 外侧界:两侧横突边缘。要特别注意肾脏剂量,因为外侧界增宽将导致肾脏剂量增加。
  - 对于左侧睾丸肿瘤,应包括左侧肾门。当左侧边界位于横突边缘时,左侧肾门淋巴结常被包括在内。
- 狗腿野边界(图 8.11)
  - 上界:T12 椎体上缘。
  - 下界:同侧髋臼顶部。
  - 外侧界:L5 同侧横突边缘与同侧髋臼外上方连线。
  - 内侧界:L5 对侧横突与同侧闭孔内缘连线。

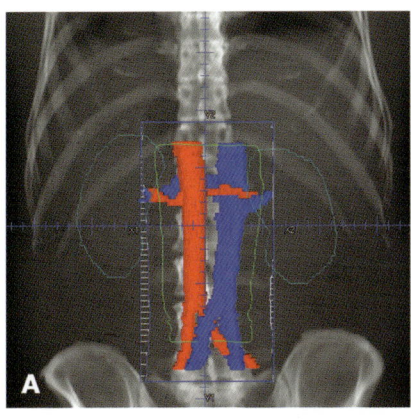 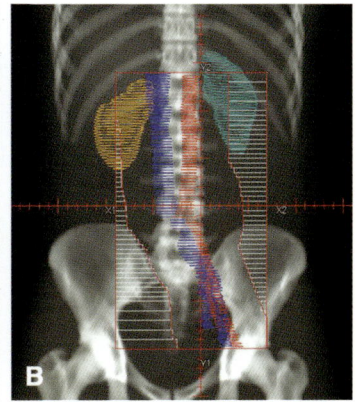

图 8.11 （A）显示对于早期精原细胞瘤，采用三维后前野（3D-defined PA），肾脏为蓝绿色，大血管为蓝/红色。（B）对于伴淋巴结增大的 Ⅱ 期患者，采用三维计划的（3D planning）"狗腿野"。动脉为红色，静脉为蓝色，左右肾分别为蓝绿色和橙色。

3D，三维；经许可转载自：Davis BJ, Taira AV, Nguyen PL,et al. ACR appropriateness criteria: Permanent source brachytherapy for prostate cancer. Brachytherapy. 2017; 16: 266-276.

三维计划野定义

- 3D 计划是首选，因为基于骨解剖的 2D 计划可能存在边缘遗漏。三维计划提高了靶区准确性和肾脏、小肠的保护。
- 淋巴结阳性 GTV 的定义
  - GTV_n= 影像学所见阳性淋巴结。
- CTV 的定义
  - CTV= 腹膜后 ± 同侧髂血管淋巴结区域。
  - 主动脉旁野：覆盖腹膜后淋巴结
    - 分别从肾脏顶端下 2cm 处向下勾画下腔静脉和主动脉，直到这些血管分叉处。
    - 在下腔静脉周围外扩 1.2cm，主动脉周围外扩 1.9cm，避开骨和肠。
  - 狗腿野：覆盖同侧髂淋巴结（图 8.11）

- 除上述腹主动脉旁野外，还要勾画同侧髂总、髂外和近端髂内动静脉直至髋臼上缘。
- 髂血管外扩1.2cm，避开骨骼和肠道。
  - CTV_n=GTV +0.8cm，避开骨骼和肠道。
- PTV定义
  - PTV=CTV +0.5cm
  - PTV_n=CTV_n +0.5cm
  - 在PTV周围外扩7mm以遮挡边缘，解决射野半影。

剂量/分割

- 首选20Gy/2Gy/fx（或25.5Gy/1.7Gy/fx）
- 在一项针对Ⅰ期精原细胞瘤的随机试验中，20Gy/2Gy/fx与30Gy/2Gy/fx相比，显示出相似的疗效和较少的副作用。
- Ⅱ期或观察后复发的精原细胞瘤应首先选择"狗腿野"治疗，后行淋巴结GTV加量。
  - 淋巴结≤2cm，加量至30Gy。
  - 2cm＜淋巴结≤5cm，加量至36Gy。
  - 淋巴结≥5cm，首选博来霉素、依托泊苷和顺铂（BEP）化疗。
- 剂量限制
  - 肾脏：单侧D_{50}≤8Gy，双侧平均剂量≤9Gy。
  - 若患者仅有单个肾脏，D_{15}≤20Gy。
  - 加量限制：单侧D_{50}≤2Gy，双侧平均剂量≤3Gy。

治疗计划

- AP/PA射野是所有睾丸癌标准照射野（主动脉旁野、"狗腿野"、加量野），因为它能降低危及器官（肾脏、肝脏、小肠）的剂量。

- PTV 应该易于被标准 AP/PA 射野覆盖。
- 基于 3D 治疗计划的目标是 100% 的处方剂量覆盖至少 95% 的 PTV。
- 应避免应用 IMRT。相对于 AP/PA 射野,IMRT 增加了危及器官和全身的剂量,增加了继发性癌症的潜在风险。
- 与低能光子相比,10~15MV 光子可以明显减少皮肤剂量,同时增加剂量分布的均匀性。
- 治疗前 2 小时左右使用止吐药可减少恶心。

阴茎癌

简介

- 近距离放射治疗或 EBRT 可用于早期(T1、T2 和部分 T3)阴茎癌,以尝试保留阴茎。
- 更晚期阴茎癌可以考虑采用综合治疗方法。

近距离放射治疗

- 病变<4cm 同时海绵体受侵<1cm 可以考虑。
- 常用于 T1、T2 和部分 T3 期。
- 注意限制近距离放射治疗体积小于 8cc,使用少于 6 个针头以尽量减少不良反应。
- 治疗阴茎体全层,临床分期可能不可靠,因其可能会低估病变的范围。
- 可以使用低剂量率(LDR)或高剂量率(HDR)。
- 为了针头的稳定和插入,将间质模板放在阴茎体的两侧。
- 将阴茎体包裹在具有支撑性聚苯乙烯泡沫塑料模具中。
- 针头以垂直和平行方式插入,间隔 1cm,通常分为三个平面。病变较大时,每个平面上有 2~3 根插植针。

- 病变较小时，通常将 2～3 根插植针以单平面插入。
- 靶体积为肿瘤 +1.5～2cm。
- 剂量为 60～65Gy（器官中央为 46～50Gy，并将尿道剂量限制为 50Gy）。

外照射放射治疗（EBRT）

- 不适合近距离放射治疗的患者（肿瘤大小＞ 4cm、浸润深度＞ 1cm 和分期 T2 病变＞ 4cm 及大部分 T3）可以考虑进行 EBRT。

模拟扫描 / 固定

- 患者体位：仰卧位，双臂置于胸前。若治疗腹股沟区域，采用蛙腿姿势。
- 固定：真空垫。
- 阴茎固定技术包括蜡模、perspex 块、塑料圆筒和温水浴。
- 固定技术的目的是在分次放疗过程中为阴茎体的表面剂量提供剂量建成和几何形状的可重复性。

靶区定义

- 若深部盆腔淋巴结在临床上呈阴性，可以免除盆腔淋巴结区的照射。
- 如果对侧已进行手术分期并证实为阴性，则仅治疗受累的腹股沟区，包括盆腔深部淋巴结。

剂量 / 技术

- 对整个阴茎体采用平行对穿侧野光子线照射 45～50.4Gy，然后缩野至肿瘤外 2cm 边缘照射至 60～70Gy。
- 对于原位癌（Tis），考虑 125～150kV 深部 X 线或 13MeV

电子线照射 35Gy/10fx，3～5Gy/fx。
- 使用 AP/PA 照射腹股沟淋巴结。阴性淋巴结区剂量为 50Gy。可触及/不可切除的淋巴结剂量为 70～75Gy。
- 请参阅外阴癌治疗计划部分中关于"腹股沟区放射治疗"的内容。

尿道癌

- 尿道癌的放射治疗取决于肿瘤位置、病变大小、患者状态、患者性别，因为外科是主要的治疗手段。

男性尿道

- 尿道球部肿瘤可以采用 AP/PA 野，45Gy/1.8Gy/fx，若会阴和腹股沟淋巴结阳性，后续加量至 70Gy。
- 前列腺尿道部病灶治疗同前列腺癌。
- 远端尿道癌的 EBRT 同阴茎癌的放疗（参见"阴茎癌"部分）。
  - 对于 T1 或早 T2 期＜ 4cm 的低级别远端病灶，可以考虑近距离插植放射治疗。
    - The Memorial Hospital 模板或 Syed 模板可以与三通 Foley 导尿管一起用于导尿、植入物固定和必要时灌洗膀胱。
    - 在尿道周围 1cm 半径区域以 1cm 间距放置 6 根插植针。
    - 治疗体积为肿瘤 + 外扩 1～2cm。
    - 单纯近距离放射治疗剂量为 60Gy 或 20～30Gy 的近距离放射治疗联合 45Gy 的 EBRT，总剂量为 65～75Gy。

女性尿道

- 远端前 1/3 尿道的早期病灶：
  - 可以单纯插植放疗或插植联合 EBRT 放疗。

- 对于更具侵袭性的病灶及临床阳性淋巴结,腹股沟淋巴结应接受放疗。
- 尿道口癌可采用组织间插植治疗,由 8～12 根低剂量 ^{192}Ir 插植针弧形排列于尿道口,60～70Gy,0.4Gy/h。治疗体积通常为肿瘤 +1～2cm。
- 后尿道或累及尿道全长的病灶可能侵犯膀胱。因此,应考虑术前放疗,后行含腹股沟淋巴结清扫和尿路改道术的盆腔手术(多经耻骨入路)。
- 侵犯到阴唇、阴道、全尿道或膀胱底部的较大肿瘤:
  - 考虑联合 EBRT+ 近距离插植放射治疗。
  - EBRT 类似于外阴/阴道癌,包括盆腔和腹股沟淋巴结治疗,全盆腔剂量为 45Gy。然后通过缩野对阳性淋巴结加量 10～15Gy。会阴区应接受治疗以覆盖整个尿道。
  - 通过阴道圆柱体近距离放疗对原发部位加量,使整个尿道剂量达到 60Gy。
  - 然后可以使用组织间插植将肿瘤的总剂量提高到 70～80Gy。

参考文献

1. Gay HA, Barthold HJ, O'Meara E, et al. Pelvic normal tissue contouring guidelines for radiation therapy: A Radiation Therapy Oncology Group consensus panel atlas. *Int J Radiat Oncol Biol Phys*. 2012;83:e353-e362.

2. Lawton CA, Michalski J, El-Naqa I, et al. RTOG GU radiation oncology specialists reach consensus on pelvic lymph node volumes for high-risk prostate cancer. *Int J Radiat Oncol Biol Phys*. 2009;74:383-387.

3. O'Neill AGM, Jain S, Hounsell AR, O'Sullivan JM. Fiducial marker guided prostate radiotherapy: a review. *Br J Radiol*. 2016;89:20160296.

4. Hamstra DA, Mariados N, Sylvester J, et al. Continued benefit to rectal separa-

tion for prostate radiation therapy: final results of a phase III trial. *Int J Radiation Oncol Biol Phys*. 2017;97(5):976-985.

5. de Crevoisier R, Tucker SL, Dong L, et al. Increased risk of biochemical and local failure in patients with distended rectum on the planning CT for prostate cancer radiotherapy. *Int J Radiat Oncol Biol Phys*. 2005;62:965-973.

6. Zaorsky NG, Showalter TN, Ezzell GA, et al. ACR Appropriateness Criteria external beam radiation therapy treatment planning for clinically localized prostate cancer, part I of II. *Adv Radiat Oncol*. 2017;2(3):62-84.

7. Parker CC, James ND, Brawley CD, et al. Radiotherapy to the primary tumour for newly diagnosed, metastatic prostate cancer (STAMPEDE): a randomized controlled phase 3 trial. *Lancet*. 2018;392(10162):2353-2366.

8. Catton CN, Lukka H, Gu CS, et al. Randomized trial of a hypofractionated radiation regimen for the treatment of localized prostate cancer. *J Clin Oncol*. 2017;35(17):1884-1890. doi: 10.1200/JCO.2016.71.7397.

9. Davis BJ, Taira AV, Nguyen PL, et al. ACR appropriateness criteria: Permanent source brachytherapy for prostate cancer. *Brachytherapy*. 2017;16: 266-276.

10. Adil K, Popovic M, Cury FL, et al. Anisotropic bladder planning target volume in bladder radiation therapy. *Pract Radiat Oncol*. 2019;9(1):24-28.

11. James ND, Hussain SA, Hall E, et al. Radiotherapy with or without chemotherapy in muscle-invasive bladder cancer. *New Engl J Med*. 2012; 366(16):1477-1488.

12. Wilder RB, Buyyounouski MK, Efstathiou JA, Beard CJ. Radiotherapy treatment planning for testicular seminoma. *Int J Radiat Oncol Biol Phys*. 2012;83(4):e445-e452.

第9章　妇科肿瘤的放射治疗

Sudha Amarnath Sheen Cherian

概述	183
子宫内膜癌	187
子宫颈癌	191
外阴癌	196
阴道癌	199
参考文献	201

概述

- 通常由肿瘤放疗科医师治疗的妇科恶性肿瘤包括子宫内膜癌、宫颈癌、阴道癌和外阴癌。
- 具体的处方剂量由肿瘤类型和治疗方法决定,例如术前、根治性、术后或姑息性放射治疗。

摆位、固定和模拟扫描

- 体积治疗计划(CT 模拟使用平面床板)用于确定大体肿瘤靶区(GTV)、临床靶区(CTV)和计划靶区(PTV)。
- 患者体位:取仰卧或俯卧位,取决于个人习惯和患者耐受性
  - 仰卧位可能更具可重复性。
  - 俯卧于腹板上可以将肠道向前向上移位。
- 用定制的体模来固定上身、躯干和下肢,可以提高体位的重

复性。
- 可考虑使用阴道、肛门和宫颈标记来勾画正常的组织结构。
- 连续螺旋 CT 采集整个骨盆的图像，层厚 3mm。
- 建议行静脉增强扫描，可使用口服或直肠对比剂（注意解剖变形）。
- 在模拟定位和每日放射治疗期间，患者应保持膀胱充盈
  - 对于根治性调强放射治疗（完整子宫和子宫切除术后），应进行充盈膀胱和排空膀胱的两次定位 CT 扫描，并在勾画靶区前进行图像的融合，采用内靶区（ITV）方法。

全盆腔放疗的靶区和感兴趣器官的定义

- 常规的全盆腔放射治疗（WPRT）边界包括（图 9.1）
  - 上界：L4～L5 椎间隙（如果覆盖髂骨）或 L5～S1 椎间隙。
  - 下界：闭孔下缘包括阴道近 2/3 或肿瘤最低点往下延伸 3cm。

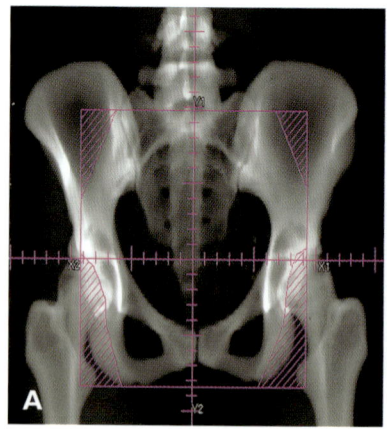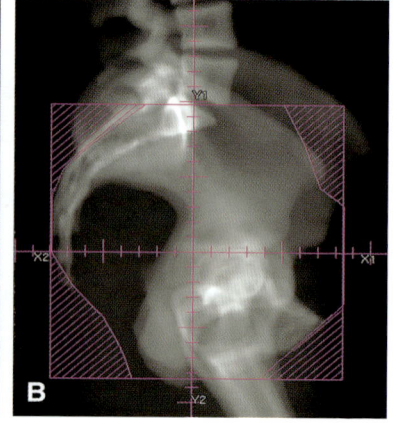

图 9.1 全盆腔放疗的常规边界：（A）AP 视图和（B）侧位视图。AP，前后位。

- 侧界：真骨盆最宽处外 2cm。
- 前界：耻骨联合前缘。
- 后界：达 S2～S3 间隙，为达到足够的边缘可以延伸。
- 当需要延伸野放疗时，上界应延伸至 T12～L1 间隙。
- 三维（3D）放疗计划需要使用 CT 扫描图像来勾画靶区。
  - 可参考肿瘤放射治疗协会（RTOG）网站上的两个图集（女性 RTOG 正常骨盆图集和妇科图集），用于辅助正常组织和靶器官的勾画[1]。
- WPRT 的淋巴结（LN）组勾画包括以下内容，以血管分区作为替代（根据 RTOG1203 方案）[2]。
  - 髂总淋巴结下部：通常髂骨的上界在 L5 椎体上缘，PTV 上界应在 L5 椎体上缘，CTV 应距 L5 上缘 7mm。
  - 髂内淋巴结（闭孔，下至闭孔窝的上 1/3 和下腹部）。
  - 髂外淋巴结上至股骨头上缘。
  - 骶前淋巴结向上延伸至 S2 下界。
  - PTV 为 CTV 外扩 7mm。
  - 如果主动脉旁淋巴结受侵，或有高风险，靶区应包括主动脉旁淋巴结。
- 膀胱：整个膀胱。
- 直肠：下界至 PTV 以下的部分，上界至乙状结肠超出骨盆水平。
- 小肠：范围至少包括 PTV 以上 2cm，以及腹膜边缘区小肠。
- 股骨头。
- 骶骨。
- 在充盈膀胱图像上勾画 CTV，在 CTV 基础上增加排空膀胱图像的靶区偏移，即为 ITV。

治疗计划

- 两野（AP/PA）或四野（AP、PA、右侧和左侧）光子野。
- IMRT：现实中使用的越来越多，广泛用于根治性放疗或辅助性放疗，可以更好地保护正常组织。
- 一般使用 10MV 或更高能量的光子。

危及器官

- 用于延伸野放射治疗
  - 单侧肾 $V_{18} \leqslant 66.6\%$。
  - 脊髓：$D_{0.03cc} \leqslant 45Gy$。
- 根据 RTOG1203 对 IMRT 进行剂量限制[2]（表 9.1）。

表 9.1 根据 RTOG 1203，调强放疗剂量限制[2]

危及器官	体积（%）	限制剂量（Gy）
小肠	< 30	> 40
直肠	< 80	> 40
膀胱	< 35	> 45
股骨头	< 15	> 30

RTOG，肿瘤放射治疗协会。

近距离放射治疗

- 可使用多种后装施源器，包括阴道施源器、双通道宫腔施源器、单通道宫腔施源器和卵圆球/环形施源器。
- 常用技术
  - 高剂量率（HDR）腔内植入物：阴道圆柱体
    - 患者取截石位。
    - 可选用最大直径的柱状体（2.0～3.5cm）。
    - 治疗体位下的模拟 CT 图像用于靶区勾画。

- HDR 腔内植入物：宫腔管和卵圆球/环形施源器
  - 镇静状态下取截石位。
  - 将不透射线标记物置于宫颈的前唇和后唇。
  - 放置膀胱和直肠（可选择）导管。
  - 宫腔管放置在中线，卵圆球/环形施源器对称地紧贴子宫颈两侧。填塞阴道并将膀胱和直肠推开；或者使用直肠牵引器。
  - 扫描 CT 图像评估施源器的位置并制定近距离放疗（BT）计划。如果按照欧洲放射治疗组及欧洲放射学和肿瘤学会（GEC-ESTRO）指南对宫颈癌行近距离治疗，则应在放置施源器后获取 MRI 扫描图像。
  - 一些双通道宫腔施源器和卵圆球/环形施源器应具备添加插植通道的功能以优化剂量分布。
- HDR 插植：Syed 技术
  - 全麻下取截石位。
  - 不透射线的标记物置于可见的感兴趣病灶上。
  - 充填体放置在阴道穹隆；通过充填体放置模板，并与会阴齐平。
  - 从四个角将模板缝合在适当的位置。
  - 将 Flexiguide 导管放置在模板中以充分覆盖瘤体。
  - 可以在透视或腹腔镜指导下进行。
  - 患者入院治疗，模板保留 2～4 天。
- 低剂量率（LDR）植入物也可用于腔内或插植。

子宫内膜癌

适应证

- 子宫内膜癌术后的辅助放疗。
- 术前放疗：IIIB 期肿瘤根治性肿瘤切除之前。

- 根治性放疗：适用于医学不能手术或无法切除的患者。

辅助性 EBRT

- 定位、固定和模拟扫描
  - 根据"一般原则"的规定。
- 靶区和感兴趣器官的定义
  - 建议 IIIA 期（卵巢或输卵管受累）和 IIIB 期（术前）采用 3D CRT 计划。建议 I、II、IIIC 和 IVA 期患者采用 IMRT 计划。
  - GTV：无。
  - CTV：根据一般原则进行淋巴引流区勾画
    - 包括盆腔所有淋巴结区域，包括骶前淋巴结区。
    - IIIB 期患者包括阴道全长。如果阴道远端 1/3 受侵，则包括腹股沟淋巴结区域。
    - 如果主动脉旁淋巴结受侵（IIIC2 期），应将其包括在内。
  - PTV：根据"一般原则"执行。
- 治疗计划
  - 根据"一般原则"的规定。
- 剂量
  - 仅进行全盆腔外照射（WPRT），给予 45～50Gy，分次剂量 1.8～2Gy。
  - 如果联合近距离放疗，WPRT 至 45Gy。
  - 如果使用延伸野，则给予 PA 野淋巴结 45Gy。

辅助性近距离放射治疗

- 一般原则
  - 术后 4～6 周或完成 EBRT 后 1 周。
  - 采用阴道圆柱体施源器行 HDR 近距离放疗（或者使用阴道

施镅器）。
- 定位、固定和模拟扫描
  - HDR 腔内植入物：根据"一般原则"放置阴道圆柱体。
- 靶区和感兴趣器官的定义
  - 治疗阴道近端 4～5cm。
  - IIIB 期考虑治疗阴道全长。
  - 勾画膀胱和直肠。
- 治疗计划
  - 可以在阴道表面或一定深度（通常距离表面 0.5cm）给予处方剂量。
- 剂量
  - 盆腔 EBRT 后 HDR 加量：6Gy×2（距离表面 0.5cm），可间隔 3 天或更长时间使用。
  - 单独行 HDR：10.5Gy×3（阴道表面），1 周 1 次。备选方案：7Gy×3（距表面 0.5cm），1 周 1 次。

根治性放射治疗

- 一般原则
  - 根据一般原则行全盆腔 EBRT。
  - 对于较小的肿瘤（如 < 2cm），且无明显子宫肌层浸润证据的患者可单独进行 BT（图 9.2）。
- 定位、固定和模拟扫描
  - 使用 MRI 评估肿瘤浸润程度、位置和大小。
  - 可使用各种施源器，包括双通道宫腔施源器（Rotte "Y" 施源器）或单通道宫腔施源器联合阴道圆柱体。

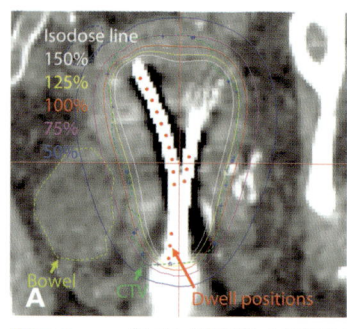 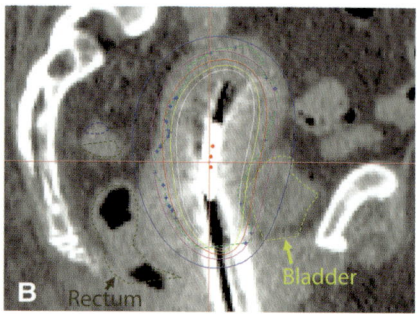

图 9.2　一名 81 岁医学上不可手术的子宫内膜癌患者,接受双通道宫腔施源器的 HDR 近距离治疗,7.5Gy×5fx。子宫内膜癌根治性近距离放疗计划的冠状位(A)和矢状位(B)图。

HDR,高剂量率。

- 取截石位。
- 放置带有球囊的膀胱导管
  - 治疗体位下的 CT 模拟图像用于靶区勾画。
- 靶区和感兴趣器官的定义
  - 对于 3D 计划,GTV 和 CTV 是子宫。
  - 包括乙状结肠、直肠和膀胱。
- 治疗计划
  - 对于二维(2D)计划,在距宫底(中线)2cm 旁开 2cm 处指定剂量。
  - 对于三维计划(推荐),勾画出子宫体积并给予处方剂量。
- 剂量
  - 单独行 HDR:7～7.5Gy×5fx 或 6Gy×6fx。
  - HDR 加盆腔 EBRT:EBRT 后 6Gy×5fx,每周两次
    - 目前没有标准剂量或标准分割方案;根据美国近距离放疗协会的指南,可以找到其他方案[3]。

子宫颈癌

适应证

- 根治性放疗：EBRT 联合 BT。
- 术后放疗：EBRT ± BT。

辅助或根治性 EBRT

- 定位、固定和模拟扫描
  - 有关 WPRT 的详细内容请参阅"一般原则"部分。
- 靶区和感兴趣器官的定义
  - 建议采用 3D 计划，以覆盖全部淋巴结。
  - 正常结构详见"一般原则"。
  - 勾画 GTV（如适用）和 CTV，包括宫颈和全部肿瘤范围、子宫、宫颈旁、子宫旁、子宫骶韧带以及区域淋巴结
    - 如果侵及阴道远端 1/3，必须包括腹股沟淋巴引流区，下界为阴道口。
    - 如果阴道后壁受侵，覆盖直肠周围的淋巴结。
    - 如果髂总淋巴结为临床阳性，则将已知淋巴结的上界提高 4cm。如果髂总淋巴结受侵，也要考虑治疗 PA 野淋巴结。
  - PTV：根据"一般原则"执行。
- 治疗计划
  - 传统技术：两野（AP/PA）或四野（AP、PA、右侧和左侧）光子野。
  - 四野骨盆边界：包括定位 CT 上确定的 GTV 和 CTV
    - AP/PA：上界覆盖 L4～L5，下界为闭孔下 4cm，达骨盆底，侧界为骨盆壁外 2cm。
    - 侧野：根据"一般原则"，确保后界至少覆盖骶骨前缘

1.5cm。
- 对于延伸野，包括未受累淋巴结周围 2cm 的边缘。
■ 特殊注意事项
- AP/PA 射野应用于瘦小的或子宫骶韧带受侵的患者。考虑中线区域遮挡，以避免后装照射区域的剂量超量，并对内照射区域外潜在的肿瘤区域给予更高剂量，为 40Gy。
- 对于 IIB 或 IIIB 期或淋巴结阳性者，根据反应考虑追加剂量 5.4～9Gy。
- IMRT 也可用于子宫颈癌的根治性放射治疗。采用 IMRT 计划的患者应在膀胱充盈和空虚状态下进行模拟 CT 扫描，但治疗计划应在膀胱充盈状态下的定位图像上进行。由于在治疗过程中存在子宫运动的风险，靶区勾画是相当复杂的。靶区勾画应参考当前 NRGGY006 协议执行，综合考虑相关计划和正常组织的限制。

■ 剂量
  ■ WPRT：45～50Gy/1.8～2Gy/fx。
  ■ 如果计划联合 BT，则 WPRT 剂量为 45Gy。

根治性近距离放疗

■ 一般原则
  ■ 单纯 BT 可用于 IA1 期宫颈癌。
  ■ LDR 或 HDR 可以权衡比较后选择
    - HDR 的优点：门诊手术，逆向治疗计划可用来优化源驻留位置和驻留时间。
    - HDR 的缺点：与 LDR 相比，剂量梯度更大，所以施源器的几何形状必须是最佳的。
  ■ HDR 联合 EBRT

- 通常在 EBRT 第 4 周，适当减瘤后开始，或在 EBRT 之后立即开始。
- 每周至少进行一次腔内照射，在内照射当天不进行 EBRT 或化疗。
- 如果已完成大部分 EBRT，可以每周进行两次内照射（相隔 72 小时），以保证完成所有治疗的总治疗时间 < 8 周。
- 施源器包括单通道宫腔施源器和环形施源器、单通道宫腔施源器和卵圆管，或单通道宫腔施源器和分裂环施源器。

■ 定位、固定和模拟扫描
  ■ 腔内 HDR 植入物：单通道宫腔施源器和卵圆管 / 环形施源器，按照"一般原则"进行。
  ■ 如果对宫颈癌患者按照 GEC-ESTRO 指南（见下文）进行宫颈癌患者 BT 计划，则应在施源器植入后进行 MRI 成像。

■ 靶区和感兴趣器官的定义。

■ 二维计划
  ■ A 点：宫腔管平面位于子宫外口上方 2cm，旁开 2cm，子宫动脉和输尿管交叉处。
  ■ B 点：A 点水平旁开 5cm，代表闭孔淋巴结。B 点接受的剂量大约为 A 点剂量的 1/4 ~ 1/3。
  ■ 膀胱参考点：侧位 X 线片上 Foley 球囊的后表面和 AP 方向上的球囊中心。Foley 球囊充满 7ml 不透射线对比剂，紧贴尿道。
  ■ 直肠参考点：阴道源中心与阴道后壁的垂直线，距阴道后壁 5mm。
  ■ 阴道参考点：AP 位 X 线片上卵圆形施源器 / 环形施源器的侧缘，侧位 X 线片上中卵圆形施源器 / 环形施源器的中心。

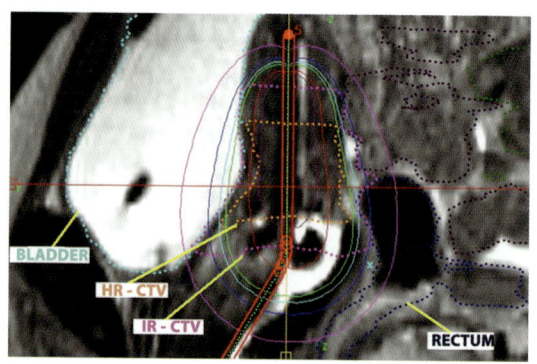

图 9.3 一名 45 岁 T2aN0M0 中分化宫颈鳞状细胞癌患者，T2 加权矢状位 MRI 扫描。HR-CTV 用橙色勾画，IR-CTV 用粉色勾画，参考解剖屏障等距离外扩。

HR-CTV，高风险临床靶区；IR-CTV，中风险临床靶区。

- 三维计划
  - 三维计划有利于定义 GTV、高风险 CTV、中风险 CTV 和勾画正常组织，包括膀胱、直肠、乙状结肠和阴道（图 9.3）。
    - GEC-ESTRO 工作组指南[4]建议勾画诊断时的大体肿瘤靶区（GTV_D）。这包括临床检查和 MRI T2 加权诊断时确定的肉眼可见的肿瘤外侵范围。在 EBRT 之后，在每次 BT 之前，近距离治疗时的大体肿瘤靶区（GTV_B）是根据临床检查和 T2 加权 MRI 来定义的。如果患者仅进行 BT 治疗，则 $GTV_B=GTV_D$。
    - 此外，近距离治疗时需确定并勾画高危 CTV 即 $HR\text{-}CTV_B$，包括 GTV_B、整个宫颈，以及在 BT 时推测的宫颈外肿瘤浸润范围。基于 BT 时在 MRI 所见的 GTV_D 和残余灰色区域，勾画出推测的肿瘤外侵范围。
    - 最后的加量区是 BT 中风险 CTV（$IR\text{-}CTV_B$）；包括 $HR\text{-}CTV_B$ 及其 5～15mm 的外扩边缘。如果在诊断时肿瘤没有侵犯到这些边缘，应注意解剖边界的限制（如膀胱/直肠壁）。
- 最后，在图像引导的 BT 中，假设 PTV=IR–CTV$_B$[5]。

- 治疗计划
  - 通常以 A 点剂量为处方剂量（图 9.4）。
  - 建议采用三维计划和逆向治疗计划，从而优化驻留位置和时间，以提高靶区覆盖，同时尽量减少正常组织的剂量（图 9.3）。

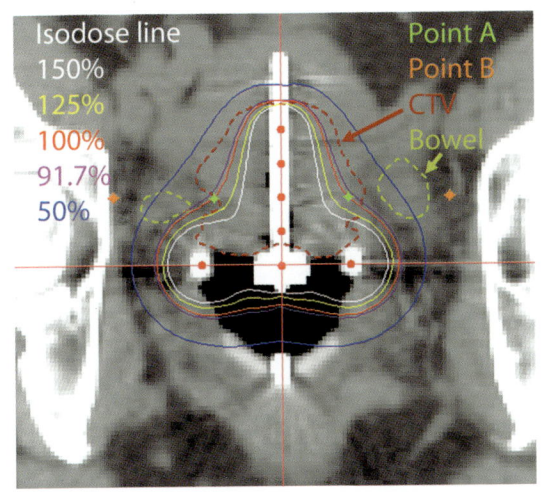

图 9.4 一名 43 岁子宫颈腺癌妇女，IB2 期，EBRT 45Gy 同步顺铂化疗，然后采用宫腔单通道施源器和裂环形施源器行近距离治疗，总剂量为 A 点 30Gy，6Gy/fx×5。子宫颈癌的近距离治疗计划：冠状视图。
CTV，临床靶区；EBRT，外照射；Gy，戈瑞。

- 剂量
- 2D 计划
  - 早期患者 A 点剂量为 80～85Gy，晚期患者 A 点剂量为 85～90Gy。
  - 早期患者盆腔侧壁剂量应为 50～55Gy，晚期患者应为 55～65Gy。

- 膀胱和直肠的限制剂量分别低于 75Gy 和 70Gy 的 LDR 等效剂量。
- 对于 HDR，膀胱和直肠剂量限制在处方剂量 65% ~ 70% 之间。
- 阴道上段的剂量限制值为 140Gy，阴道下段为 90Gy
  - 仅对 A 点的剂量加以说明是不够的。ICRU 建议报告剂量信息，包括技术描述、参考体积、参考体积大小、膀胱点剂量、直肠点剂量、骨盆壁点剂量和淋巴的梯形区剂量。
- 3D 计划
  - 除了传统的 A 点之外，还要进行评估和报告。
  - 总剂量是基于 EBRT 和 BT 的预期累积剂量，以单次 2Gy，α/β 值为 3 和 $T_{1/2}$=1.5 小时的等效总剂量表示。
    - 直肠 D_{2cc} < 70 ~ 75Gy。
    - 乙状结肠 D_{2cc} < 75Gy。
    - 膀胱 D_{2cc} < 90Gy。
- 特殊注意事项
  - 插植放疗的适应证：巨块型宫颈癌（阴道或宫旁浸润）、巨块或阴道复发，或在 EBRT 期间未消退的宫颈癌。

外阴癌

适应证

- 局部晚期病变的新辅助放化疗。
- 辅助放射治疗的主要指征：切缘阳性、淋巴结阳性、血管淋巴浸润或深度浸润（一般为 > 10mm）。
- 风险淋巴结区的辅助放疗：临床阳性淋巴结区，两个或两个以上病理阳性的淋巴结区，或包膜外侵犯。
- 根治性放疗：适用于非手术患者。

- BT：可为巨大肿瘤加量。

外照射

- 定位、固定和模拟扫描
  - 根据"一般原则"的规定。
  - 特殊注意事项
    - 患者体位：仰卧位、蛙式或两腿分开。
    - 用金属性标记淋巴结、外阴、肛门和手术切口。
  - 视情况，为腹股沟和外阴增加组织补偿膜。
- 靶区和感兴趣器官定义
  - 淋巴结定位的相关边界
    - 上界：骶髂关节中部（盆腔 LN−）或 L5/S1（盆腔 LN+）
    - 侧界：
      - AP 野：包括髂前下棘（即腹股沟韧带内侧 2/3），如果银夹提示更多侧界受累，则需进一步扩大。如果瘢痕远远超出了风险区域，则不需要覆盖整个瘢痕。
      - PA 野：骨盆外 2cm。
    - 下界：包括外阴、会阴皮肤和腹股沟内侧淋巴结；通常在股骨小转子下 2～3cm。
    - 特殊情况下，可以添加中间挡块，以减少远端尿道、阴道、直肠、肛门和阴道残端的剂量。
  - 建议使用 IMRT 计划。
  - 如果治疗原发部位，可用盆腔野或垂直野治疗勾画出的外阴瘢痕的边缘。
  - 如果治疗淋巴引流区，勾画单侧或双侧腹股沟淋巴结区。如果盆腔淋巴结为阴性，需要包括髂外淋巴结远端；如果盆腔淋巴结为阳性，包括髂总淋巴结区（图 9.5）。

治疗计划

- 6MV 或以上能量的光子。

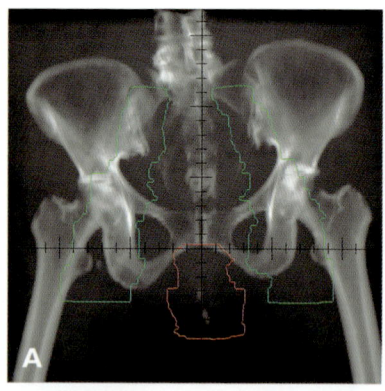
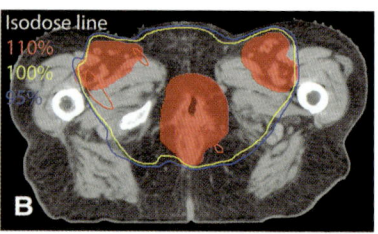
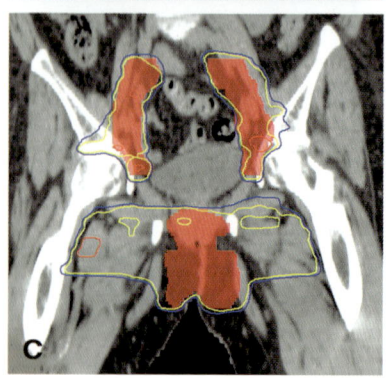

图 9.5 65 岁女性,外阴高分化鳞状细胞癌,左阴唇和双侧腹股沟淋巴结复发,IMRT 计划。图(A):DRR 上显示的叠加在一起的淋巴结(绿色)和原发灶(红色)CTV;(B):轴位和(C):冠位,用红色勾画的 CTV。计划包括 WPRT 45Gy/1.8Gy/fx,采用 IMRT,同步会阴区加量,18MeV,2 次 / 天,15Gy/1.5Gy/fx。
CTV,临床靶区;DRR,数字重建摄影;Gy,戈瑞;IMRT,适形调强放射治疗;WPRT,全盆腔放射治疗。

- 可使用多种照射方式
  - 宽 AP 野和窄 PA 野,AP 野的中线部位放置部分穿射挡块。

- AP/PA 野匹配，以包括原发灶和盆腔淋巴结区，可通过独立的电子线前野照射腹股沟。
- IMRT 的应用越来越普遍。
- 使用垂直野为外阴大体病变补量。
- 兼顾股骨头耐受性的同时考虑采用电子线、半束斜光子野或 IMRT 为淋巴结补量。
- 剂量
  - 残留微小病变：辅助放疗，45～56Gy/1.8～2Gy/fx。
  - 残留的大体病变或根治性治疗：标准剂量为 54～64Gy（无化疗时至 72Gy）。

阴道癌

适应证

- 对于 I 期的病人：可考虑仅行 BT。
- 所有其他期别的病人都需要 EBRT 和 BT 的联合。
- 放射治疗是治疗 II 期及以上病变的主要治疗方法。

EBRT

- 定位、固定和模拟扫描
  - 根据"一般原则"的规定。
  - 特殊注意事项
    - 肿瘤和体内标记物。
    - 如有必要，腹股沟淋巴结添加组织等效补偿膜。
- 靶区和感兴趣器官定义
  - 全盆腔射野边界向下延伸，覆盖整个阴道及病灶最下缘以下 3cm。
  - 如果阴道远端 1/3 受累，外侧界应包括腹股沟淋巴结。

- 上界：髂前上棘。
- 侧界：大转子。
- 下界：腹股沟褶皱或坐骨下方 2.5cm。
- 3D 计划时，建议全淋巴结区覆盖。
- 在某些情况下，在 EBRT 后计划进行 BT 者，可以在 20Gy 后在中线部位添加挡块，以减少膀胱和直肠的剂量。
- 治疗计划
  - AP/PA（两野）或四野。
  - 通常使用 6MV 或更高能量的光子。

剂量

- 仅行全盆腔外照射（WPRT），45～50Gy/1.8～2Gy/fx。
- 联合 BT，WPRT 剂量为 45Gy。

近距离放射治疗

- 一般原则
  - 对于深度＜0.5cm 的病变，使用腔内 HDR。腔内近距离放射治疗请参考"一般原则"。
  - 深度＞0.5cm 的病变采用组织间 BT。
- 定位、固定和模拟扫描
  - 根据"一般原则"的规定。
- 靶区
  - CT 模拟扫描用于治疗计划。
  - 对于腔内 BT，使用尽可能大的阴道圆柱体来提高黏膜与肿瘤的剂量之比。
  - 对于组织间插植，应勾画出肿瘤的深度，以充分覆盖大体病灶。
  - 治疗计划

- 三维计划和逆向治疗计划在阴道癌中运用越来越多，通过优化源驻留位置和时间，可改善靶区覆盖，同时最大限度减少正常组织的剂量。
- 剂量/分割
  - 阴道圆柱体
    - HDR 的处方剂量给予全阴道黏膜下 0.5cm 的深度，5～7Gy，每周 1～2 次，总剂量为 21～25Gy，照射全阴道长度。
    - 此外，使用定制的带屏蔽的阴道圆柱体对肿瘤区加量 21～25Gy，5～7Gy/fx，剂量参考点在黏膜下 0.5cm。
  - 插植治疗
    - EBRT 联合 BT 插植治疗肿瘤的总剂量为 75～80Gy。

参考文献

1. Female RTOG Normal Pelvis Atlas and GYN Atlas. https://www.rtog.org/CoreLab/ContouringAtlases.aspx. Accessed August 30, 2019.

2. www.rtog.org/ClinicalTrials/ProtocolTable/StudyDetails.aspx?study=1203. Accessed August 30, 2019.

3. Nag S, Erickson B, Parikh S, Gupta N, Varia M, Glasgow G. The American Brachytherapy Society recommendations for high-dose-rate brachytherapy for carcinoma of the endometrium. *Int J Radiat Oncol Biol Phys*. 2000;48(3):779-790.

4. Pötter R, Haie-Meder C, Van Limbergen E, et al. Recommendations from Gynaecological (GYN) GEC ESTRO Working Group (II): concepts and terms in 3D image-based treatment planning in cervix cancer brachytherapy-3D dose volume parameters and aspects of 3D image-based anatomy, radiation physics, radiobiology. *Radiother Oncol*. 2006;78:67-77.

5. Haie-Meder C, Pötter R, Van Limbergen E, et al. Recommendations from Gynaecological (GYN) GEC-ESTRO Working Group (I): concepts and terms in 3D image based 3D treatment planning in cervix cancer brachytherapy with emphasis on MRI assessment of GTV and CTV. *Radiother Oncol*. 2005;74(3):235-245.

第10章 淋巴瘤和骨髓瘤的放射治疗

Sheen Cherian, Chirag Shah, and Erin S. Murphy

一般原则·································203
霍奇金淋巴瘤·····························211
非霍奇金淋巴瘤··························212
放射免疫治疗·····························215
蕈样肉芽肿·································216
多发性骨髓瘤/浆细胞瘤················221
骨孤立性浆细胞瘤（骨浆细胞瘤）·····223
髓外浆细胞瘤·····························224
全身照射·································225
参考文献·································228

一般原则

- 淋巴瘤代表了一组异质性的病种，这使得治疗计划具有很强的患者/部位特异性。
- 处方剂量将由特定的病种决定。
- 根治性放疗的剂量和体积往往分别比巩固性放疗更高、更大。
- 对于高级别的非霍奇金淋巴瘤（NHL）和霍奇金淋巴瘤（HL），考虑照射所有的肿块区域，即使是Ⅳ期病变。
- 运用现代放射技术减少ITV/PTV边缘，从而可能降低放疗的晚期反应。

- 在评估治疗计划时，要考虑长期的毒性反应。
- 淋巴瘤患者在化疗前最好经肿瘤放疗科医生诊查和影像学评估，以便充分了解和记录病变的初始范围。

模拟扫描、定位和固定

- 在平板上进行 CT 模拟扫描（3mm 层厚），用于定义 GTV、CTV、ITV 和 PTV。如果在 PET 扫描之前已进行 RT 计划，则应使用固定装置在治疗体位下进行 PET 扫描。一般来说，以相同的方式模拟扫描相应的身体部位可以优化靶区。
- 定位
    - 仰卧位，颈部伸展，手臂举过头顶，使腋窝淋巴结远离胸壁，可以避开更多的肺组织，降低剂量 - 体积直方图 (DVH) 中肺的参数，包括 V_{20}。
    - 男性在进行腹股沟淋巴结治疗时，双腿外展，将生殖器移开并用胶布固定。
    - 儿童：考虑双手叉腰。
        - 避开肱骨头，尽量减少锁骨上和下颈区域的组织褶皱。
- 固定
    - 不少固定系统（如真空垫和热塑性模具）均有市售，它们以一种可重复、对患者友好的方式将手臂固定于头部上方。在治疗头颈部病变时，应使用五点式热塑面罩。
    - 在可能的情况下，考虑使用主动呼吸控制（ABC）等设备进行器官运动管理。这在纵隔和腹部淋巴瘤治疗中特别有用，因为它限制了对 ITV 的需求，减少了 PTV 的边缘，从而能够降低心脏、肺、肾脏和小肠的剂量。
    - 考虑在清晨空腹状态下对胃淋巴瘤进行模拟扫描和治疗，可显著缩小 CTV。

靶区

- HL 和 NHL 的靶区勾画均遵循国际淋巴瘤放射肿瘤学组的共识[1,2]。
- RT（根治性 RT）作为淋巴瘤的主要治疗方法，可用于治疗早期结节性淋巴细胞为主型的 HL（NLPHL）、早期低级别的 NHL、任何期别的 HL，以及对化疗抗拒或不耐受的高级别 NHL。
  - 在这些情况下，勾画靶区（GTV、ITV、CTV 和 PTV），然后利用三维（3D）适形放疗（CRT）或适形调强放疗（IMRT）照射野治疗靶区。应考虑采用足够大的 CTV，因为在没有化疗的情况下亚临床病灶存在的可能性更大。
- RT（巩固性 RT）作为淋巴瘤的主要联合治疗方法，可用于治疗早期经典型 HL 和高级别 NHL。
  - 也推荐用于晚期患者在全程化疗后的肿块区域或 PET 阳性残留病灶。化疗后的疗效评价标准应参照表 10.1 中的 Deauville 评价标准。
  - 累及部位放射治疗（ISRT）[1,2]。
    - ISRT 是美国国家综合癌症网 (NCCN) 新近采用的标准，用以定义 HL 和 NHL 根治性/巩固性放疗的靶区（GTV、CTV、ITV 和 PTV）[3]。
    - 对于根治性 ISRT，CTV 应包含 GTV 原发肿瘤 (化疗前) 以及潜在的亚临床病变，但不包含未受累的正常结构。这包括残留的 GTV（在有病灶残留的情况下）、最初受累的淋巴结部位、可能的亚临床受累区域以及结外侵犯的任何部位。CTV 的创建依赖临床判断结合治疗前后的影像学检查，明显未受累的正常结构不应被包括进去最终的 CTV(图 10.1 和 10.2)。

表 10.1 根据 FDG-PET，HL 或 NHL 的 Deauville 评分标准

分数	PET/CT 扫描结果
1	无摄取
2	摄取≤纵隔
3	纵隔≤摄取≤肝
4	摄取略高于肝脏
5	摄取远高于肝脏，和/或出现新发病灶
X	可能与淋巴瘤无关的新发高代谢部位

FDG，氟脱氧葡萄糖；HL，霍奇金淋巴瘤；NHL，非霍奇金淋巴瘤。

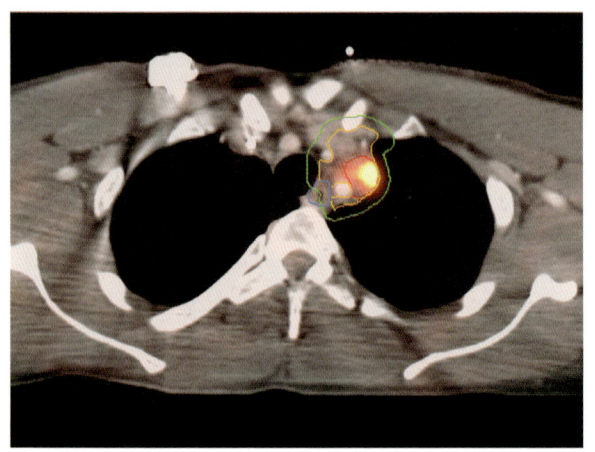

图 10.1 化疗后残余 GTV 为红色，化疗前 CTV 为橙色，CTV 不包括未受累的正常结构（肺、食管、骨、气管和纵隔血管），均匀外扩的 PTV 为绿色。使用 ABC，无 ITV。

ABC，主动呼吸控制；CTV，临床靶区；GTV，肿瘤靶区；ITV，内靶区；PTV，计划靶区。

- 如果临床需要，应考虑使用 ITV。然后将 ITV 均匀外扩为 PTV。
- 累及野放射治疗（IFRT）
  - IFRT 是根治性和巩固性 RT 的早期标准。

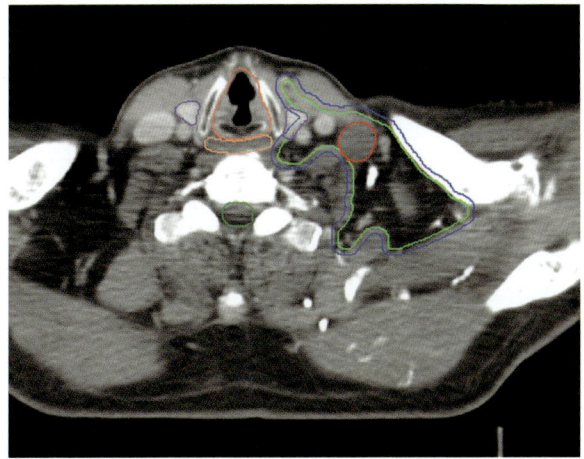

图10.2 以RT作为初始治疗(如NLPHL,FL)时,CTV包括的范围应相对大一点,因为在没有化疗时更有可能出现亚临床病灶。GTV(红色)、CTV(绿色)和PTV(蓝色);正常组织结构——喉部(橙红色)、甲状腺(紫色)、脊髓(深绿色)和下咽部(橙色)。

CTV:临床靶区;FL:滤泡淋巴瘤;GTV:肿瘤靶区;NLPHL:结节性淋巴细胞为主型霍奇金淋巴瘤;PTV:计划靶区;RT:放射治疗。

- 治疗范围为最初受累的淋巴结区域,而不是单个/组淋巴结(LNs)。解剖范围针对整个区域淋巴结。在临床中,不符合ISRT后多采用IFRT技术(例如,化疗前缺少影像学检查、手术切除LNs等)[4]。
- 受累淋巴结放疗(INRT)
  - INRT是ISRT的其中一部分,要求融合化疗前后的PET/CT。
  - INRT治疗范围指的是治疗前^{18}F-PET/CT扫描所确定的相关部位,因此最终的CTV使治疗范围变小了。
- ISRT、INRT和危及器官
  - 化疗前GTV(pre-GTV)是基于对最佳可用成像显示的受累区域的临床判断确定的。

- 化疗后的 CT 或 PET/CT 用于勾画化疗后的 GTV（post-GTV，如果适用）。
- 化疗后 CTV=pre-GTV+post-GTV+ 边缘。
  - 如果可能，融合化疗前影像，包括模拟扫描 CT 获得的化疗前 GTV，然后勾画化疗后 GTV（如果适用）。
  - 联合化疗前 GTV 和化疗后 GTV，然后外扩 1～2cm，以适应与化疗前影像不佳相关的不确定性（如缺乏 PET、患者体位的不同、成像和化疗开始之间时间较长）和相关的亚临床区域。
  - 根据临床经验判断，排除与淋巴瘤无关的正常结构（如：大血管、肌肉、骨、肺、心脏、肾脏等）。
  - 适应化疗前扫描和化疗后扫描的解剖学变化
    - 在纵隔中，CTV 的上下界应与化疗前保持相同。CTV 外侧界不得超过正常的纵隔或淋巴结残留。
  - 如果没有化疗前的影像，则根据临床经验和所有可用的信息来确定 CTV。
  - 一般来说，化疗后 CTV 应大于 INRT（参见以下 INRT）。
  - 如果最初受累的淋巴结间距超过 5cm，可能需要确定单独的 CTVs。
- ITV=CTV+ 适应肿瘤的边缘。
  - 技术包括四维（4D）CT 模拟扫描、透视或差异外扩（如上下 1.5～2cm）
  - 如果使用 ABC 这样的技术限制肿瘤运动，那么 ITV 是不必要的。
- PTV=CTV（或 ITV）+ 适应摆位不确定性的边缘。
  - 依赖于机构或临床医生，取决于固定方法、病变所在部位等。在纵隔中，0.5～1cm 通常被认为是足够的。

- INRT：被认为是 ISRT 的一个特例 [5]
  - 化疗前的 CT 用于勾画化疗前的 GTV_{CT}。
  - 化疗前的 PET 用于勾画化疗前的 GTV_{PET}。
  - 化疗前的 PET/CT、化疗前的 GTV_{CT} 和化疗前的 GTV_{PET} 与化疗后模拟扫描 CT 融合。
  - 化疗后的 CT 或 PET/CT 与化疗后的模拟扫描 CT 融合，用于勾画化疗后的 GTV（如果存在）。
  - 化疗后的 CTV= 化疗前 GTV_{CT}+ 化疗前 GTV_{PET}+ 化疗后 GTV
    - 从 GTV 到 CTV 无需外扩。
    - 根据正常组织边界和对化疗的临床反应修改化疗后 CTV，如 ISRT 所述（见上文）。
  - ITV=CTV+ 适应肿瘤运动的边缘，如 ISRT 所述。
  - PTV=CTV（或 ITV）+ 适应摆位不确定性的边缘，如前在 ISRT 中所述。
- 需要常规识别/勾画正常解剖结构
  - 肺（左右两边各自勾画，然后合并成一个总肺体积）。
  - 心脏：从其底部（RTOG 定义：从 CT 图像上的升主动脉的起源层面开始，包括大血管）到心尖。
  - 肾脏：两个肾脏分开勾画。
  - 脊髓：应在每个 CT 层面上勾画。
  - 肝脏：根据需要，依肿瘤位置和射野大小而定。
  - 淋巴瘤的照射剂量一般保持在危及器官（OARs）耐受范围内 [6]，但不应超过耐受剂量（见表 10.2）。

治疗计划

- 图像引导的 3D-CRT 优于 2D 放疗，因为它具有更好的靶区适形性、剂量均匀性和 OAR 保护。

表 10.2　淋巴瘤放射治疗中危及器官的推荐剂量限制

危及器官	限制剂量 / 体积
脑干	如果全脑照射，颅脑内任何部位的 D_{max} < 54Gy
乳腺	尽量减小 PTV，特别是年龄 ≤ 30 岁的年轻女性。D_{mean} ≤ 2Gy
耳蜗	D_{mean} ≤ 45Gy
冠状动脉	尽量减少治疗体积，并在不影响 PTV 的前提下尽可能保持低剂量
心脏	D_{mean} < 26Gy；D_{100} < 30Gy，V_{30} < 46%；V_{33} < 60%，V_{38} < 33%，V_{42} < 20%
肾脏	单肾照射：V_{15} 65% ~ 70%，双肾照射：每个肾 V_{15} 20% ~ 25%；D_{mean} < 18Gy。部分肾照射（所有限制条件均为双肾）：D_{mean} < 18Gy，V_{28} < 20%，V_{23} < 30%，V_{20} < 32%，V_{12} < 55%
	如果对一个肾的 D_{mean} 为 > 18Gy，则另一个肾脏 V_6 < 30%
晶状体	对晶状体内任何部分的 D_{max} 为 6Gy，除非影响 PTV 覆盖
肝脏	D_{mean} < 32Gy；V_{40} 30% ~ 35%；D_{100} 25Gy，D_{66} 28Gy，D_{33} 38Gy
肺（全肺）	V_{20} ≤ 30%，MLD ≤ 20Gy
视交叉	体积的任何部分 D_{max} < 55Gy
视神经	体积的任何部分 D_{max} < 55Gy
卵巢	PTV 以外体积的任何部分 D_{max} < 10Gy
腮腺	双侧照射：D_{mean} < 25Gy
小肠	对于单个肠管，V_{15} < 120cc。对于整个腹腔 V_{45} < 195cc
脊髓	体积的任何部分 D_{max} ≤ 48Gy
胃	D_{100} < 45Gy
睾丸	体积的任何部分 D_{max} 为 2Gy
甲状腺	D_{100} < 45Gy

D_{max}，最大剂量；Gy，戈瑞；MLD，平均肺剂量；PTV，计划靶区。

- 对于 PTV 较大或淋巴瘤在特定部位（如纵隔）的患者，图像引导的 IMRT 计划可以提高 PTV 适形性，显著改善危及器官剂量。
- 由于担心较高的累积剂量，年轻患者通常应避免使用 IMRT。

霍奇金淋巴瘤

一般原则

- 当前分期决定了治疗方式。
- 外照射（EBRT）可以作为早期（IA 或 IIA）NL 的治疗方法。
  - 目前大多数早期 NL 患者采用简化化疗和 ISRT 治疗，而不是单纯放疗。
  - 早期 NLPHL（结节性淋巴细胞为主型霍奇金淋巴瘤）患者可单纯放疗。
  - 任何分期的 NL，只要患者有大肿块或未达 CR，通常需接受化疗联合 ISRT。

技术因素

- 如果采用单纯放疗，靶区应该大一点，以便更好地覆盖亚临床淋巴结（参见本章"一般原则"部分中的"靶区"）。应尽可能使用各种技术来减少运动控制和消除 ITV。
- 请记住，4D-CT 会导致靶区增大。

剂量/分割

- 目前的联合治疗模式的放疗剂量为 20～36Gy，常规分割（1.8～2Gy/fx），考虑对残余病灶部位加量 9Gy。
- 一般剂量指南

- 根治性放疗
  - 仅 ISRT，30～36Gy。
- 辅助性放疗
  - I 期和 II 期，非巨块型
    - CR：ABVD 化疗后 20Gy（风险类别：有利）[7] 和 30Gy（风险类别：不利）[8]。
    - PR：36～45Gy。
  - 巨块型（任何期别）
    - CR：ABVD 化疗后 30～36Gy，斯坦福 V 方案化疗后 36Gy。
    - PR：36～45Gy。
  - 儿童患者：21～24Gy。

非霍奇金淋巴瘤

一般原则

- NHL 包括 40 多个临床及组织病理表现各异的病种[9]。
- 本节主要关注最常见的类型：弥漫性大 B 细胞淋巴瘤、套细胞淋巴瘤、滤泡型淋巴瘤和淋巴结边缘区大 B 细胞［胃黏膜相关淋巴组织（MALT）］淋巴瘤。

惰性淋巴瘤

低级别滤泡细胞淋巴瘤

- 1/3 的病例为早期，可用 ISRT 治疗。
- 常规分割 24～30.6Gy，1.8～2Gy/fx。

结外边缘区大 B 细胞淋巴瘤

- 淋巴结外部位（如胃、唾液腺、韦氏环、甲状腺、膀胱、眼眶附属器官、肠等）疾病。

- 胃 MALTs
  - 放疗适用于幽门螺杆菌阴性或经三联标准治疗后无反应/进展的幽门螺杆菌阳性 MALT 淋巴瘤患者。
  - 全胃和胃周围淋巴结 ISRT［PET/CT 和内镜检查证实 I 期结外（IE）疾病］至 24～30Gy[5]。
  - 模拟扫描与计划方法
    - 需清晨空腹状态下模拟扫描及治疗。
    - 如果使用 ABC，做三次模拟 CT 扫描以检查胃的重复性。第一次扫描将评估患者对 ABC 的依从性和耐受性；第二次行增强扫描，并标记等中心；第三次扫描应使用少量口服造影剂（50～75ml）；这也将模拟在日常治疗中由于胃分泌物导致的胃胀。
    - 在 PET/CT 显示无胃外受累时，分别在三套 CT 扫描图像上勾画全胃（CTV），然后将它们合到一起（图 10.3）。这种联合 CTV 必然包括胃周淋巴结。
    - 胃轮廓外扩为基于 4D CT 的 ITV，或者，使用 ABC 可以避免 ITV。
    - 使用 ABC 的 3D-CRT 或 IMRT 可显著减小靶体积，降低 OARs 的剂量（同侧肾）。建议每天使 CBCT 进行图像引导。
- 非胃 MALT 通常采用 ISRT，24～30Gy。
- 眼眶附属器官 MALT：可以用 24Gy 治疗。布野方法包括 IMRT、对穿侧野（双侧病变）、楔形成对野或在热塑面罩上加硬质组织等效补偿膜的电子线前野。结膜 MALT 最好的治疗方法是电子线前野，因为它可以避免剂量到达未受累的球后结构（视网膜、黄斑和中央凹）。

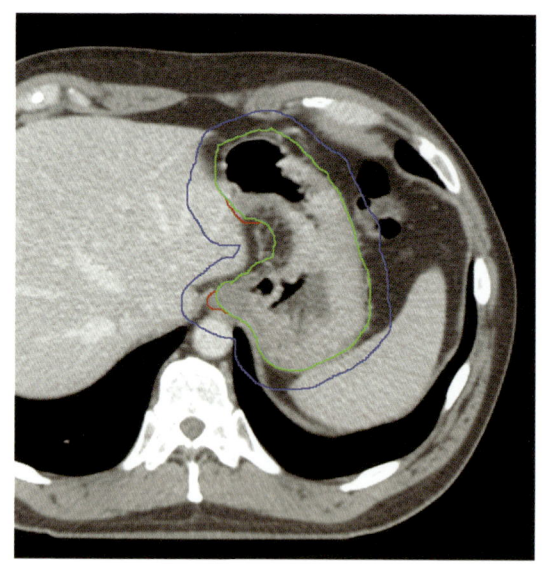

图 10.3 IE 期，胃 MALT 淋巴瘤，胃 CTV（绿色）在所有三次 ABC 扫描图像上都要勾画，然后加在一起形成一个 ITV（棕色），将其均匀外扩形成 PTV（蓝色）。

ABC，主动呼吸控制；CTV，临床靶区；IE，I 期结外；ITV，内靶区；MALT，黏膜相关淋巴组织；PTV，计划靶区。

晚期，复发，或难治性低级别淋巴瘤

- 可姑息性放疗，剂量低至 4Gy/2fx，具有很好的反应性和控制率[10]。

侵袭性淋巴瘤

弥漫大 B 细胞淋巴瘤

- 剂量 / 分割方式主要取决于分期、对化疗的反应、危险因素和化疗周期数
  - 早期：化疗后，ISRT 剂量：30～36Gy（CR），40～50Gy（PR）。
  - 晚期：巨块型或化疗后有残留病灶可考虑放疗，但目前对此尚存争议。考虑剂量 40～50Gy。

套细胞淋巴瘤

- 由于通常发现已经为 IV 期，EBRT 仅在少数情况下适用，如 I～II 期，特别是巨大肿瘤的联合放化疗。另外当诱导化疗不能达到临床缓解时，EBRT 有时可能为骨髓移植创造条件。
- 剂量范围为 30～36Gy。

放射免疫治疗

一般原则

- 有两种放射免疫药物已获美国食品和药物管理局批准，用于治疗复发或难治性低级别、滤泡性或转化的 B 细胞 NHL，包括利妥昔单抗难治性滤泡性 NHL 患者。托西莫单抗也可用于转化的 CD20 + NHL
  - 替伊莫单抗（光谱制药，Irvine，CA）：^{90}Y 标记的 IgG k 小鼠单克隆抗 CD20 抗体。另一种同位素 ^{111}In 用于成像，电子捕获衰变，半衰期 2.8 天。
  - 托西莫单抗（葛兰素史克，布伦特福德，米德尔塞克斯，英国）：^{131}I 标记的小鼠抗 CD20 抗体 IgG。由于代谢存在差异，剂量确定基于个体化的药代动力学。
  - 表 10.3 总结了两种药物的主要特征。
- 禁忌证
  - 骨髓受累超过 25%。
  - 骨髓储备受损
    - 外照射覆盖超过 25% 骨髓。
    - 血小板计数＜ $100×10^9$/L。
    - 中性粒细胞数＜ 1500/ml。
  - 基于治疗前成像的生物分布改变。
  - 存在人类抗 Bexxar 抗体。

表 10.3　常用放射免疫治疗药物的特点

	替伊莫单抗（Zevalin）	托西莫单抗（Bexxar）
抗体		
给药前（冷）	嵌入式（利妥昔单抗）	小鼠（托西莫单抗）
放射性标记	小鼠 IgG1	小鼠 IgG2
总剂量	$250mg/m^2 \times 2$	$485mg/m^2 \times 2$
同位素	^{90}Y	^{131}I
物理半衰期	2.7 天	8.0 天
最大能量	仅 2.3MeV β 射线	0.6MeV β 射线 + 364 keV γ 射线
平均射程	5.3mm（约 150 个细胞直径）	0.8mm
非肿瘤摄取	骨	甲状腺
剂量		
血小板 $> 150 \times 10^9/L$	0.4mCi/kg	75 cGy 全身剂量
血小板 $(100 \sim 150) \times 10^9/L$	0.3 mCi/kg（最大 32 mCi）	65 cGy 全身剂量
估计全身剂量	60cGy	75/65cGy
平均肿瘤剂量	1700cGy	895cGy

管理

- 成功的放射免疫治疗需要多个步骤，需要多学科协调。表 10.4 总结了 Zevalin 和 Bexxar 的治疗步骤。

蕈样肉芽肿

一般原则

- 放射治疗可用于局部病灶的根治治疗和弥散性皮肤、淋巴结和/或内脏病变的症状缓解。
  - IA 期蕈样肉芽肿最常采用浅表电子束进行局部放疗。

表 10.4　放射免疫治疗的实施步骤

天	描述	细节
0	选择患者	治疗前骨髓活检和成像
0	冷抗体 RTX:Zevalin TST:Bexxar	未标记的抗体通过与 B 淋巴细胞和 Fc 受体细胞（脾脏）结合来优化放射性标记抗体。因此，冷抗体阻断了放射性标记的抗体与正常器官的结合，并消耗正常的 B 细胞。它还使渗透更深，分布更均匀。注意：Zevalin 给药时冷抗体的剂量 250mg RTX，而单用 RTX 为 375mg/m^2
0+4	示踪剂量	给予小剂量（5mCi）放射性标记抗体以评估生物分布，并确保不发生聚集。对于 Zevalin，^{111}In 与替伊莫单抗偶联，而不是 ^{90}Y，因其发射纯 β 射线而无法成像。在 Bexxar 存在的情况下，用于成像和治疗的抗体/同位素是一样的。
1,2（Zevalin） 0，2 和 6 （Bexxar）	第 3 天成像 可选择第 4 天 Zevalin 扫描	通过核医学获得伽马相机图像。对于 Zevalin，这些扫描可以确保不发生聚集。Bexxar 扫描用于计算清除率和治疗剂量，因为与 ^{90}Y 相比，其清除效果更难以预测。这使快速和缓慢清除的患者有相同的曲线下面积。对于 Zevalin，骨髓吸收剂量不能预测毒性；因此，并不需要对其进行详细的剂量测定。Zevalin 生物分布的改变定义为第 1 帧图像上肺的浓聚＞心脏，或第 2～3 帧图像上肺的浓聚＞肾脏或肝脏，第 2 天或第 3 天后前位方向观肾脏的浓聚＞肝脏，第 2 天和第 3 天正常肠道＞肝脏的摄取。

续表

天	描述	细节
7	甲状腺细胞保护（仅限Bexxar）	在 Bexxar 的情况下，随着连接的抗体被分解，游离的碘^{131}I 漂浮在血液中，它可被甲状腺吸收，导致甲状腺功能减退。因此，在治疗前 1 天，开始使用 Lugol 液/碘化钾，并在治疗后持续 14 天，使甲状腺对碘的摄取到达饱和
8	治疗	对于 Zevalin，给药剂量是基于体重/血小板计数；对于 Bexxar，给药剂量是基于清除率/血小板计数（见上文表 10.3）。输注时间持续数分钟，监测任何与输液相关的反应。需要密切注意辐射安全预防措施。
8	发布说明	大多数（基本上所有 Zevalin）患者都可以立即出院。^{131}I 发射 γ 射线，需要特别交代 Bexxar 患者在单独的床上睡觉、不要长途旅行、与他人保持>6英尺（1.82m）的距离、避免与儿童和孕妇接触等。

Ab, 抗体；d, 天；IgG, 免疫球蛋白 G；RTX, 利妥昔单抗；TST, 托西莫单抗；Z, Zevalin

- 对于 T2～T4 期疾病，无论是多野照射主要病灶，还是全身皮肤电子束照射（TSEBT），都可以作为主要治疗。

定位、固定和模拟扫描

- 模拟扫描的方法视病灶位置及所采用的照射技术而定。
- TSEBT 将在单独的章节中讨论。

靶区和感兴趣器官定义

- IA 期蕈样肉芽肿

- 病变区域边缘外扩 2～3cm，以确保足够的肿瘤深度覆盖。
- 尽可能使用单野照射。
- 当由于大小或几何空间限制需要射野衔接时，应每周进行射野交界的移动，最大限度地提高剂量均匀性。
- IB、II、III 期蕈样肉芽肿
  - IA 期定义的多个照射野可用于治疗较晚期疾病的主要病变部位。
  - 可用全身电子束照射
    - IB 和 II 期疾病的靶体积包括表皮和真皮。
    - III 期（皮肤肿瘤）疾病的靶区包括肿瘤的整个深度。

治疗计划

局部治疗
- 通常使用垂直电子线照射野、浅表 X 线照射野，或高能光子线野加组织等效补偿物。

危及器官
- 在模拟扫描时需考虑到邻近的正常结构（例如，皮肤皱褶，眼睑等）。

技术因素

射线能量
- 基于肿瘤特征进行选择
- 电子束（6～12MeV），浅表 X 线，或更高能量的光子（例如，6 MV）加组织等效补偿物。

射束成形

- 安装在相应电子线限光筒上的挡块用于射束成形。

剂量 / 分割

- IA 期蕈样肉芽肿
  - 大约 20 ~ 30Gy，1.8 ~ 2Gy/fx。
  - IB 期，II 期和 III 期蕈样肉芽肿
    - 当使用多野照射时，指导原则同 IA 期。

全皮肤电子线照射（TSEBT）

- 经典 TSEBT 应超过 9 周，每天 1Gy，每周 4 天，第 4 周后休息 1 周，总剂量 36Gy（36 个治疗日）
  - 皮肤 4mm 深度处，处方剂量至少 26Gy，皮肤表面剂量应为 31 ~ 36Gy。
  - 对有肿块或有症状区域的加量治疗应该在 TSEBT 前 1 ~ 2 周进行。
  - 最近的研究表明，使用总剂量较低的 TSEBT（12Gy）可以有很好的控制率和最小的毒性[9]。
  - 垂直电子线，单次 4 ~ 6Gy，或 10 ~ 20Gy/5 ~ 10fx。深度取决于肿瘤深度，边缘外扩 1cm。
- 6 个治疗体位确保完全覆盖皮肤。
- 从 6 个照射野中每天轮换 3 个，正好一周轮换 4 次，完成一周治疗计划。
  - 每周日程（仅 4 个治疗日）：第 1 天为 AP 位 / 右后斜位 / 左后斜位，第 2 天为 PA 位 / 右前斜位 / 左前斜位，第 3 和 4 天重复。
  - 这样循环重复 9 次。
- 每个治疗位置都采用单独的照射野，以最大限度地提高剂量

均匀性。
- 使用指甲和眼睛的挡块来防止这些区域超量。

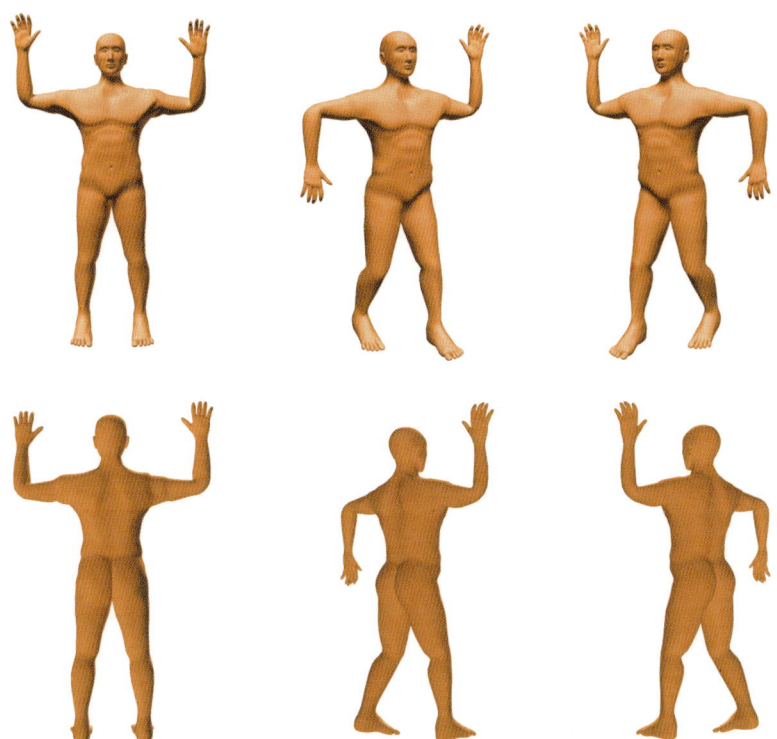

图 10.4 全皮肤治疗的 6 种治疗体位（从左到右）：前后位、右前斜位、左前斜位、后前位、右后斜位、左后斜位。

- 在这些治疗体位中，足底、头皮、乳房下、胸骨、肛周、臀部/大腿、大腿内侧和会阴皮肤区域可能剂量不足
  - 有些人建议对剂量不足的部位进行敷贴治疗。

多发性骨髓瘤 / 浆细胞瘤

一般原则

- EBRT 用于多发性骨髓瘤的姑息治疗或骨髓移植前的全身照

射（TBI）。
- 姑息性治疗的适应证包括与骨或软组织病灶相关的疼痛、神经系统损害、矫形固定后的病理性骨折或即将发生的病理性骨折[11]。
- 放疗通常与化疗序贯进行，因为同步治疗的毒性可能很大。

定位、固定和模拟扫描

- 因治疗部位而异。患者通常采取仰卧位，无需特殊固定，但需确保治疗部位有适当的摆位重复性。

靶区和感兴趣器官定义

- 靶区为影像学所见病灶 +2cm 边缘。在长骨中不需要覆盖整块骨，除非是几乎整块骨都接受了其他方式的治疗 (如髓内钉穿过肿瘤)。
- 对于椎体病变，包括整个椎体及上下各 1 个或 2 个椎体。

治疗计划

- 对于大多数治疗，常规治疗计划已经足够，通常采用 AP/PA 野。
- 如果有软组织病灶或邻近需要保护的危及器官，可以采用基于 3D CRT 的治疗计划。

危及器官

- 用于治疗骨髓瘤的剂量很少超过正常组织的耐受性，因此，不需要常规勾画正常结构。在可能超过耐受性的特定情况下，如本文其他地方所述，可依据常规剂量限制制定 3D 治疗计划并进行结构限制。

剂量/分割

- 最常用的缓解骨痛的剂量分割方案为 20～30Gy/2～4Gy/5～15fx。多发性骨髓瘤对放射高度敏感；考虑单次照射 8～10Gy。
- 尽可能限制治疗野以保护骨髓。
- 在多发性骨髓瘤导致脊髓压迫的情况下，应采用长程放疗（如 30Gy/10fx）[11]。

骨孤立性浆细胞瘤（骨浆细胞瘤）

- 放疗是骨孤立性浆细胞瘤的标准治疗，手术辅以放疗用于病理性骨折或稳定即将发生的骨折[11]。

固定和模拟扫描

- 因治疗部位而异。患者通常采取仰卧位，无需特殊固定，但需确保治疗部位有适当的摆位重复性。如果治疗脊柱，可以考虑五点式面罩或真空垫。

靶区和感兴趣器官的定义

- 考虑到亚临床区域，将影像学确定的 GTV 外扩形成 CTV，CTV 均匀外扩最终生成 PTV，PTV 用于治疗计划。如果是肋骨病变，还需考虑 ITV；或者使用 ABC 避免 ITV。
- 对于椎体病变，应把整个椎体作为 CTV，CTV 外扩形成 PTV。

治疗计划

治疗

- 对于大多数治疗来说，常规 3D CRT 是足够的。

- 如果有软组织病灶或邻近需要保护的危及器官，可以使用基于图像引导的 IMRT 治疗计划。

危及器官

- 与病变部位和剂量密切相关。

剂量 / 分割

- 40～50G/ 1.8Gy（或 2.0Gy）/fx 是最常用的方案[11]。

髓外浆细胞瘤

- 放疗是髓外浆细胞瘤的标准治疗方法（图 10.5）。

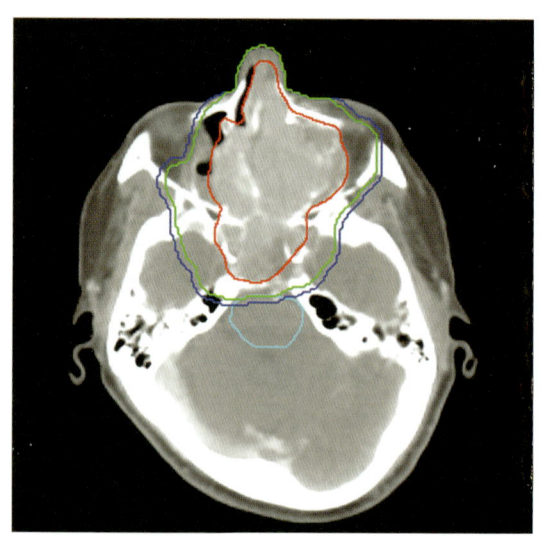

图 10.5　鼻窦旁髓外浆细胞瘤。图示 GTV(红色)，CTV(绿色；应该考虑一个足够大的 CTV，因为在没有化疗的情况下更可能存在亚临床病灶)，PTV(蓝色) 和脑干 (浅蓝色)。
CTV：临床靶区；GTV：大体肿瘤靶区；PTV：计划靶区。

体位、固定和模拟扫描

- 因治疗部位而异。患者通常采取仰卧位,无需特殊固定,但需确保治疗部位有适当的摆位重复性。

靶体积和靶器官的定义

- 考虑到亚临床区域,将影像学确定的 GTV 外扩形成 CTV,CTV 均匀外扩最终生成 PTV,PTV 用于治疗计划。
- 如果担心呼吸引起的肿瘤运动,就需要 ITV,或者,使用 ABC 避免 ITV。

治疗计划

治疗方式

- 对于大多数治疗来说,常规 3D CRT 是足够的。
- 如果有软组织病灶或邻近需要保护的危及器官,可以使用基于图像引导的 IMRT 治疗计划。

危及器官

- 与病变部位和剂量密切相关。

剂量 / 分割

- 40～50Gy/20～25fx 是最常用的方案。

全身照射

一般原则

- 主要适用于接受造血干细胞移植之前,用作化疗的辅助治疗,可作为清髓或降低化疗强度方案的一部分。
- 全身照射没有标准的治疗方案，不同的治疗方法在剂量大小上存在明显差异。
- 放疗不同技术包括
  - 通过固定野前后对穿照射卧位病人（仰卧或俯卧）。
  - 通过旋转机头前后对穿照射卧位病人（仰卧或俯卧）。
  - 患者站立前后对穿照射。
  - 患者坐位对穿侧野照射。
  - 螺旋断层放射治疗（TOMO 照射）。

体位固定及制模

- 结合各种不同全身照射技术进行制模定位。
- 目的：使用低剂量率放疗（5～10cGy/min）均匀照射，在肚脐中点误差不超过均值 10%。
- 为了达到 90% 或更高的表面剂量，在患者体表 10cm 处放置 1～2cm 米厚的丙烯酸材料（称为光束扰流板）。

对穿侧野放疗技术

- 需要了解由于四肢厚度减少而产生的侧向剂量效应（最大剂量与平均剂量之比）。
- 采用对穿侧野放疗技术时，患者取坐位，使用 10 MV 光子束和安装在机器上的组织补偿器（楔形板），使脐部中点的剂量均匀性误差保持在 10% 以内。
- 病人的背部靠在沙发上。
- 手臂随身体轮廓遮挡肺部，然而使用手臂遮挡肺部会导致剂量不均匀，建议使用补偿器。

AP/PA 照射技术

可提供更好的剂量均匀性和更少的组织补偿（肺部挡块除外）：
- 患者在源距轴 400cm 处保持站立位（假设等中心处），在脐中平面设计前后对穿野。
- 40cm×40cm 射野，准直器旋转 45°。
- 运用背带和臂/腿辅助杆更有利于重复性。
- 使用有部分穿射肺挡块来遮挡肺部，并将其固定在靠近患者的塑料支架上。
- 医生在 AP 位和 PA 位图像上勾画肺挡块，肺周围有 1～1.5cm 的边缘。
- 肺屏蔽所使用的铅块厚度多种多样：一些机构在整个治疗过程中使用 1HVL，而另一些机构仅使用 7HVL 用于单次治疗。使用 1HVL 和其他中间 HVL 值，在有和无挡块的情况下均使用热释光剂量计（TLD）或 Mosfet 剂量计，以计算肺部接受 85% 处方剂量所需要的挡块数量。
- 对于小儿患者，应考虑将全肺剂量减少到 < 800cGy[12]。

技术因素

射线能量
- 光子线能量：6～10MV。

射线成形
- 如上所述，用 Cerrobend 挡块遮挡肺部。

剂量/分割

- 剂量取决于适应证和放疗方案，但范围可从 2Gy/1fx 到 12Gy/6～8fx。

- 患有急性淋巴细胞白血病的男性患者的睾丸需要加量照射，通常为电子线照射 4Gy/1fx[13]。

参考文献

1. Illidge T, Specht L, Yahalom J, et al. Modern radiation therapy for nodal non-Hodgkin lymphoma-target definition and dose guidelines from the International Lymphoma Radiation Oncology Group. *Int J Radiat Oncol Biol Phys*. 2014;89:49-58.

2. Specht L, Yahalom J, Illidge T, et al. Modern radiation therapy for Hodgkin lymphoma: field and dose guidelines from the International Lymphoma Radiation Oncology Group (ILROG). *Int J Radiat Oncol Biol Phys*. 2014;89:854-862.

3. National Comprehension Cancer Network. Hodgkin Lymphoma (Version 2.2019). 2019 https://www.nccn.org/professionals/physician_gls/pdf/hodgkin_blocks.pdf. Accessed July 6, 2020.

4. Yahalom J, Mauch P. The involved field is back: issues in delineating the radiation field in Hodgkin's disease. *Ann Oncol*. 2002;13(Suppl 1):79-83.

5. Cahan B, Chen Y-J. Modern radiation therapy for extranodal lymphomas: field and dose guidelines from the International Lymphoma Radiation Oncology Group: in regard to Yahalom et al. *Int J Radiat Oncol Biol Phys*. 2015;93:471-472.

6. Hoskin PJ, Díez P, Williams M, Lucraft H, Bayne M. Recommendations for the use of radiotherapy in nodal lymphoma. *Clin Oncol (R Coll Radiol)*. 2013;25:49-58.

7. Engert A, Plütschow A, Eich HT, et al. Reduced treatment intensity in patients with early-stage Hodgkin's lymphoma. *N Engl J Med*. 2010;363:640-652.

8. Eich HT, Diehl V, Görgen H, et al. Intensified chemotherapy and dose-reduced involved-field radiotherapy in patients with early unfavorable Hodgkin's lymphoma: final analysis of the German Hodgkin Study Group HD11 trial. *J Clin Oncol*. 2010;28:4199-4206.

9. Hoppe RT, Harrison C, Tavallaee M, et al. Low-dose total skin electron beam therapy as an effective modality to reduce disease burden in patients with mycosis fungoides: results of a pooled analysis from 3 phase-II clinical trials. *J Am Acad Dermatol*. 2015;72:286-292.

10. Hoskin PJ, Kirkwood AA, Popova B, et al. 4 Gy versus 24 Gy radiotherapy for patients with indolent lymphoma (FORT): a randomised phase 3 non-inferiority trial. *Lancet Oncol*. 2014;15:457-463.

11. Tsang RW, Campbell BA, Goda JS, et al. Radiation therapy for solitary plasmacytoma and multiple myeloma: guidelines from the International Lymphoma Radiation Oncology Group. *Int J Radiat Oncol Biol Phys*. 2018;101:794-808.

12. Esiashvili N, Lu X, Ulin K, et al. Higher reported lung dose received during total body irradiation for allogeneic hematopoietic stem cell transplantation in children with acute lymphoblastic leukemia is associated with inferior survival: a report from the Children's Oncology Group. *Int J Radiation Oncol Biol Phys*. 2019;104(3):513-521.

13. Wong JYC, Filippi AR, Dabaja BS, Yahalom J, Specht L. Total body irradiation: guidelines from the International Lymphoma Radiation Oncology Group (ILROG). *Int J Radiat Oncol Biol Phys*. 2018;101:521-529.

第11章 软组织肉瘤的放射治疗

Chirag Shah, Jacob Scott, Erin S. Murphy, and Lisa Zickefoose

一般原则 ················231
四肢肉瘤的 EBRT ················234
四肢肉瘤的近距离放射治疗 ················237
腹膜后肉瘤的 EBRT 和近距离放射治疗 ················239
转移性肉瘤：体部立体定向放射治疗（SBRT）················242
异位骨化症的 EBRT ················243
参考文献················244

一般原则

- 手术切除是软组织肉瘤治疗的基本方法。
- 体外放射治疗（EBRT）及近距离放射治疗技术用于四肢、躯干及腹膜后软组织肉瘤的术前和术后治疗。
- 立体定向放射治疗（SBRT）在寡转移、寡进展性软组织肉瘤治疗中已得到越来越广泛的应用。

定位、固定和模拟扫描

- 定位
  - 以 3mm 层厚对目标靶区进行螺旋 CT 扫描。
  - 运用大孔径 CT 能够很灵活地摆放肢体，使健侧肢体和躯干免受照射。
- 通常不使用静脉造影。
- 如果可行，应考虑在治疗体位下进行 MRI 模拟扫描，以增强靶区清晰度，提高配准。应依据组织学类型选择 MRI 的扫描序列，建议增强扫描。

- 固定
  - 体位摆放主要取决于病变的部位。
  - 大多数患者采用仰卧位；患侧肢体的摆放要有利于摆位的可重复性和治疗角度的选择，同时使邻近结构受到的辐射最小。
  - 使用真空袋和体膜有助于体位的可重复性。
- 模拟扫描
  - 用不透射线的金属丝标记活检部位（术前）或手术切口（术后）。
  - 术后放疗时，应考虑在瘢痕处使用组织等效补偿物；术前放疗时，如果肿瘤侵犯或邻近皮肤/皮下间隙，也应考虑使用组织等效补偿物。
  - 等中心点距皮肤表面的深度应 $\geq D_{max}$，通常设定在预期治疗体积的中心。

靶区与感兴趣器官定义

- 熟悉肌间隙和筋膜平面解剖学知识对于制定适当的治疗计划是必不可少的。
- 靶区通常包括大体病变（术前）、瘤床（术后）和手术改变（包括瘢痕）/活检部位。
- 正常结构的剂量限制因部位而异；邻近靶区的正常结构应在计划 CT 上勾画。
- 勾画周围正常结构，以便在制定治疗计划时进行剂量评估，如果是采用 IMRT，可用于计划算法。
- 术前和术后的诊断影像有助于靶区位置的确定。理想情况下，这些影像应与治疗计划 CT 图像进行融合。如果无法进行 MRI 模拟扫描，获得治疗体位下的诊断图像可以优化图像配准。

治疗计划

- 不管是 EBRT 或是近距离放射治疗，为了降低正常组织的剂量，更好地勾画靶区，强烈推荐使用基于 CT 定位的 3D 计划，而不是 2D 计划。
- IMRT 和 IGRT 是减少靶体积和改善危及器官（OARs）剂量学参数的标准方法[1, 2]。
- 通过不均匀性校正计算剂量分布，并对全部图像进行剂量评估。

危及器官

- 是否为危及器官取决于病变的部位。
  - 对于四肢肉瘤，关节间隙和骨骼通常在靶区内或靶区附近。保留一条纵向皮肤及皮下组织，以预防淋巴水肿的发生[1]。
  - 对于腹膜后肉瘤，脊髓、肠、肾脏和膀胱可能在靶区内或靶区附近。
- 在制定放疗计划时，优先考虑的是 PTV 覆盖对肿瘤的控制，同时要对正常组织实行最严格的剂量限制。
  - 保留的纵向条状皮肤及皮下组织 $V_{20} < 50\%$。
  - 避免对易受伤部位（肘部、膝盖和胫骨）的皮肤给予全处方剂量。
  - 除非肿瘤累及，正常承重骨 $V_{50} < 50\%$。
  - 股骨头/股骨颈：$V_{60} < 5\%$。

- 关节：$V_{50} < 50\%$。
- 肛门和会阴部：$V_{30} < 50\%$。
- 睾丸：$V_3 < 50\%$。
- 肾脏：$V_{14} < 50\%$。
- 肺：$V_{20} < 20\%$。

技术因素

- 对于四肢肉瘤，优先选择 6MV 光子线，更高能量的射线可能会使浅表组织剂量不足。
- 手术瘢痕使用组织等效补偿物以提高皮肤剂量。

四肢肉瘤的 EBRT

简介

- 术前和术后 EBRT 均可采用。术前 EBRT 的总剂量较低，且有可能降低晚期毒副作用，尽管其发生急性伤口并发症的可能性较高，但其应用还是越来越广泛[3]。

定位、固定和模拟扫描

- 四肢肉瘤放疗时，固定靶区远端和近端关节有助于提高摆位的重复性（图 11.1A）。

靶区和感兴趣器官的定义

- 不论术前放疗还是术后放疗，术前 MRI（T1 增强序列，T2 序列）对于靶区确定都是必不可少的。
- 术后 MRI 有助于识别术后可疑的大体残留肿瘤的范围。
- 术前放疗依据放射治疗肿瘤协作组（RTOG）0630 报告[1]

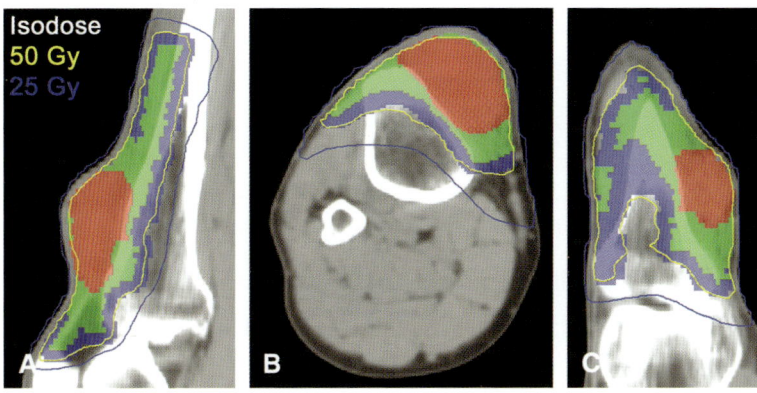

图 11.1 胫骨前方软组织肉瘤患者。患者仰卧进行 CT 模拟定位，（A）矢状位，（B）横断位，（C）冠状位。使用 kV-CBCT 图像引导进行每日位置验证。GTV（红），CTV（绿），PTV（蓝）。

CBCT，锥形束 CT；CTV，临床靶区；GTV，大体肿瘤靶区；PTV，计划靶区。

- GTV=MRI T1 平扫+增强确定的大体肿瘤靶区。
- CTV
  - 中/高级≥8cm：包括水肿（T2 信号）+纵向 3cm 外扩至间隙末端。轴向外扩 1.5cm，受筋膜屏障、骨、皮肤的限制。
  - 所有其他：包括水肿（T2 信号）+纵向 2cm 外扩至间隙末端。轴向外扩 1cm，受筋膜屏障、骨、皮肤的限制。
- PTV：CTV+5mm。
- 术后 RT
  - 手术中放置手术夹/金粒子有助于瘤床的确定。
  - GTV=MRI T1+增强确定的大体肿瘤（术前）；如果担心仍有残留病变，术后 MRI 有助于高危靶区的勾画。
  - CTV1=GTV+MRI T2 确定的任何疑似水肿区+4cm 纵向外扩和 2cm 轴向外扩。
  - CTV2=GTV+2cm。

- CTV 可以从原结构中勾画出来。
- PTV=CTV+ 通常外扩 0.5～1cm。

治疗计划

- PTV 内最小剂量点（8.0cc）的剂量需达到处方剂量的 97%，且处方剂量需覆盖 95% 的 PTV。接受 110% 或更高处方剂量的 PTV 不能超过总 PTV 的 20%（图 11.1B）。
- 技术
  - 3D-CRT：可用于肢体远端病变。对穿侧野、多野和楔形板用于补偿肢体厚度的变化（图 11.1C）。
  - IMRT：可用于更好地保护 OAR 和具有复杂几何形状的位置[1,2]。
  - 采用 IGRT 可以缩小 PTV 的边界。

剂量分割

- 术前 RT
  - PTV：50Gy/25fx。
  - 术后针对显微镜下阳性切缘加量 16Gy，针对大体残留病灶加量 20～25Gy。
- 术后 RT
  - PTV1 50Gy/25fx，然后通过 PTV2 加量，阴性切缘加量至 60Gy，显微镜下阳性切缘加量至 66Gy，大体残留病灶加量至 70～75Gy。

术中加量

- 术中对显微镜下阳性病灶所在的区域一次性加量 10～20Gy[4,5]。

- 术中放疗技术包括低能光子、电子线和高剂量率后装[4,5]。如选用电子线，电子线的能量通常要能够穿透 1cm 的组织厚度或 90% 的等剂量线覆盖所需的治疗区域。

四肢肉瘤的近距离放射治疗

简介

- 近距离放射治疗技术包括使用植入性导管和其他临时性施源器实施的术后低剂量率或高剂量率后装治疗。
- 不论是切缘阳性还是切缘阴性的中高级别患者，都可以利用近距离放射治疗在大野 EBRT 后加量[4]。
- 近距离放射治疗可考虑单独应用，尤其是对复发患者或 EBRT 可能增加毒性风险的部位（例如，手/足）[4]。

定位、固定和模拟扫描

- 导管放置应和外科医生一起在手术室内进行。
- 导管常采用单平面植入，相互间隔 1～1.5cm[4]。

靶区和感兴趣器官

- CTV = 影像学检查显示的瘤床及在术中直接检查中发现的显微镜下/大体病变风险区域。
- 美国近距离放射治疗协会（ABS）[4]建议：术床在头足方向外扩 ≥ 2.0cm，在轴向外扩 1～2cm。

治疗计划

- 优化的治疗计划可使剂量分布更均匀。
- 神经对单次大剂量照射耐受性较差，当导管不得不与神经血管结构接触时,应谨慎使用 HDR。
- ABS 关于尽量降低近距离放射治疗并发症的指南 [4]
  - 当近距离放射治疗作为单一的辅助治疗时,如果采用即刻重建,开始后装治疗的时间应不早于伤口闭合后的 5～6 天。但如果采用分期重建,近距离治疗最早可以在手术当天开始,并在近距离治疗全部完成后进行最后的伤口闭合 [4]。
  - 尽可能降低正常组织(如性腺、乳房、甲状腺和皮肤)的受量,特别是对儿童和育龄患者。
  - ABS 的靶区覆盖指南 [4]
    - CTV:$V_{100} > 90\%$;$V_{150} < 50\%$;$D_{90} \geq 90\%$,均匀性指数(DHI)≥ 0.6。
  - ABS 的正常组织限量指南 [4]
    - 皮肤:$D_{0.1cc} < 40Gy$;$D_{2cc} < 37Gy$。
    - 神经:$D_{0.1cc} < 32Gy$;$D_{2cc} < 30Gy$。
    - 血管:$D_{0.1cc} < 53Gy$;$D_{2cc} < 47Gy$。
    - 骨骼:$D_{0.1cc} < 43Gy$;$D_{1cc} < 35Gy$。

剂量 / 分割

- 一般来说,剂量的设定与剂量率以及是否联合 EBRT 有关 [4]。
- 处方剂量点通常距插植板平面 5～10mm。
- 如果使用
  - LDR 单一治疗:45～50Gy/4～6 天,0.45～0.50Gy/h。
  - LDR 联合 EBRT:15～25Gy/2～4 天,0.45～0.50Gy/h。
  - HDR 单一治疗:30～50Gy/2～4Gy,每天两次(BID)。
  - HDR 联合 EBRT:12～20Gy/2～4Gy,BID。

腹膜后肉瘤的 EBRT 和近距离放射治疗

简介

- 建议放疗在术前进行[6]。
- 与术后放疗相比，术前放疗有几个理论和实践方面的优势（图 11.2）
  - 制定计划时可以更好地了解病变范围。
  - 放疗的并发症通常较低。
  - 瘤块大，可以减少对小肠的限制性剂量。
  - 肠道一般没有术后那样的粘连固定。
  - 与术后放疗相比，在照射需要手术操作的组织时需要的射野较小。
  - 肿瘤缩小后可增加完全切除率。
  - 可以减少腹膜内肿瘤扩散的风险。
  - 完整的腹膜覆盖是防止早期肿瘤扩散的物理屏障。

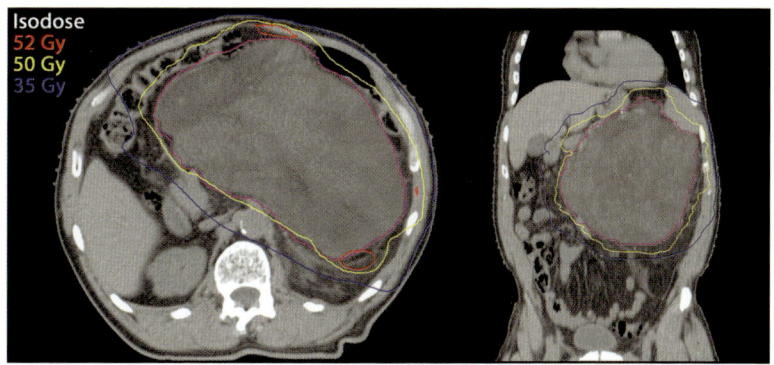

图 11.2 腹部未分化脂肪肉瘤患者。患者仰卧位，术前放疗。IMRT 采用 6-MV 光子线，8 野，98% 等剂量曲线包绕靶区，放疗剂量 50Gy。每日进行 CBCT 验证。

CBCT，锥形束 CT；Gy，戈瑞； IGRT，图像引导的放射治疗； IMRT，适形调强放射治疗。

- 通过移位正常组织，可能允许剂量递增。
- 完整的血管供应具有放射生物学优势，因此，减少了术后放疗的组织乏氧。
- 术前放疗的缺点
  - 术后伤口愈合不良。
  - 导致手术切除延期。
  - 精准分期可能会受到影响。

定位，固定和模拟扫描

- CT 模拟；采用 MR 模拟可以更好地勾画靶区。
- 采用小肠对比剂以便勾画 OAR。

靶区和感兴趣器官的定义 [7]

- GTV 等于影像学确定的肿瘤。
- CTV=GTV+1～2cm 外扩边缘。
- 可定义一个高危 CTV 以允许剂量增加 [7]。
- 治疗中心不同、患者摆位参数不同以及是否应用了图像引导都会影响 PTV 的外扩。每天采用 CBCT 图像引导时，0.5～1.0cm 的 PTV 比较合适。

治疗计划

- 由于靶区附近存在 OARs，IMRT 可以作为标准治疗方法。
- 一个肾通常在 CTV 内。
  - 一直要记录对侧肾的功能。
  - 测定总肾功能以确保足够的残余肾功能。
- 相关正常组织的毒性（见表 11.1）。

表 11.1 腹膜后肉瘤—EBRT 和近距离放疗：相关正常组织毒性

器官/部分器官	1/3	2/3	3/3	结局
胃	60Gy	55Gy	50Gy	溃疡/穿孔
肾脏	50Gy	30Gy	23Gy	肾炎
肝脏	90Gy	47Gy	31Gy	肝衰竭
小肠	50Gy	–	40Gy	梗阻/瘘管/穿孔
结肠	55Gy	–	45Gy	梗阻/瘘管/穿孔

EBRT，外照射；Gy，戈瑞。

剂量/分割

- 剂量：45～50Gy/1.8～2.0Gy/fx。
- 可供选择：使用低能 X 线、电子线或近距离放射治疗术中加量 10～15Gy（图 11.3）[4,5]。

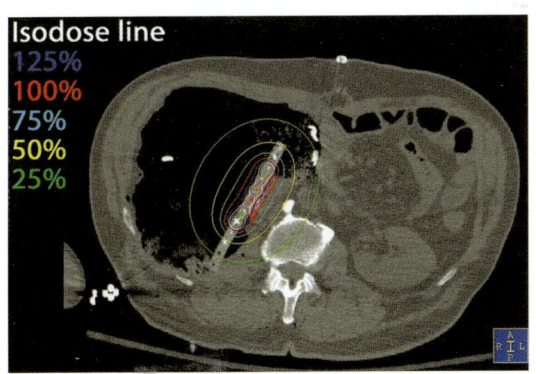

图 11.3 腹膜后平滑肌肉瘤患者。在肿瘤整体切除后，瘤床接受后装治疗，HAM 施源器，处方剂量点深度 0.5cm，100% 等剂量线包绕靶区，28Gy/7Gy/4fx（两次治疗时间间隔＞6 小时）。用无菌材料临时性包裹施源器以移开肠道和腹壁。

Gy, 戈瑞；HAM，Harrison–Anderson–Mick。

转移性肉瘤：体部立体定向放射治疗（SBRT）

简介

- 转移性肉瘤患者可以考虑 SBRT。
- SBRT 的适当性是研究的热点。为此，SBRT 最近被纳入儿童肿瘤学组（COG）尤因肉瘤（EWS）1221 试验（国家临床试验 NCT02306161）。作为治疗的一部分，目的是为初始分期时发现的所有 < 5cm 的骨转移灶进行 SBRT。
- 目前已证实 SBRT 可以提高局部控制率，但与无 SBRT 的治疗相比，是否可以提高生存率尚不确定。
- 该方法的适应证、剂量方案和毒性反应还不清楚。

定位、固定和模拟扫描

- 取决于身体部位；可以考虑刚性固定，如身体固定。

靶区和感兴趣器官定义

- 初始分期检查和化疗后图像可协助勾画靶区和周围 OARs。
- GTV= 化疗后体积 + 化疗前骨改变。
- CTV=GTV+1cm，受解剖屏障限制。
- PTV=CTV+ 所在部位和摆位情况决定的特定边缘。

剂量/分割

- 按 COGEWS1221[8] 所规定的剂量。
- 表 11.2 提供了推荐的剂量方案。

表 11.2 转移性肉瘤 SBRT 剂量建议

PTV 的定义	分次剂量（Gy）	总剂量（Gy）
PTV1=CTV2+0～3mm	7	35
PTV2=GTV	8	40

CTV：临床靶区，GTV：大体肿瘤靶区，Gy：戈瑞，PTV：计划靶区。

治疗计划

- 高度适形的放疗技术，如 IMRT 或 VMAT，可用来提供急剧的剂量跌落。处方剂量可以给定在较低的等剂量曲线上，例如 70% 等剂量曲线。
- 每日 IGRT 都必须进行治疗前的校准验证。

异位骨化症的 EBRT

- 适用于既往有异位骨化、弥漫性特发性骨质增生症和肥厚性骨关节炎病史而接受骨科干预的围手术期患者，特别是其中不适合吲哚美辛治疗者。
- 术前 24 小时内或术后 72 小时内进行。

定位、固定和模拟扫描

- 体位：仰卧位，尽可能把需要治疗的区域与身体分开（例如，治疗肘部时可考虑双手叉腰）。
- 定位：在手术干预的部位。
- 固定：尚无正式的固定技术可用。
- 模拟扫描：CT 模拟定位；X 线模拟定位也可。
- 计划：通常用 AP/PA 野，处方剂量给定在中平面。

靶区、剂量和分割

- 靶区（图 11.4）

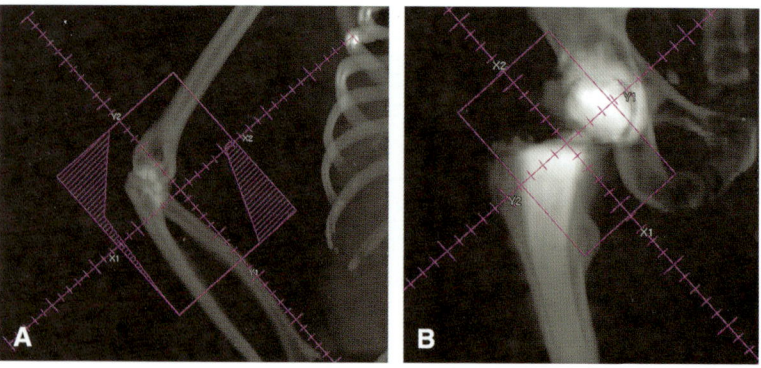

图 11.4 肘部（A）和右髋关节（B）切除异位骨化患者的治疗野。

- 包括关节腔周围的软组织。
- 髋部的射野大小约为 7cm × 12cm。
- 遮挡外科硬件的作用存在争议。
- 剂量和分割
  - AP/PA 野，10 ～ 18MV 光子线，7Gy 单次照射。

参考文献

1. Wang D, Zhang Q, Eisenberg BL, et al. Significant reduction in late toxicities in patients with extremity sarcoma treated with image-guided radiation therapy to a reduced target volume: results of the Radiation Therapy Oncology Group RTOG-0620 trial. *J Clin Oncol*. 2015;33:2231-2238.

2. Guadagnolo BA. IMRT should be considered a standard-of-care approach for radiation therapy for soft tissue sarcoma of the extremity. *Ann Surg Oncol*. 2019;26:1186-1187.

3. O'Sullivan B, Davis AM, Turcotte R, et al. Preoperative versus postoperative RT in soft-tissue sarcoma of the limbs: a randomised trial. *Lancet*. 2002;359:2235–2241.

4. Naghavi AO, Fernandez DC, Mesko N, et al. American Brachytherapy Society consensus statement for soft tissue sarcoma brachytherapy. *Brachytherapy*. 2017;16:466-489.

5. Tom MC, Joshi N, Vicini F, et al. The American Brachytherapy Society

consensus statement on intraoperative radiation therapy. *Brachytherapy*. 2019;18:242-257.

6. Baldini EH, Wang D, Haas RL, et al. Treatment guidelines for preoperative radiation therapy for retroperitoneal sarcoma: preliminary consensus of an international expert panel. *Int J Radiat Oncol Biol Phys*. 2015;92:602-612.

7. Baldini EH, Abrams RA, Bosch W, et al. Retroperitoneal sarcoma target volume and organ at risk contour delineation agreement among NRG sarcoma radiation oncologists. *Int J Radiat Oncol Biol Phys*. 2015;92:1053-1059.

8. National Cancer Institute. Combination chemotherapy with or without ganitumab in treating patients with newly diagnosed metastatic Ewing sarcoma. https://clinicaltrials.gov/ct2/show/NCT02306161. Accessed July 6, 2020.

9. Guckenberger M, Mantel F, Gerzsten PC, et al. Safety and efficacy of stereotactic body radiotherapy as primary treatment for vertebral metastases: a multi-institutional analysis. *Radiat Oncol*. 2014;9:226.

第12章 儿童肿瘤的放射治疗

Erin S. Murphy

简介	247
一般原则	247
肾母细胞瘤	249
神经母细胞瘤	255
横纹肌肉瘤	258
视网膜母细胞瘤	262
原始神经外胚层肿瘤	265
颅咽管瘤	270

简介

- 每年有超过 13 000 例的儿童恶性肿瘤病例。
- 最常见的是白血病、中枢神经系统恶性肿瘤和淋巴瘤。
- 放疗在儿童实体瘤治疗中起着举足轻重的作用,在儿童白血病治疗中也有一定的应用价值。
- 本章将重点介绍基于光子治疗的外照射(EBRT)。质子治疗(PT)是儿童恶性肿瘤治疗的选择之一,目前已有一些机构正对此展开研究。

一般原则

- 放疗会影响正常组织的生长发育。由于儿童在放疗时年龄较小，因此了解正常组织的放疗反应显得尤为重要，应选择适当的放疗技术，尽量减少远期毒性。
- 具体剂量处方取决于肿瘤类型和治疗方式，如术前放疗、根治性放疗或术后放疗。

定位、固定和模拟扫描

- 大多数 5 岁以下的儿童需要每日麻醉
  - 包括清醒镇静、深度镇静和全身麻醉。
- 通过分散注意力，如用控制室的麦克风和患儿交流或是在治疗室播放一些视频，有助于那些能够配合的儿童在非麻醉情况下进行模拟定位和放疗。
- 治疗前参观模拟定位室和治疗室可能有助于患者和家人获得更好的体验。
- 患者的体位取决于治疗的部位。
- CT 模拟 ± 静脉注射（IV）造影剂用来实现三维（3D）治疗计划，以定义大体肿瘤靶区（GTV）、临床靶区（CTV）和计划靶区（PTV）。
- 固定：头部热塑面罩、仰卧位和俯卧位头托或真空垫等这样的个体化装置使体位固定变得简单易行。
  - PTV 边界的设定需考虑固定的牢固程度和是否应用了图像引导。
  - 膝盖弯曲海绵和足部捆绑有助于重复摆位。
    - 必须特别注意与麻醉小组的合作，以确保患者在治疗期间的安全，并关注气道、静脉通路和监视器。
- 3mm 层厚的连续螺旋 CT 扫描，扫描范围必须包括整个治疗区域及其外放边界，以及所有需要勾画的正常组织。如果需要更清晰的图像，可以选择更薄的扫描层厚。
- 定位：等中心点应置于靶区的中心。

- 手术记录、术前、术后的 ^{131}I- 间位碘苄胍（MIBG）造影、MRI/CT 图像、PET 结果有助于靶区的确定。

靶区和感兴趣器官的定义

- 当前的儿童肿瘤合作组（COG）协议指南有助于靶区勾画。
- 依肿瘤位置确定感兴趣结构
    - 大脑：晶状体、眼睛、视神经、视交叉、垂体、下丘脑、脑干、耳蜗、颞叶、脊髓、筛板（用于全脑 EBRT）。
    - 脊椎：脊髓、甲状腺、男性或女性性器官。
    - 腹部：肾脏、脊髓、肝脏、男性或女性性器官、小肠。
    - 胸部：肺、心脏、脊髓、食管、肝脏、肾脏。

肾母细胞瘤

放射治疗适应证

- 美国国家肾母细胞瘤研究组已经有一套多学科的治疗方法，包括先期手术分期，然后在必要时进行化疗和放疗。
- 一般来说，EBRT 不适用于 Ⅰ 期和 Ⅱ 期肿瘤，除非是组织学类型不良患者。
- 不管组织学类型如何，Ⅲ、Ⅳ 期都需要行 EBRT。

定位、固定和模拟扫描

- 位置：患者取仰卧位，双臂上举过头，或者两手叉腰位，尤其是当肺部放疗时更应采取两手叉腰位。
- 定位：利用手术记录和术前影像资料来勾画瘤床和/或残留病灶。
- 固定：真空垫有助于体位的重复性。
- 模拟扫描：应使用 4D 或透视模拟确定靶区和危及器官的运

动幅度，特别要关注双肺。

剂量/分割

特殊注意事项

- 放疗剂量依肿瘤的部位和组织学类型而定（见表 12.1 汇总）。
- 放疗最好在术后第 9 天开始，但不应晚于第 14 天。
- 分次剂量为 1.8Gy，但大体积［即全肺或全腹部（WAI）］接受 EBRT 时分次剂量可降至 1.5Gy。
- 对于 ≥ 16 岁的患者，骨转移、淋巴结转移和脑转移灶的处方剂量为 30.6Gy；侧腹或全腹的处方剂量为 19.8Gy。
- 任何期别的肾透明细胞肉瘤都应按 III 期射野指征接受 10.8Gy 的剂量（尽管 I 期是有争议的）。
- 任何期别的肾横纹肌样瘤患者应都应按 III 期射野指征接受 19.8Gy 的剂量。< 1 岁的患儿可以降低剂量。
- 对于 V 期的患者，通常会进行术前化疗。每个肿瘤都应独立分期。切缘阳性或淋巴结阳性的患儿推荐行 10.8Gy 的侧腹照射。全腹照射应按 III 期射野指征接受 10.5Gy 的剂量（表 12.1）。大体积病灶需增加照射剂量 10.8Gy。有关小射野保肾放疗的注意事项，参见 COG 协议。
- 直径 > 3cm 的大体残留病变，再加量 10.8Gy。
- 对弥漫间变型病变，需要照射 19.8 ~ 20Gy。
- 通过胸部 CT 诊断出的或组织学分型良好且化疗后到达 CR 的肺部转移灶，是否放疗尚存争议。
- 全肺照射（WLI）后持续存在 2 周的肺部局部病灶，应手术切除或再加量放疗 7.5Gy/5fx。

表 12.1 肾母细胞瘤

分期	组织学类型	EBRT 指征	EBRT 照射野	EBRT 剂量
I 期	FH	不放疗		
	UH	放疗	侧腹	10.8Gy/1.8Gy/fx
II 期	FH	不放疗		
	UH	放疗	侧腹	10.8Gy
III 期	FV	放疗	侧腹：手术的	侧腹：10.8Gy
	UH	放疗	全腹照射：渗出液/漏出液、侧腹/腹水、术前肿瘤破裂、细胞学+腹膜活检或开腹活检、弥漫性腹部术末溢出，腹膜种植	全腹照射：10.5Gy；弥漫的不可切除的腹膜种植：21Gy/1.5Gy/fx
IV 期	FH/UH	放疗	全肺放疗：肺转移	2Gy/1.5Gy/fx
			全脑+加量：脑转移	10.5Gy（＜12 岁）21.6Gy+加量
			全部/部分肝：肝转移	10.8Gy
			部分骨：骨转移	19.8Gy
			淋巴结（无法切除）	25.5Gy
V 期	FH/UH	取决于每一个肿瘤的分期	侧腹照射：切缘阳性或淋巴结阳性	19.8Gy
			侧腹照射	10.8Gy
			全腹照射：按 III 期射野指征（有关小射野保肾放疗的注意事项，参见 COG 协议。）	10.5Gy

COG：儿童肿瘤组织；EBRT：外照射；Gy：戈瑞；FH：组织学良好；LN：淋巴结；UH：组织学不良；WAI：全腹放疗；WLI：全肺放疗。

靶区和治疗计划

- 如果全肺照射和侧腹或全腹照射必不可少，各个射野可以同时进行，也可以序贯进行。如果同时照射，每次剂量需降至 1.5Gy。如果序贯照射，一般先进行全肺照射。有些情况下，全肺和侧腹/全腹可以包括在同一个照射野内。如果两个射野进行治疗，注意相邻野的衔接问题（每隔几次向上或向下移动 0.5cm），以防止肝脏或肾脏超量（图 12.1）。常见正常组织剂量限制见表 12.2。
- 进行全肺和全腹照射时，必须评估膈肌的运动（如应用 4D CT 扫描），内靶区必须包含在 PTV 之内。
- 全肺照射（AP/PA）：不论转移灶的位置与数量如何，双肺均需照射。整个胸膜表面需外扩 1cm（图 12.2）。在一些特殊情况下，可以采用 IMRT 进行保护心脏的全肺照射。膈肌陷窝、膈肌运动/肺外展都必须仔细加以考虑。以 4D CT 的最小密度投影确定肺的体积（图 12.3）。
- 侧腹照射（AP/PA）：GTV：术前 CT 扫描确定的肿瘤及受累肾脏。GTV 外扩 1～2cm 生成 CTV。如果内缘侵及某一椎体，则 CTV 需包括整个椎体并外扩 1cm（图 12.4 和 12.5）。
- WAI（AP/PA）：上界在膈肌上 1cm；下界在闭孔下缘（遮挡股骨头），外界在侧腹壁外 1cm。大体残留病变可用 3D CRT 或 IMRT 加量。

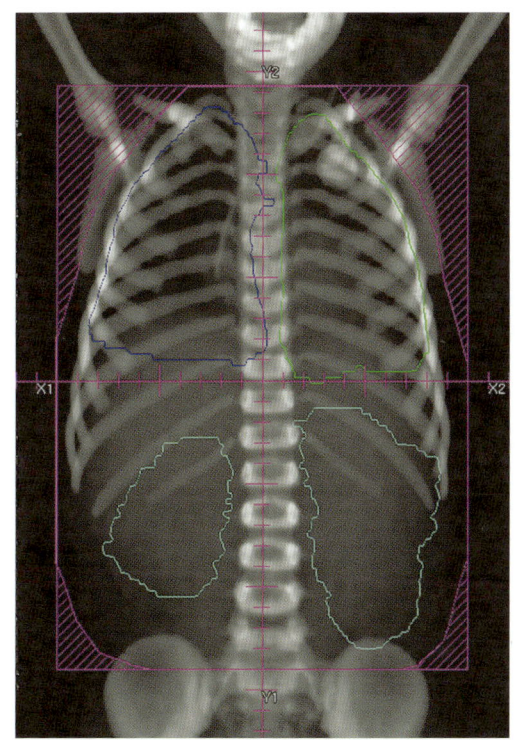

图 12.1 患儿，4 岁，双侧肾母细胞瘤，V 期，双侧肺转移，化疗后，右侧肾部分切除及淋巴结切除。治疗：10.5Gy/1.5Gy/fx，AP/PA 野照射双侧肺部和双侧腹部，6-MV 光子线。勾画肺和双侧肾脏。
AP，前后位；Gy，戈瑞；PA，后前位。

表 12.2 肾母细胞瘤：正常组织限量（参见 COG 协议）

结构	剂量限制（Gy）
小肠	45
脊髓	45
肺（＜ 50% 的体积被照射）	18
肺（＞ 50% 的体积被照射）	15
肾脏（全腹剂量＞ 10.5Gy，遮挡健侧肾＜ 14.4Gy）	19.8
全肝	23.4

COG：儿童肿瘤合作组；Gy；Gray；WAI：全腹照射

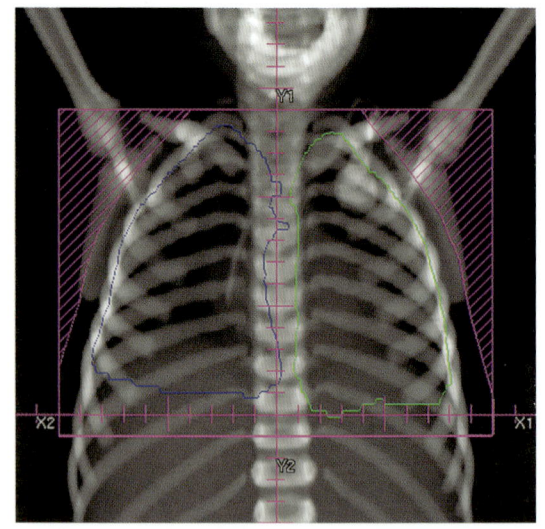

图12.2 双肺照射,1.5Gy/fx,总剂量12Gy,右肺用蓝色勾画,左肺用绿色。

- 全脑:两侧野对穿照射,对于已接受全脑照射21.6Gy,且有3个或3个以上病灶的患儿,可以采用IMRT或单次SRS追加剂量10.8Gy。
- 肝脏:对于肝内弥漫性病变,以整个肝脏为靶区。否则,以影像学所见病变+2cm外扩边缘为靶区。需要注意的是:如果是孤立性病灶,且切缘阴性,不推荐放疗。
- 淋巴结:治疗前影像学确定的转移性淋巴结为GTV。CTV=GTV+2cm外扩边缘。
- 骨转移:CT或MRI确定的骨转移灶为GTV。CTV=GTV+2~3cm外扩边缘。

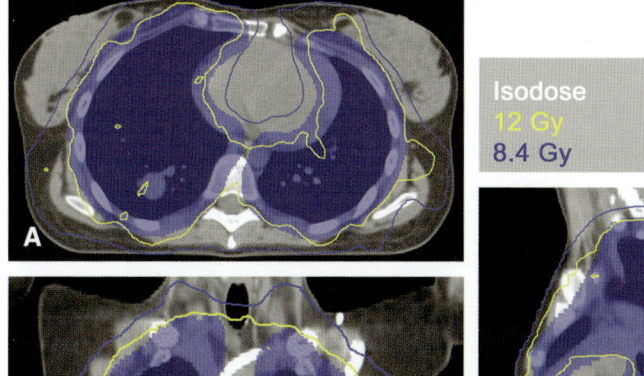
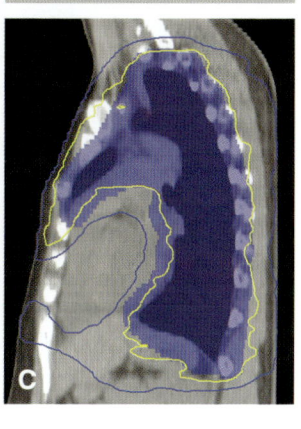

图 12.3 A：轴向；B：冠状位；C：矢状位，保护心脏的全肺照射 IMRT 计划图像（黄色为 12Gy 等剂量线，蓝色为 8.4Gy 等剂量线）。
IMRT，适形调强放疗。

神经母细胞瘤

放射治疗适应证

- 高危患儿：间位碘苄胍（MIBG）检查发现的原发病灶和残存的转移病灶。
- 中危患儿：复发/大体残留的病灶。
- 低危患儿：次全切除或全切除术后，不推荐放疗。
- 对于 4S 期患儿，如果由于肝脏快速增大而导致呼吸功能不全，则可对肝脏行姑息放疗，尤其适合于非常年幼的患儿（1～2月龄）。

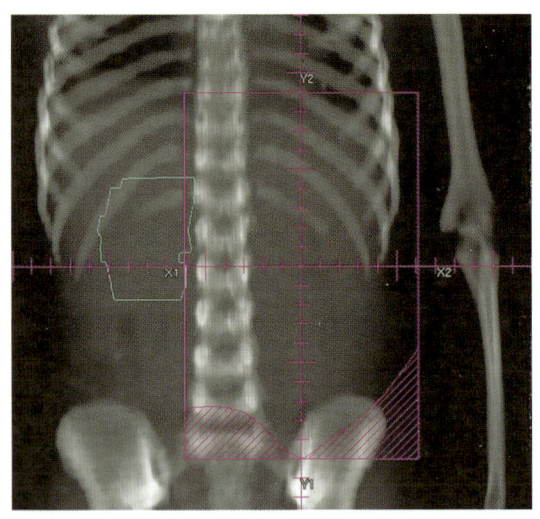

图 12.4 5 岁弥漫间变性 I 期神经母细胞瘤,切除术后,6-MV 光子,AP/PA 技术,侧腹照射 10.8Gy/1.8Gy/fx,处方剂量给定在 98% 等剂量曲线。对侧肾脏以绿色线勾画。

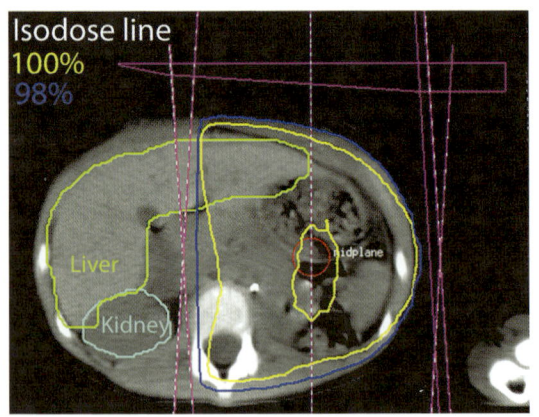

图 12.5 图 12.3 轴位 CT 图像上显示的放疗计划,100% 等剂量线(黄色)和 98% 的等剂量线(蓝色)。处方剂量给定在 98% 等剂量曲线,以获得椎体的最佳覆盖。

定位、固定和模拟扫描

- 体位:仰卧位,双臂举过头顶。

- 定位：使用手术报告和术前影像勾画术床和/或残留病灶。
- 固定：真空袋等固定装置有助于重复摆位。
- 模拟扫描：应使用 4D 或透视模拟确定靶区和危及器官的运动范围，特别要关注肺部。

靶区和剂量

- GTV：通过化疗后手术前 CT 扫描及手术报告确诊的肿瘤和阳性淋巴结。GTV 外扩 1～2cm 形成 CTV；但是，如果 CTV 边界已扩展至椎体，则 CTV 需包括整个椎体，并外加 1cm 边缘（图 12.5）。
  - 剂量
    - 21.6Gy/1.8Gy/fx，1 次/日（COG）。
    - 21Gy/1.5Gy/fx，2 次/日（美国纪念斯隆凯特琳癌症中心）。
    - 显微镜下可见的微小病变 23.4Gy，大体肿瘤 30.6Gy（St. Jude NB2005 协议）。
  - 肝脏姑息放疗：4.5Gy/1.5Gy/fx。
  - 危及器官（见表 12.3）

表 12.3 神经母细胞瘤：危及器官

器官	剂量限值
肝脏	接受＞9Gy 的体积≤50% 及接受＞18Gy 的体积≤25%
对侧肾脏	接受＞8Gy 的体积≤50% 及接受＞12Gy 的体积≤20%
心脏	所有体积接受的剂量均需≤20Gy 及 1/2 的体积接受的剂量需≤25Gy
肺	1/3 体积可以接受≥15Gy
卵巢	尽可能遮挡；可以考虑转位

治疗计划

- 应用 3D 图像勾画靶区和正常组织。
- 射野设置：简单的 AP/PA 野或 3D 计划均可。为了降低正常组织的受照剂量，可以考虑 IMRT。

横纹肌肉瘤

放射治疗适应证

- 放射治疗的适应证基于横纹肌肉瘤研究协作组（IRS）分期（表 12.4）。

表 12.4 横纹肌肉瘤：IRS 临床组分期

IRS 分期	
I 期	病灶局限，完整切除
II 期	显微镜下残存阳性或完整切除的区域淋巴结阳性
III 期	活检术或切除后大体肿瘤残留
IV 期	远处转移

IRS，横纹肌肉瘤研究协作组。

- I 期胚胎性患者不推荐放疗。
- I 期腺泡性 / 未分化性和所有 II 期患者均需进行辅助放疗。
- 所有 III 期患者均需进行根治性放疗。
- 对 IV 期患者的原发灶和转移灶（骨髓转移除外），以治愈为目的的放射治疗。

定位、固定和模拟扫描

- 体位：取决于原发病灶部位。
  - 对于头颈部位患者，应取仰卧位，颈部伸展。根据患者的耐受性，可以考虑应用压舌器 / 口模 / 咬合块。

- 对于四肢部位患者，体位的摆放应能使射束避开正常组织，并能保留一条皮肤。与靶区相连的远端和近端关节均应尽可能加以固定。
- 定位：依据手术报告和术前影像勾画术床和/或残留病灶。
- 体位固定：使用真空袋等固定装置可以提高每天的摆位重复性。头颈部肿瘤治疗时应使用咬合块。
- 模拟扫描：3D 和 IMRT 计划应进行 CT 模拟定位。可考虑 CT 增强扫描。

靶区和剂量

- GTV：依据术前 CT/MRI 图像、手术报告和术中放置的不透射线的手术夹确定的肿瘤和阳性淋巴结。CTV=GTV+1～2cm 外扩边缘，除非每日应用图像引导才可能允许减小外扩边缘（见图12.6）。

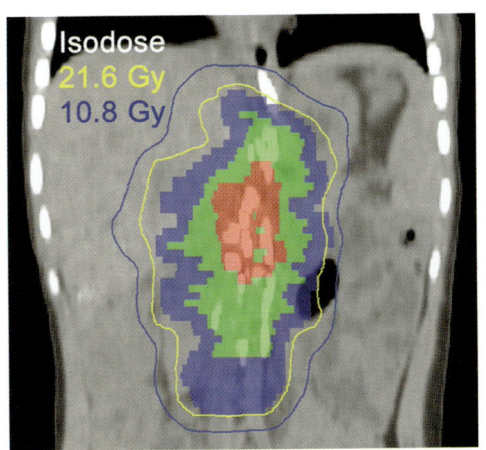

图 12.6　患者3岁，高危 IV 期神经母细胞瘤，N–myc 扩增，Shimada 预后不良型，化疗后、造血干细胞移植后。肿瘤外扩边界剂量至 21.6Gy/1.8Gy/fx，IMRT。GTV（红线），CTV（绿线），PTV（蓝线）。
CTV, 临床靶区；GTV, 大体肿瘤靶区；Gy, 戈瑞；IMRT, 适形调强放疗；PTV, 计划靶区。

- 如果原发病灶对化疗有反应，并使正常解剖结构恢复至自然位置，仅治疗最初受累的实质部分，但要将最初未受累的组织（如：肺/肠）从CTV中去除，因为这些组织回到正常位置后会进入照射野内。
- 剂量（见表12.5）。
- 危及器官（见表12.6）。

表12.5 横纹肌肉瘤：剂量

组别	组织学类型	淋巴结	剂量（Gy）
Ⅰ期	预后不良	—	36（IRS-V）或41.4
Ⅱ期	预后良好	阴性	36（IRS-V）
	预后良好	阳性	41.4
	预后不良		41.4
Ⅲ期	—	—	50.4（可以在36或41.4缩野）
Ⅳ期	—	—	50.4（原发灶和转移部位）

表12.6 横纹肌肉瘤：危及器官

器官	剂量限值（Gy）
肾脏	14.4
整个肝脏	23.4
双肺	15（1.5Gy/fx）
全脑（≥3岁）	30.6
全脑（<3岁）	23.4
视神经及视交叉	46.8
脊髓	45
胃肠道（部分）	45
全腹/盆腔	24（1.5Gy/fx）
整个心脏	30.6
晶体	14.4
泪腺/角膜	41.4

- 特殊注意事项
  - 眼眶：仅活检术即可。对于 III 期患者 GTV 外扩 5mm 形成 PTV，剂量 45Gy。眼眶内容物摘除术仅用于挽救。除眼睑受累外，患者放疗时均应睁开眼睛。
  - 脑膜旁：若有颅内侵犯，应首先给予放疗。靶区为 MRI 所见肿瘤 +2cm 外扩边缘。广泛的脑实质受累应选全脑放疗。
  - 阴道和外阴：在第 12 周（外阴）或第 28 周（阴道）切除后进行化疗和第二次检查手术。除非有持续/复发的病灶存在，阴道完全切除术是不合适的。如果活检发现病理完全反应（pCR），则无需进一步治疗。如果活检呈阳性，则进行切除。如果不能切除，则进行放疗，外照射或近距离放疗均可。
  - 睾丸：如果 CT 上显示有受累淋巴结或患者年龄 > 10 岁，则行腹股沟睾丸切除术、精索切除术和腹膜后淋巴结清扫术（RPLND）。如果影像学检查没有发现阳性淋巴结，RPLND 存在争议。如果阴囊受侵，则行半阴囊放疗或半阴囊切除术。
  - 膀胱：尽可能通过放化疗保留器官，然后对残留的或进展性病灶进行积极的手术。
  - 四肢：靶区为 MRI 确定的肿块或瘤床 +2cm 外扩边缘。淋巴结只有在受累时才放疗，应考虑淋巴结取样情况（如：淋巴结清扫术或前哨淋巴结手术）。保留一条皮肤免受照射是必不可少的。
  - 胸部：任何肺转移或胸腔积液均需接受全肺放疗，剂量为 15Gy/1.5Gy/fx（AP/PA 野）。残留病灶（如果只有少量结节）采用 3D CRT 加量至 50.4Gy（见图 12.2）。
  - 生殖器官：
    - 对于男性，如果需要进行阴囊 EBRT，可考虑在 EBRT

前将对侧睾丸移位至大腿。
- 如果男性处于生育年龄,且对睾丸的预期分割剂量超过 2.5～3Gy 时,建议采用精子库储存精子。
- 对于女性,应考虑在 EBRT 前进行卵巢移位。永久性不育与年龄和放疗剂量有关:青春期前 12Gy,绝经前 2Gy。

治疗计划

- 应该使用 3D 图像勾画靶区和正常组织。
- 射野设置:取决于原发病灶的部位。建议采用 3D CRT 或 IMRT 计划。
  - 盆腔部位:四野盒式照射、旋转照射、AP/PA 对穿照射(避开股骨头骺板或股骨近端)或适形调强照射。

视网膜母细胞瘤

放射治疗方案

- 放射性敷贴:适用于单发的基底直径 2～16mm 的单侧肿瘤,要求与视盘或中心凹的距离 > 3mm,厚度 < 10mm,也适用于其他治疗后局部失败的肿瘤。
- EBRT:适用于双侧肿瘤、多灶性肿瘤,位置靠近黄斑或视神经的肿瘤,以及需要保留视力或眼球摘除术后切缘阳性的患者。

敷贴近距离放疗技术

- 敷贴同位素包括 ^{60}Co、^{125}I、^{192}Ir,还有 ^{109}Cu(未获 FDA 批准)。不同的同位素等剂量分布不同,^{125}I 和 ^{192}Ir 已经取代了 ^{60}Co。
  - 美国和加拿大推荐使用 ^{125}I。

- ^{125}I 的物理性质：半衰期 59 天，γ 射线，能量 28keV，0.025mm 铅半价层。
- 敷贴器通常由黄金制成，直径 10～22mm。
- 敷贴器可依据肿瘤的形状和 ^{125}I 粒子在施源器凹面粘接的位置进行定制。

■ 剂量：肿瘤顶端 40～45Gy，一般照射 48～96 小时（图 12.7）；建议化疗后 25～30Gy。

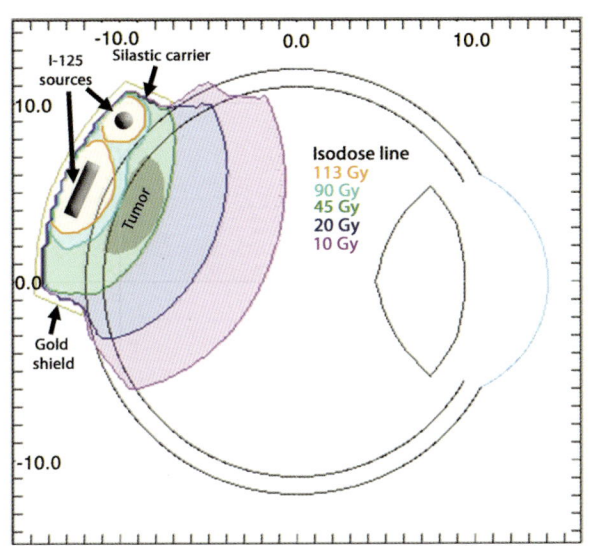

图 12.7　^{125}I 敷贴，显示 45Gy 的肿瘤覆盖范围，用绿色线标出。

■ 该手术在全麻下进行
  ■ 切开结膜后，用放置在眼球上的透照器确定肿瘤的位置，然后通过间接眼底镜下眼球凹陷进行确认。
  ■ 先将一个无活度的施源器用松散的缝合线固定到准确的位置，然后再用一个有活度的施源器将其代替，并缝合到巩膜上，随后关闭结膜。
  ■ 应在患侧眼睛前面的眼罩上放置铅挡。

- **RT 预防措施**
  - 施源器安放到位后，患者不能离开医院，建议佩戴铅眼罩。
  - 患者身体接受的散射线剂量相当于拍摄一张胸片的剂量。
  - 家属可以留在病人身边，但需要佩戴辐射标识和监测环。
  - 患者和病房每天都需要进行放射治疗安全性监测。
  - 接受处方剂量照射后，患者在全身麻醉情况下返回手术室，取出敷贴器。

EBRT

定位、固定和模拟扫描

- 体位：仰卧位，支撑头部。
- 固定：使用热塑性面罩等装置是必不可少的。
- 模拟扫描：3D 或 IMRT 计划应行 CT 模拟扫描。

靶区和剂量

- CTV：眼球或整个视网膜和玻璃体，避开晶状体。
  - 剂量
    - 常用剂量：45Gy/1.8Gy/fx。
    - 单独使用 36Gy 的剂量，局部控制良好。对于某些患者，可以考虑把此剂量作为化疗或眼球摘除术后的辅助治疗剂量。

治疗计划

- 使用 3D 图像勾画靶区和正常组织体积。
  - 靶区包括整个视网膜，以及 5～8mm 的近端视神经，除非 MRI 显示病变超出视网膜；这种情况下，GTV 为影像学显示的病变范围，CTV=GTV +5～10mm 外扩边缘。
  - 危及器官：包括对侧眼球、视交叉、垂体、脑干、牙齿和上段颈髓。
- 射野设置
  - 既往，常规 X 射线使用鼻前野和颞侧野以避开晶体。
  - 3D 和 IMRT 技术（3～8 个射野）被认为优于传统的 D 形野。
  - 可以考虑质子放疗。

原始神经外胚层肿瘤

放射治疗适应证

- 这一肿瘤家族也被称为胚胎性肿瘤或原始神经外胚层肿瘤（PNET 瘤），最常见的包括髓母细胞瘤、幕上型原始神经外胚层肿瘤和非典型畸胎状横纹肌肉瘤。
- 这类肿瘤的治疗包括最大程度的手术切除、术后颅脑放疗和化疗。

定位、固定和模拟扫描

- 体位：俯卧位或仰卧位。
  - 颈部过伸位，避免脊髓野射束发散至口腔，头部应由支撑物支撑，并采取与身体相一致的体位，尽量减少颈椎弯曲和皮肤褶皱。
  - 双臂置于身体两侧，压低双肩，以避开肩关节。
  - 俯卧位
    - 优点：可以直观地确认射野的衔接。脊柱配准效果好。
    - 缺点：有不适感，技术上很难重复，麻醉时不易插管。
  - 仰卧位
    - 优点：无不适感，易于重复，易于麻醉时插管。
    - 缺点：无法观察骨性标志进行直观的射野确认（例如，射野衔接处皮肤间隔的可视化验证）。

- 固定：采用定制模具或真空垫，以提高摆位的重复性，并使脊柱伸直。使用热塑性头罩（可考虑五点式）固定头部。
- 定位：从颅顶扫描到股骨中段，扫描层厚 3～5mm。等中心点设置在脑部照射野，在面罩上放置三角测量点。为了配准，在患者的上胸部和骨盆处也要放置标记点。
- 模拟扫描：建议使用 CT 扫描，以获取靶区和危及器官的三维体积信息。

治疗计划

- 二维射野设置：首先从脊柱野的模拟扫描开始计划。
  - 脊柱：PA 野从 C4～7 间隙到硬膜囊外 1cm（MRI 矢状位可见），向外侧延伸至覆盖脊柱横突。
  - 尽可能把最低的颈椎间隙作为照射野的上界，以适应随后的羽毛状剂量线连接。
  - 若单野不能涵盖整个脊髓和硬膜囊的长度，可使用两个照射野，并用以下公式计算出两个野的连接间隙，使两个野在特定深度接野，但应避免射束在过浅位置交汇（图 12.8A）。

$$\text{Separation} = \frac{1}{2}\left(\frac{L_1 \times \text{Depth}}{\text{SSD}_1}\right) + \frac{1}{2}\left(\frac{L_2 \times \text{Depth}}{\text{SSD}_2}\right)$$

Separation= 皮肤表面的间隙长度；
L= 脊柱 PA 野的长度；
SSD= 脊柱 PA 野的源皮距；
Depeh= 射野边缘重叠处的深度。

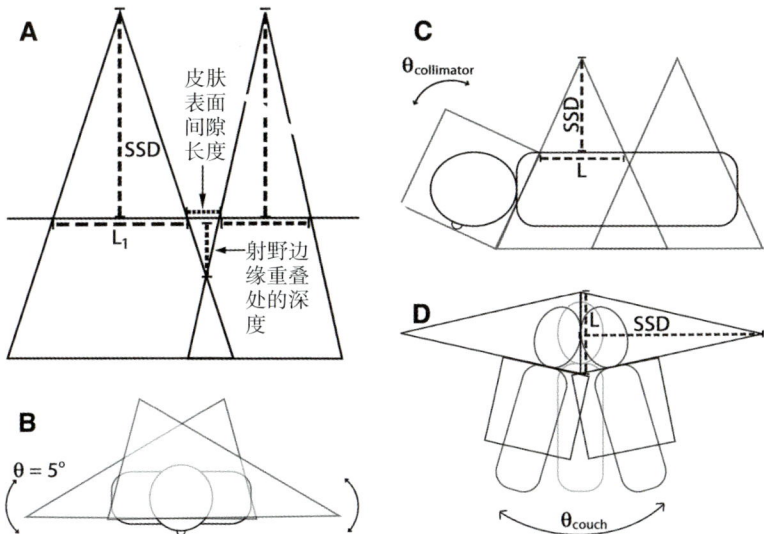

图 12.8 全脑全脊髓照射图解。（A）用于计算间隙的相似三角形。（B）旋转机架以避免射束发散进入对侧晶状体。（C）侧面观显示通过旋转准直器衔接颅骨野与上段脊柱野。（D）上面观显示通过旋转治疗床避免全脑照射野发散进入脊柱野。

- 全脑照射野：德式头盔技术（见第 13 章，姑息性放射治疗，包括 WBRT）向后倾斜 5°，避开对侧晶体（图 12.8B）。设计的挡块要确保充分覆盖筛板和中颅窝（通常 1cm 的边界）。如果使用透视模拟，用一个箭头标记右侧骨性外眦，另一个箭头标记左侧骨性外眦。
- 旋转准直器使脊柱野上界的发散与颅骨野下界接野。

$$\theta_{collimator} = \tan^{-1}\left(\frac{1}{2} \times \frac{L}{SSD}\right)$$

$\theta_{collimator}$ = 准直器旋转角度；
L = 脊柱 PA 野的长度；
SSD = 脊柱 PA 野的源皮距。

- 全脑照射野和脊柱野之间发散的解决办法：将治疗床向机架

方向旋转，沿着由右及左的轴使脊柱野的上界与颅骨野下界接野（图12.8D）。

$$\theta_{couch} = \tan^{-1}\left(\frac{1}{2} \times \frac{L}{SAD}\right)$$

θ_{couch}= 床角。

L= 颅骨侧野的长度。

SAD= 颅骨侧野的源轴距。

- 射野衔接：利用准直器旋转和独立铅门技术，全脑和全脊髓照射野可以直接接野（灯光野），但更多的放射肿瘤学家倾向于在全脑和全脊髓灯光野之间留一个间隙。因此，在大多数协议中允许 0.5cm 的间隙。在每 8～9Gy 后，接野部位应向上移动 0.5～1cm（通常每周执行一次）。此外，还可以使用半影展宽的"衔接线楔形板"或动态楔形板，以最大限度地减小剂量的不均匀性。
- 3D 射野设置：如果可行，首选基于 CT 模拟定位的 3D CRT 治疗计划，射野设置和靶区覆盖类似于 2D 计划，但不需要计算，因为准直器和治疗床如何旋转是由治疗计划系统确定的。相比于传统的 3D CRT，IMRT 治疗计划在剂量均匀性和正常组织保护方面都具有剂量学优势。质子治疗也可以加以考虑。

靶区和剂量

- 术腔加量 GTV：初始影像和术后/术前放疗影像所显示的原发部位大体残留肿瘤和/或术腔壁。
- CTV：GTV 的外加边界，用以包括受解剖限制的亚临床显微病灶（例如，CTV 受限于颅骨和脑幕）。有几个 CTV 需加以考虑。

- 全脑 CTV：向前延伸包括整个额叶和筛板。向下，CTV1 至少应位于颅底下 0.5cm 处的枕骨大孔。
- 脊柱 CTV：整个脊髓和硬膜囊。向外侧延伸，以覆盖整个椎体隐窝，两侧至少有 1cm 的边缘。上界：与全脑照射野相接；下界：硬膜下腔末端以下 2cm。
- 后颅窝加量 CTV：下界从 C1 椎管穿过枕骨大孔；外界至枕骨和颞骨骨壁；上界至小脑幕。
- 术腔加量 CTV：术腔加量 GTV 周围 1cm 的边缘，受解剖限制。
- PTV：为了解决每日的摆位误差，定义 PTV 的外加边界范围可能从 0.3～1.0cm 不等。
- 剂量处方
  - 中危髓母细胞瘤：CSI 23.4Gy/1.8Gy/fx，后颅窝加量至 54Gy/1.8Gy/fx。
  - 高危髓母细胞瘤和幕上 PNET：CSI 36Gy/1.8Gy/fx，后颅窝加量 18Gy/1.8Gy/fx 至 54Gy（根据正常组织耐受性，可给予转移性病灶区域 45～54Gy 的总剂量）。
- 危及器官（见表 12.7）。

表 12.7 原始神经外胚层肿瘤：危及器官

器官	剂量限制/特殊注意事项
幕上脑（左和右）	避免热点
耳蜗（左和右）	32Gy/（CT 骨窗显示更加清晰）
下丘脑	45Gy/（如果可行，MRI 显示更清晰）
垂体	45Gy
眼（左和右）	50Gy
晶状体（左和右）	7Gy
视神经（左和右）	50Gy（必要时可升至 59.4Gy）

续表

器官	剂量限制/特殊注意事项
视交叉	50Gy（必要时可升至59.4Gy）
脊髓	50Gy（C1与C2间不超过50%的颈髓可以接受>54Gy的剂量）
筛板	CT模拟扫描的可视化效果更好，定位误差更小。更重要的是，CT模拟扫描能确保将其包括在全脑照射野内
卵巢	注意该结构剂量，并考虑移位或半野遮挡下段脊髓野
甲状腺	尽量避免在此结构进行射野衔接

- 次要图像：应当把手术前和手术后的MRI图像与计划CT图像进行融合。这些互补的成像模式有助于上述靶区和危及器官的勾画。

颅咽管瘤

放射治疗适应证

- 全切术后不需要放疗。
- 次全切除术后需要辅助放疗。
- 与肿瘤复发时行EBRT相比，术后立即放疗能获得更好的治疗效果。
- 放射性胶体可用于原发性或复发性大囊性肿瘤。

定位、固定和模拟扫描

- 体位：患者取仰卧位，双臂置于身体两侧或交叉于胸前。
- 定位：依据手术报告和术前、术后MRI勾画瘤床和/或残留病灶。

- 固定：热塑性面罩。
- 模拟扫描：3D 和 IMRT 计划首选 CT 模拟定位。

靶区和剂量

- GTV：MRI 确定的术后残留病灶和破裂的囊肿。
- CTV：CTV=GTV + 1～2cm 外扩边缘。
- 其他正在研究中方法中包括：每周使用 MRI 图像引导时，CTV=GTV + 5mm，PTV=CTV + 3mm。

建议治疗期间进行影像学检查，因为在此期间囊肿可能会生长，超出照射野。

- 剂量
  - 54～55.8Gy/1.8Gy/fx。
  - 在单次放疗可以满足视器安全要求的特殊情况下，可以采取 SRS，以 50% IDL 为处方剂量线，一次性给予 11～12Gy。
  - 以 ^{32}P 或 ^{90}Y（β 放射源）为腔内放射性核素，囊壁的剂量为 200Gy。
- 危及器官（见表 12.8）

表 12.8　颅咽管瘤：EBRT 计划的危及器官

器官	剂量限值（整个或部分器官），Gy
视网膜	45
晶体	10
视神经	50
视交叉	50
脑干	1/3，60；2/3，53；3/3，50
脑垂体	45
颞叶	1/3，60；2/3，50.3；3/3，45

EBRT，外照射；Gy，戈瑞。

治疗计划

- 应该使用 3D 图像勾画靶区和正常组织。
- 当肿瘤距视交叉 ≥ 5mm 时,在术后或复发情况下可考虑给予 SRS。

第13章 姑息性放射治疗

Andrew D. Vassil and Gregory M. M. Videtic

一般原则·······273
骨转移·······276
脊髓压迫·······279
脊柱转移的 SBRT·······280
脑转移—WBRT·······284
脑转移瘤 –SRS·······287
恶性梗阻和出血·······290
皮肤和软组织转移·······292
参考文献·······295

一般原则

- 在症状控制的同时,要尽量减少治疗相关的副作用。
- 在设计放疗方案时,应考虑患者的体能状态、身体限制、自然病史和既往治疗情况。
- 在个体化治疗时,可以考虑采用定制的体位固定技术、低分割放疗、近距离治疗、适形调强放射治疗(IMRT)、颅内立体定向放射外科(SRS)、体部立体定向放射治疗(SBRT)和放射性核素治疗。

定位、固定和模拟扫描

- 定位:会诊期间应对患者进行评估,这有助于确认最舒适和易于重复的体位,以实现可接受的射野设置(图 13.1A 和 B)。床板上铺柔软材料,如羔羊毛垫,以提高患者的舒适度。

- 固定:包括限制性不太强的装置(如胶带和皮带)和限制性较强的装置(如热塑网或真空垫),这些装置的应用使个体化固定变得简单易行。

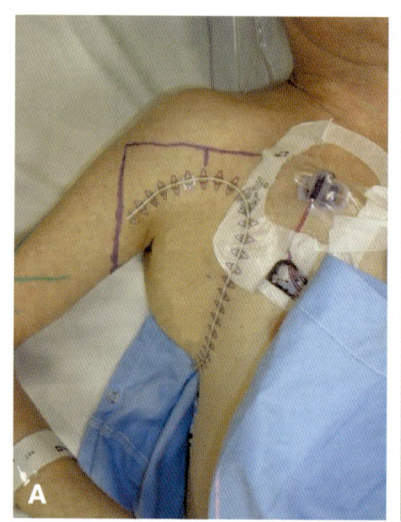 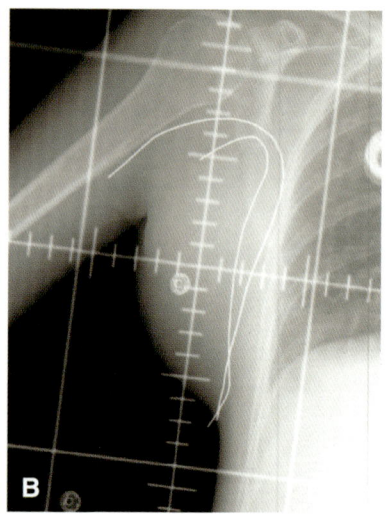

图 13.1 黑色素瘤患者右侧腋窝转移引起疼痛。患者仰卧位进行模拟扫描,躺在铺柔软羊毛台布的床板上,双手叉腰(A)。AP 野显示在患者皮肤上粘贴的不透射线的金属丝勾画出的疼痛部位(B)。

AP,前后位。

- 计划靶区(PTV)的边缘应考虑患者固定的程度。
- 弯曲膝盖海绵和足带有助于体位的重复性。
- SBRT 对体位固定要求高,通常可使用热塑性模具、真空垫、红外线定位装置,治疗过程中还需要利用正交 X 线摄影装置进行位置验证。
- 药物治疗:使用镇痛药和止吐药进行预处理,可以提高患者模拟定位和治疗期间的舒适度。
- 定位：使用不透射线的标记物有助于将疼痛部位与模拟定位图像关联起来（图 13.1A 和 B）。
  - 通常使用 X 线透视或 CT 模拟定位。
  - 手术报告、MRI 和 PET 检查的结果有助于确定靶区位置。
- 等中心：光子线模拟扫描时，等中心至少位于距表面 D_{max} 深度，通常置于靶区中心或更深的位置。电子线模拟扫描时，等中心置于皮肤表面。

靶区和感兴趣器官的定义

- 靶区和正常结构：ICRU 给出了靶区勾画的指南，但可能无法严格执行，因为每个患者的临床需求各不相同。

治疗计划

- 剂量处方：剂量处方的深度或位置（如等中心或中平面）应允许快速、简单的治疗计划。
- 三维（3D）适形放疗：当临床需要时，可以减少非靶组织的高剂量。斜野有助于避开脊髓和其他敏感组织。
- IMRT：倾向于二程放疗时应用，可以保护所选病例的非靶组织，但通常以较长的治疗时间为代价。
- 多野和旋转照射 SBRT：倾向于二程放疗或在某些特定的临床情况下应用，可以高度适形地提高放疗剂量。
- 电子线野：电子线很适合治疗浅表病变。
  - 电子线的能量的选择与射野大小及所需的处方等剂量线（IDL）有关。
  - 电子线限光筒铅挡模板可以在患者检查期间生成，也可以通过模拟定位图像生成。

- 作为模拟定位过程的一部分,可以依模板制作个体化电子线限光筒铅挡,并获得射野影像。
- 危及器官:剂量限制的范围取决于靶区的位置。
- 射线能量:取决于靶区的几何形状及其与周围结构的关系。
- 不均匀性校正:不常用。
- 射野衔接:如果当前的治疗野与既往的或后期的治疗野相邻近,可以通过旋转机架和治疗床以及应用半野挡块的方法解决射野间的衔接问题。

骨转移

适应证

- 通常使用常规光子线或电子线外照射(EBRT)治疗骨转移引起的疼痛或残障。
- 对转移瘤进行预防性照射可以预防高危部位的骨折。骨折常发生在髋臼和/或股骨近端。
- 半身放疗和放射性药物可用于多发性骨转移患者。

定位、固定和模拟扫描

- 体位:首选舒适、重复性好和易于摆位的体位。
  - 大多数情况下采用仰卧位。
  - 手臂通常放在身体两侧,这样会使患者感到舒适些,但如果手臂影响了射束入射,则需将手臂举过头顶。
  - 应让呼吸困难的患者仰面斜躺,以抬高胸部。
- 定位:用贴在皮肤上的不透射线的标记物勾画出疼痛区域,有助于确保照射野包括临床受累的部位。
- 固定:治疗四肢病变时,用真空垫把关节远端固定到感兴趣区,有助于提高摆位的重复性。

- 旋转机架和治疗床可以最大限度地较少射束的发散，特别是对肋骨病变，可以避免不必要的肺部照射。

靶区和感兴趣器官定义

- 将模拟定位时勾画出的与疼痛区域相对应的病变包括在治疗体积中。
- 溶骨性病灶能穿透射线的区域、成骨性病灶不能穿透射线的区域、骨折和手术固定的区域可能都是靶区。FDG PET 显示的高代谢区域、MRI 显示的骨髓浸润/皮质破坏区域也可能是靶区。
- 骨盆转移瘤的射野应可以与其他治疗的射野相衔接。当需要进一步治疗时，可以把骶髂关节、耻骨联合和大转子作为参考点（图 13.2）。

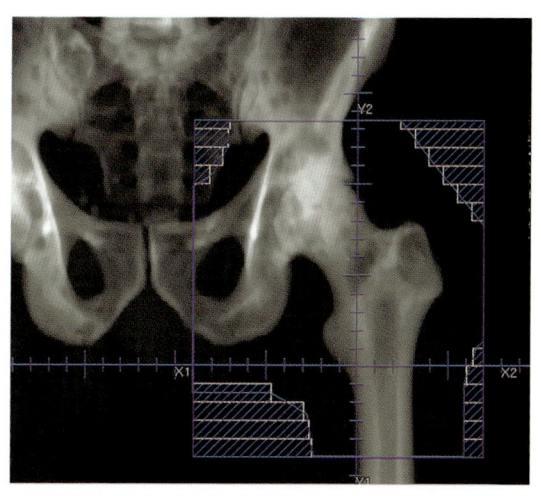

图 13.2　前列腺癌左股骨头/股骨颈转移引起疼痛的患者。该患者的前列腺床接受过 70Gy 挽救性放疗。AP 野定位股骨头/股骨颈。
AP，前后位。

- 对于脊柱转移瘤，靶区通常包括引起症状部位的上下各 1 个椎体。
- 髓内固定后，整个手术区域、所有手术硬件和稳定骨骼的甲基丙烯酸甲酯都有复发的风险，应包括在照射野内。

治疗计划

- 射野设置：因需要治疗的部位、患者的身体限制和射野衔接的位置不同而异。典型的射野设置包括：
  - AP/PA 野（四肢、骶骨和骨盆）。
  - PA 野（腰椎、胸椎）。
  - 垂直电子线野（颅骨、肩胛骨、胸骨、肋骨和锁骨）。
  - 侧野和平行斜对穿野（颈椎和肋骨）。
  - 楔形成对野（肋骨和表浅病灶）。

剂量/分割

- 在确定照射剂量和分割时，应考虑患者的身体状况、自然病史、既往治疗情况，以及特定组织的固有放射敏感性。
  - 在大多数情况下，用 6～10MV 光子或电子线单次 8Gy 治疗是有效的。也可以考虑 20～30Gy/5～10fx。
  - 30Gy/10fx 的剂量是安全的。通常在脊髓减压和髓内固定这样的手术后 10～14 天开始放疗。
- 再照射：除非因患者的需要迫不得已，应避免超出正常组织耐受性的治疗。大多数情况下单次 8Gy 是有效的。也可以考虑替代性放疗技术，例如高剂量脊髓再照射时，可以采用 SBRT。
- 半身放疗：可用于伴广泛疼痛的骨转移患者。
  - 在脐部或腰椎 L4/L5 水平分野，通过扩展 SSD 增加最大射野长度，使用 6～10MV 光子线。
  - 应用穿射性肺挡块将肺的中线剂量限制在 6～7Gy。

- 照射安排：1 次性照射上半身 6Gy，1 周后 1 次性照射下半身 8Gy。
- 或者：上半身 15Gy/5fx，20～30Gy/8～10fx，3fx/W。
- 下半身在 6～8 周后接受治疗。
- 放射性药物
  - 可考虑用于乳腺癌和前列腺癌多发成骨性转移灶（见表 13.1）

表 13.1 用于骨转移的放射性药物

放射性药物	$T_{1/2}$（d）	剂量（IV）	注意事项
锶 -89	50.5	4mCi 或 0.04～0.06 mCi/kg	β 辐射源；可在骨内羟基磷灰石（如钙）中存留 100 天；在成骨性转移灶中效果最好
钐 -153	1.9	1mCi/kg	β 辐射源；肾功能不全禁用
镭 -223（氯化镭-223）	11.4	50kBq/kg	α 辐射源；FDA 批准仅用于转移性激素难治性前列腺癌

FDA，食品和药物管理局；IV，静脉注射。

脊髓压迫

放射治疗适应证

- 非手术患者、术后患者（一般在术后 14 天内或足够的愈合时间）。
- 改善疼痛程度，提高局部控制，增加活动能力。

定位、固定和模拟扫描

- 仰卧位或俯卧位（依患者舒适为标准）。
- 定位：定位前，在脊柱上用不透射线的标记物标记出与病变相对应的区域，在 MRI 和 / 或 CT 定位图像上勾画出脊髓受压部位。
- 固定：见"一般原则"部分。

体积和治疗计划

- 射野
  - 侧界：覆盖椎体 +1～2cm 外扩边缘，包括椎旁肿瘤侵犯的区域。
  - 上界/下界：对硬膜外转移瘤，再其上方和下方各包括 1 个椎体（如果采用 MRI）或 2 个椎体（如果采用 CT）。
- 射线
  - 根据患者的解剖情况选择能量，最常用的是 6-MV。
  - 对于颈椎病变采用对穿侧野（以避开食管）。
  - PA 野仅用于胸椎 ± 腰椎病变。
  - AP/PA 野用于接近中线的腰椎病变。
  - 根据患者的解剖情况，处方剂量深度 5～10cm。
- 剂量/分割
  - 常用的方案是 20Gy/5fx，30Gy/10fx。
  - 8Gy/1fx 用于预计生存期不长或状况欠佳的患者。
  - 可选择的分割方案包括：16Gy/2fx（间隔 1 周），37.5Gy/15fx，40Gy/20fx。
  - 所有方案均显示出同等的姑息治疗价值和功能改善效果。长疗程（30/10fx 或更高）可改善局部控制和无进展生存。

脊柱转移的 SBRT

简介

- 通常用于状态好、病灶小、放射性抵抗的患者，以及在原照射野内复发的有症状的患者。

- SBRT 的潜在优势：通过限制治疗体积保存骨髓，与分次治疗相比，患者就诊次数减少，对正在进行的化疗干扰较少，可用于硬膜外压迫患者的减压治疗，无创性替代手术。
- SBRT 的劣势：成本高，治疗复杂，在摆位和治疗过程中患者要能够耐受，开始治疗的时间延迟，射野大小受限，照射时间长，需要专业的设备，相对于常规放疗的好处仍有待证实。

定位、固定和模拟扫描

- 以下部分是基于 RTOG 0631 方案。
- 体位：由于每次的治疗时间延长，必须找到一个舒适的仰卧位。
- 定位：使用能将患者的体位与治疗床和等中心关联起来的系统。
  - 可以使用带立体定向定位坐标系的框架。
  - 根据治疗时所使用的图像引导方法，基准标记（如红外反射）可以放置在框架上，也可以放置在患者身上。
- 固定：采用刚性固定系统，原因是它可以提供必要的摆位精度。
  - 使用可以提供多个接触点的定制装置。
  - 例如，用于颈椎部位病变治疗的真空垫和热塑面罩。
- 薄层模拟定位 CT 图像（通常 2mm 层厚）与高分辨率 MRI 图像（钆对比剂 T1 增强序列和 T2 序列）融合，以帮助勾画靶区。
- 图像引导放射治疗（IGRT）：用于位置验证的体内标志（如骨骼和基准植入物）与模拟定位时的位置相距应 <2mm。验证患者位置的 IGRT 设备可包括正交 X 线成像、锥束计算机断层扫描（CBCT）、电子射野影像、滑轨 CT 和 MRI 引

导系统。

靶区和感兴趣器官定义

- PTV 的定义
  - 受累的椎体、椎弓根和包括椎管旁肿块在内的大体病变（图 13.3）

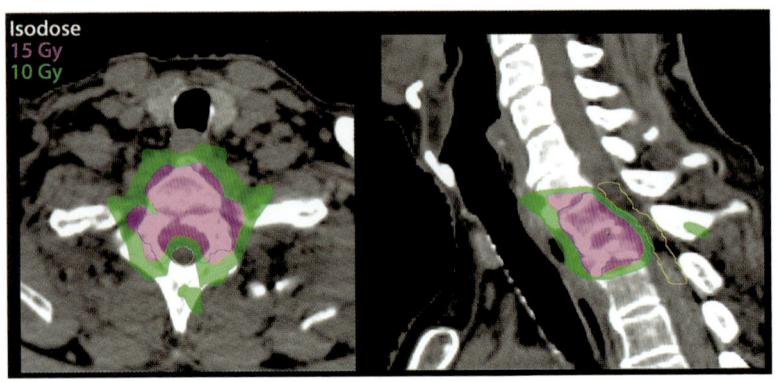

图 13.3　图 13.3 既往进行过常规放疗的椎体转移瘤患者。在轴位和矢状位层面勾画 PTV（蓝线）和脊髓（黄线）；15Gy（紫色）和 10Gy（绿色）等剂量云图。使用非对穿共面 6MV 光子射束。

PTV，计划靶区。

- 当病变位于椎体后部时，应包括横突、椎板和棘突。
- 脊髓和 PTV 之间的间隙应 ≥ 3mm。
- 椎旁肿块应 ≤ 5cm。
- 术后靶区
  - 基于 MRI 的术后残留瘤床 = 大体肿瘤靶区（GTV）。
  - 术前肿瘤的范围、相关的解剖间隙及任何的残留病变 = 临床靶区（CTV）。
  - PTV = CTV + 0～2mm 外扩。手术硬件和瘢痕不需要包括在 CTV 中。

- 危及器官
  - 脊髓：在 MRI 图像上勾画；依 CT 层厚，在 CTV 上下水平各 5～6mm。
  - 在射束路径上的正常器官也应勾画出来。

治疗计划

- 光子能量：通常情况下，相对于更高能量的光子，6-MV 光子 FFF 模式可以减小半影，并能降低输出剂量。
- 剂量率：为了限制治疗时间，机器跳数（MU）需要 ≥ 800MU/min 或更高。
- 射野布置：射野等中心设置在 PTV 的中心，采用多个后向的非对穿共面射束或后向弧形射野。非共面射束和 IMRT 可用于形状不规则的靶区。
- 处方剂量点：处方剂量通常给定在 80%～90%IDL。PTV 之外不应有大于 105% 处方剂量的高剂量区。
- 正常组织限制：对于脊髓（PTV 上下各 5～6mm）D_{10} < 10%, $V_{0.35ml}$ < 10Gy。应审查重建后的等剂量曲线，以确保任何区域的剂量都未超过可接受的剂量，特别是脊髓。有关剂量限制指南，参见 RTOG 0631 方案。
- 如果射束路径中有手术硬件，则需进行剂量密度覆盖。

剂量／分割

- 如为初治患者，16Gy 的处方剂量覆盖 90% 以上的 PTV。
- 如果治疗靶区在既往的照射野内，处方剂量为 14Gy。

脑转移—WBRT

简介

- 全脑放射治疗（WBRT）可以作为单一的治疗方式，也可与手术、SRS 和化疗联合使用。
- 也可使用稍大一点的照射野（德式头盔野），特别是当涉及软脑膜扩散或后颅窝病变时。

定位、固定和模拟扫描

- 体位：仰卧位，头部居中。双侧外眦用不透射线的标记物做出标记。
- 定位：在固定面罩开始制作之前，应观察激光线在鼻部、耳道等结构的位置，纠正头部旋转。头部位置可通过透视或定位图像加以确认。
- 固定：制作热塑面罩。
- 模拟扫描：获取侧位 X 线片或 CT 图像。

靶区和感兴趣器官定义

- PTV 的定义
  - 临床设置的射野应包括整个大脑；如果使用的是 CT 计划，审查轴位图像有助于确保射野包括整个大脑，并确保非靶结构的剂量最小化。
  - 注意确保筛板和颞叶要有足够的边界。
  - 眼眶后半部分应包括在德式头盔野中，尽量包括全部脑膜表面（图 13.4C 和 D）。
- 危及器官
  - 运用初级准直器旋转、5 HVL 低熔点合金挡块或多叶光栅遮挡正常组织（如晶状体、口咽后部、颈后软组织等），使其免受照射。

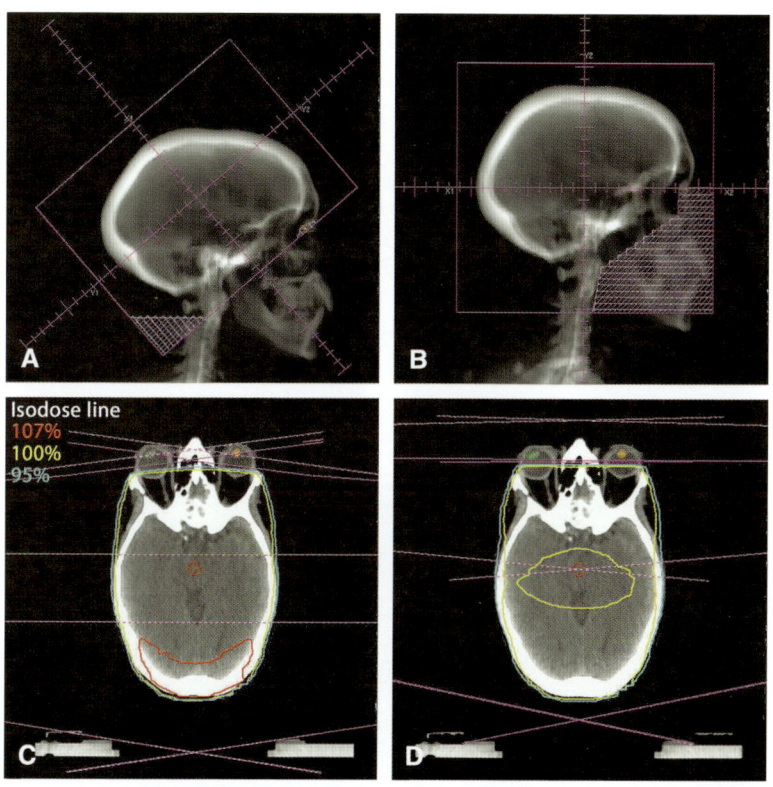

图 13.4 右后标准 WBRT 野（A）；德式头盔野（B）；WBRT 的 100% 等剂量线（黄色），107% 等剂量线（红色）和 95% 等剂量线（蓝色）分布（C）；德式头盔野的等剂量线分布（D）

治疗计划

- 光子能量：通常使用 6-MV。
- 射束设置：对穿侧野，等中心置于正中平面；对于德式头盔野计划，机架旋转 5° 形成向前的非发散野，使晶状体免受照射（图 13.4C 和 D）。

- 射野
  - 标准 WBRT 野：旋转准直器，遮挡眼眶前半部分和颅底前的组织；颅底前 1cm 的边缘通常足以确保覆盖颞叶（图 13.4A）。
  - 德式头盔野：机架向后旋转 5°，可以最大程度地较少对晶状体的发散。准直器保持在 90°，下界为 C2～C3 间隙（图 13.4B）。
  - 打开射野，使其上界和后界超出颅骨至少 1cm（即"轮空"）。
  - 可以遮挡全脑照射野的 C1～C2 间隙，以方便后续射野衔接。
- 海马保护（图 13.5）

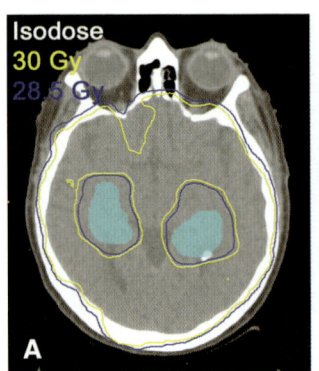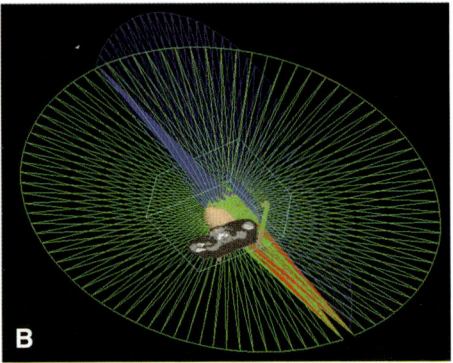

图 13.5 海马保护 WBRT 的典型图像。（A）海马保护区轴位图像（浅蓝色）和（B）VMAT 射野设置。
VMAT，容积旋转调强放射治疗。

- 海马保护 IMRT 的靶体积和危及器官由 RTOG 0933/NRG CC001 确定。海马体周围进行 5mm 的均匀外扩，用于限制计划靶区。用 MRI 和计划 CT 的融合图像确定海马体。
- 使用非共面 VMAT 弧，例如，182°～178°，178°～182° 和治疗床旋转 90° 的半弧（2°～178°）。

剂量 / 分割

- 随机研究没有显示出哪一种分割方式是最好的。放疗处方通常取决于患者的身体状况及医院的经验。
- 在美国，30Gy/3Gy/fx 是常用方案，也用于转移瘤手术切除后。对于即将接受或接受过 SRS 的患者，通常采用 37.5Gy/2.5Gy/fx 方案[1]。
- 20Gy/5Gy/fx：常用于状态不佳和存在活动性颅外病变的患者。
- 20Gy/2Gy/fx：适用于既往接受过 25 ~ 37.5Gy WBRT，现进行二次 WBRT 的患者。
- 美国放射学会已经制定了适当性标准[2]。

脑转移瘤 –SRS

简介

- SRS 采用多个射束路径为颅内转移灶提供快速剂量跌落的高剂量照射，病灶最大径通常 ≤ 40mm。
- SRS 需要极其牢固的固定、清晰的成像和精确的投照。
  - 照射系统：伽马刀（GK；Elekta，Stockholm，Sweden）放射外科系统；射波刀（Accuray，Sunnyvale，CA）；改良的传统直线加速器（如：Novalis，Palo Alto，CA）。

定位、固定和模拟扫描

- 固定：使用基于框架的和"无框架"的技术。
  - 将一个刚性的金属框架用四颗螺钉固定在颅骨上。框架提供固定；立体定向定位系统连接在框架上。
  - 在安装框架时，应注意靶区的位置，以避免将框架直接放在靶区病灶上。

- 使用无框架技术时采用热塑面罩固定，红外线基准标记，在照射过程中进行正交 X 线图像引导。
- 定位：仰卧位，框架锁定在检查床上，进行高分辨率 CT 和 MRI 检查（层厚 1mm）。
  - 利用连接在框架上的立体定向基准坐标系统对图像进行融合（图 13.6A）。
  - 在制定 GK 计划时，可利用颅骨测量装置进行头部轮廓的测量，以评估组织中的射束路径长度。当既无完整的头部图像，也无表面数据时，这一方法很有用。
  - 其他治疗计划系统可使用通过模拟定位 CT 勾画的头部外轮廓。
- 固定：将框架连接到治疗床上，固定患者头部。

靶区和感兴趣器官定义

- PTV 的定义
  - 转移性病变在 MRI 图像上勾画，并与模拟 CT 图像融合。
  - 靶区和视交叉、视神经的距离应 ≥ 5mm。
- 危及器官
  - 在和 CT 融合的 MRI 图像上勾画视交叉；冠状位有助于识别视交叉。

治疗计划

- 伽马刀和射波刀系统使用的是由固定式圆形准直器产生的球形辐射剂量点（GK 中称之为"靶点"，射波刀中称之为"节点"）。
  - 运用正向计划使"靶点"或"节点"相邻，从而产生不规则形状的等剂量分布。
- Perfexion 型伽马刀系统通过改变准直器的大小形成多个聚焦的"扇区"，从而产生不规则形状的等剂量分布。

- 射波刀系统运用的是固定式圆形准直器和安装在机械臂上的直线加速器从多个机架位置发射的"节点"。采用静态调强技术;也就是,当机械臂运动时,不出束照射。
- 基于直线加速器的治疗,通常使用6～8个弧形光子野。改变固定式圆形准直器("限光筒")的大小或MLC的形状("动态弧")、等中心的数量和位置、弧的数量、弧的角度、弧旋转的度数和每个弧的权重,有助于形成适形于靶区的等剂量分布。为了提高靶区剂量的适形性,可以采用IMRT。
- 计划完成后,应审查所有图像上的DVH图和等剂量分布,以确保不可接受的高剂量区域不落在危及器官上,如视交叉。
- 以如下方式给予处方剂量:GK系统以50%IDL包绕靶区病变(图13.6B);基于直线加速器的系统以80%IDL包绕靶区病变。处方剂量是"中位边缘剂量",也就是靶区边缘的中位剂量。

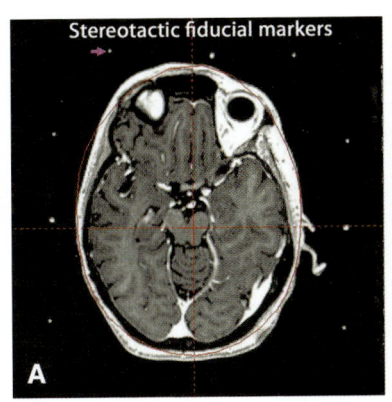
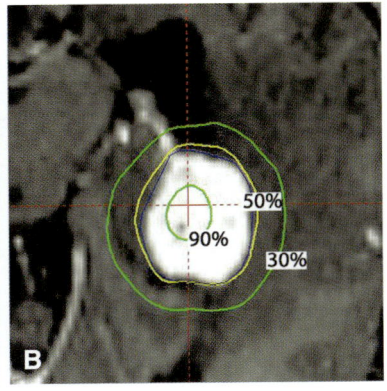

图13.6 (A)用于图像融合的立体定向坐标系统;(B)GK计划中典型的等剂量分布,采用50%IDL包绕转移性病变。
GK,伽马刀;IDL,等剂量线。

- 适形指数是指处方的等剂量体积除以靶体积,其值应在1～2

- 之间。
- 均匀性指数是指最大剂量除以处方剂量，其值应< 2。

剂量 / 分割

- 根据 RTOG90-05，直径≤ 2cm 的病灶，24Gy/fx；直径 2.1 ～ 3.0cm 的病灶，18Gy/fx；直径 3.1 ～ 4.0cm 的病灶，15Gy/fx。

恶性梗阻和出血

简介

- 内源性和外源性的气道阻塞、上腔静脉（SVC）压迫、食管压迫及出血可导致人体衰弱并可危及患者生命。
- EBRT 可以持久地缓解症状，并可与其他治疗相结合。
- 近距离治疗也能持久地缓解症状，但不宜和化疗同步。

定位、固定和模拟扫描

- 体位：在大多数情况下，患者取仰卧位，双臂举过头顶。
  - 严重气道和上腔静脉阻塞的患者斜躺着抬高胸部可能会舒服些。
  - 对于无法仰卧位的患者，可采取站立位或坐位。
- 定位：口服对比剂（如泛影葡胺）有助于识别食管梗阻，也可识别气管 - 食管瘘。
  - 气管 - 食管瘘不是 EBRT 的禁忌证，但在这种情况下进行近距离放射治疗是不安全的。
  - 内镜下放置直径为 6 ～ 10mm 的导管，用于近距离放射治疗。在放置导管时应测量距离和有效长度，并在模拟扫描时验证。在食管梗阻的情况下，可以借助内镜放置手术夹，以帮助勾画病变范围。
- 固定：通常不需要刚性固定，但对于采取坐位的患者，为了摆位的一致性，需要刚性后背支撑。对于近距离放射治疗，应将导管标记在门齿水平，并粘贴在患者的面部，以防止其松动。
- CT 模拟优于透视模拟，因其可以更好地显示病变的范围。

靶区和感兴趣器官定义

- 靶区的定义
  - 引起梗阻的大体病变为大体肿瘤靶区（GTV），GTV 外扩 1.5～2cm 的边缘形成 CTV/PTV 组合。
- 危及器官
  - 射束通路上的正常器官也需要勾画出来。

治疗计划

- EBRT：对大多数部位，通常采用 6-MV AP/PA 野。
- 近距离治疗：首选 3D 计划（图 13.7）。
  - 近距离治疗的有效长度由内镜和模拟 CT 图像上所见的病变长度决定。
  - 优化源驻留时间可以扩大有效长度远端部分的覆盖范围。
  - 有效长度应 ≤ 10cm。

剂量/分割

- 对于食管近距离治疗，在距源中心 1cm 半径范围内给予高剂量率（HDR）治疗 10～14Gy/2fx，两次间隔时间为 1 周。此外，也可以给予低剂量率（LDR）单次治疗，剂量为

20～25Gy，剂量率为 0.4～1Gy/h[3]。

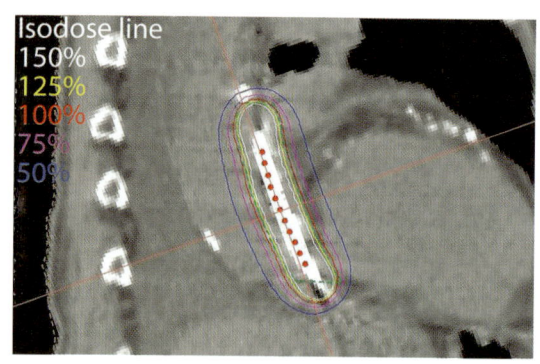

图 13.7　食管癌出血患者目前正在接受近距离治疗。处方的等剂量分布归一点深度为 0.5cm。近距离治疗源驻留位置用红点表示。

- 对于支气管内近距离治疗，可给予 15Gy 的 HDR 治疗，其分割方案和处方深度与食管近距离治疗相似。
- 出血、支气管和上腔静脉阻塞时 EBRT 的剂量：包括低分割方案，如 17Gy/8.5Gy/fx 间隔 1 周方案，或 20～30Gy/3～4Gy/fx 方案。
- 食管梗阻的 EBRT 剂量为 30Gy/3Gy/fx；更长的放疗疗程和/或同步化疗应依据患者的身体状况和临床情况加以判断。

皮肤和软组织转移

简介

- 治疗软组织转移的技术包括光子放疗野或电子线野，也可能涉及 SBRT。
- 热疗可以作为表浅软组织二次放疗情况时的辅助治疗，如胸壁复发。
- 放射性 ^{90}Y 微球可用于肝转移的治疗。

定位、固定和模拟扫描

- 头颈部皮肤和淋巴结转移：仰卧位，头部伸直，双肩下沉；制作热塑面罩，扫描范围从颅顶到隆突或病变下端（如纵隔病变）。组织等效材料置于面罩下；面罩有助于在治疗期间将等效组织材料保持在其应在的位置。
- 肺尖肿瘤综合征：仰卧位，头部转向健侧，双臂举过头顶或置于身体两侧；扫描范围从乳突尖到胸廓下口（以确保包括全部肺组织）。
- 肺和纵膈转移：仰卧位，双臂举过头顶或置于身体两侧；扫描范围从颈中部到胸廓下口（以确保包括全部肺组织）。对于肺部寡转移病灶，可以考虑 SBRT。
- 肝转移：仰卧位，双臂举过头顶；扫描范围从胸廓入口到髂嵴；可以考虑采用 4D CT 以缩小 PTV 的边界，特别适用于靶区附近曾经接受过放疗的患者。对于寡转移病灶，可以考虑 SBRT。
- 盆腔恶性肿瘤：仰卧位，双臂交叉置于胸部。扫描范围从 L1 椎体水平到小转子。
- 皮肤转移：需使用组织等效材料，通常为 1cm 厚，对其进行定制切割，以包括不透射标记物标记的体积及其 2～3cm 的边界。模拟成像可以在期望治疗的部位上使用组织等效材料，也可以使用治疗计划软件设计出组织等效材料，然后进行定制切割。
- 一般首选 CT 模拟，但明显的浅表病变和那些准备接受垂直电子线照射的患者可能更适合采用临床标记的方法。

靶区和感兴趣器官定义

- 靶区的确定

- CT 模拟确定引起阻塞和可触及的大体肿瘤靶区（GTV），GTV 外扩 1.5～2cm 边缘形成 CTV/PTV 组合。
- 皮肤和头颈部：在模拟定位时，勾画出通过病史、体格检查和影像学确定的临床受累区域。区域淋巴结可能包括在治疗野之内，但是否应包括在内取决于组织学和其他因素，如身体状况和既往的照射野。
- 危及器官
  - 应勾画出 PTV 周围的正常结构（如腮腺、脊髓、食管、正常肺组织、肾脏和肝脏），并在制定治疗计划时对其加以考虑。

治疗计划

- 通常采用 3D 计划，6～10MV 光子线或电子线，80%～100% IDL 包绕 PTV。
- 近期经容积分期检查（如 CT）有如下特征的病变可以在没有模拟影像的情况下设计电子线模板，这些病变的特征包括：轮廓清晰、可触及和位于浅表。靶区范围用墨水在患者皮肤上做出标记，上覆一层透明薄膜，薄膜上就会留有靶区范围的印迹。依据印迹制作电子线限光筒插入挡块，并根据所需的靶区尺寸选择适当的电子线能量。

剂量/分割

- 在大多数情况下，对于皮肤或软组织转移的患者，可以采用 20～30Gy/3～4Gy/fx。
- 替代方案包括：
  - 黑色素瘤和肾细胞癌：5Gy/fx，每周 2 次，总剂量为 30Gy。
  - 肝转移（全肝或部分肝）：10Gy/2fx，两次时间间隔 6～24

小时[4]。

- 肾上腺转移：30Gy/2.5～3Gy/fx。
- 白血病引起的脾肿大：给予5～10Gy/1Gy/fx，1周3次。
- 盆腔恶性肿瘤：10Gy/fx，4周后可重复。
- 皮肤转移：8Gy/1fx。

参考文献

1. Andrews DW, Scott CB, Sperduto PW, et al. Whole brain radiation therapy with or without stereotactic radiosurgery boost for patients with one to three brain metastases: phase III results of the RTOG 9508 randomized trial. *Lancet*. 2004;363:1665-1672.

2. Videtic GM, Gaspar LE, Aref AM, et al. American College of Radiology appropriateness criteria on multiple brain metastases. *Int J Radiat Oncol Biol Phys*. 2009;75:961-965.

3. Gaspar LE, Nag S, Herskovic A, Mantravadi R, Speiser B. American Brachytherapy Society (ABS) consensus guidelines for brachytherapy of esophageal cancer. Clinical Research Committee, American Brachytherapy Society, Philadelphia, PA. *Int J Radiat Oncol Biol Phys*. 1997;38:127-132.

4. Bydder S, Spry NA, Christie DR, et al. A prospective trial of short-fractionation radiotherapy for the palliation of liver metastases. *Australas Radiol*. 2003;47:284-288.

缩略语

^{131}Cs	铯-131
2D	二维
3D	三维
4D	四维
^{125}I	碘-125
^{109}Pd	钯-109
Ab	抗体
ABC	主动呼吸控制
ABS	美国近距离放射治疗协会
AP	前后位
BED	等效生物学剂量
BEP	博莱霉素、依托泊苷和顺铂
BID	每天两次
BOS	颅底
BOT	舌根
BT	近距离放射治疗
Bx	活检
CA	腹腔动脉
CBCT	锥形束CT
cGy	厘戈瑞

cm	厘米
COG	儿童肿瘤协作组
CRT	适形放射治疗
CSI	全中枢神经系统放射治疗
CTV	临床靶区
CTVED	CTV-预防性剂量
CTVHD	CTV-高剂量
DD	深度剂量
D_{max}	最大剂量
DRR	数字重建影像
DVH	剂量-体积直方图
EBRT	外照射
EBV	EB病毒
ECE	包膜外侵犯
EPP	胸膜外全肺切除术
ENI	选择性淋巴结照射
EUS	超声内镜
FDG	氟代脱氧葡萄糖
FH	预后良好组织型
FRST	分次立体定向放射治疗
FRT	分次放射治疗
FLAIR	液体衰减反转恢复
ft	英尺
fx	分次
GEC-ESTRO	欧洲放射肿瘤学会近距离放疗学组

GEJ	胃食管交界处
GK	伽马刀
GTR	全切除术
GTV	大体肿瘤靶区
GTVB	近距离放疗时的GTV
GTVD	诊断时的GTV
GU	泌尿生殖系统
Gy	戈瑞
H&N	头颈部
HAM	Harrison–Anderson–Mick
HDR	高剂量率
HPV	人类乳头瘤病毒
HR-CTV	高危CTV
HR-CTVB	近距离放疗时的高危CTV
HVL	半价层
ICRU	国际辐射单位和测量委员会
IDL	等剂量线
IFRT	累及野放射治疗
IgG	免疫球蛋白G
IGRT	图像引导的放射治疗
IM	内边界
IMRT	适形调强放射治疗
INRT	受累淋巴结放射治疗
IR-CTV	中危CTV
IR-CTVB	近距离放疗时中危CTV

IRS	横纹肌肉瘤协作组
IRS-V	横纹肌肉瘤协作组方案V
ISRT	受累部位放射治疗
ITV	内靶区
IV	静脉注射
kV	千伏
keV	千电子伏特
LDR	低剂量率
LG	低级别
LN	淋巴结
LNI	淋巴结照射
LND	淋巴结清扫术
LUL	左肺上叶
LVSI	淋巴血管间隙浸润
MALT	黏膜相关淋巴组织
mCi	毫居里
MIBG	间碘苄胍
MIP	最大密度投影
MeV	兆电子伏特
ml	毫升
MLC	多叶准直器
mm	毫米
MPNST	恶性周围神经腱鞘瘤
MR	磁共振
mR/hr	毫雷姆/小时

MV	兆伏
NLPHL	结节性淋巴细胞为主型霍奇金淋巴瘤
NSCLC	非小细胞肺癌
OAR	危及器官
PA	后前位
PDD	百分深度剂量
PJ	胰肠吻合术
PNETs	原始神经外胚层肿瘤
PNI	周围神经浸润
PR	部分缓解
PROFIT	前列腺分次照射试验
PRV	计划危及器官体积
PT	质子治疗
PTV	计划靶区
PTVED	PTV-预防性剂量
PTVHD	PTV-高剂量
PV	门静脉
RPLND	腹膜后淋巴结清扫术
RPM	实时位置管理
RT	放射治疗
RTOG	肿瘤放射治疗协作组
RUL	右肺叶
s/p	在……后状态
SAD	源轴距
SBRT	体部立体定向放射治疗

SCC	鳞状细胞癌
SCV	锁骨上
SM	摆位边界
SMA	肠系膜上动脉
SOBP	扩展Bragg峰
SRS	立体定向放射外科
SSD	源皮距
STAMPEDE	前列腺癌进展或转移的全身治疗：药效评价
STR	次全切除术
sup/inf	最小上界/最大下界
SUV	标准摄取值
TMT	三通疗法
TRT	胸部放射治疗
TSEBT	全皮肤电子线照射
TURBT	经尿道膀胱肿瘤切除术
U/S	超声
UH	预后不良组织型
vac-loc	真空锁袋
VMAT	容积旋转调强放疗技术
WAI	全腹照射
WBRT	全脑放射治疗
WHO	世界卫生组织
WLI	全肺照射
WPRT	全盆腔放射治疗

索 引

α 受体阻滞剂，166
α/β 比值，5
^{103}Pd，16
^{125}I，16
^{131}I- 间位碘苄胍，249
^{137}Cs，16
^{192}Ir，16
3D 光学表面映射技术，30
^{60}Co，16

A

A 点，193

B

B 点，193
靶点，288
靶区勾画，25
白血病，247，295
百分深度剂量（PDD），1
摆位边界，4，5
摆位偏差，29
半价层，9
半身放疗，276
半衰期，16
膀胱癌，168，173
膀胱参考点，16，193
膀胱基准标记，169
BED 方程，5
钡剂灌肠，137
苯二氮䓬，34
鼻腔/鼻前庭癌，71
鼻腔神经内分泌癌，72
鼻咽癌，65
鼻中隔病变，71
臂丛，53
扁桃体癌，62
标准乳腺切线野，86
标准摄取值（SUV），107
标准 WBRT 野，286
病理完全反应，261
波纹管（Bellows）系统，24
BodyFix 装置，22
Bragg 峰，15
不典型脑膜瘤，42
不可切除胰腺癌，130
部分乳腺放射治疗，83，92
部分身体真空垫，21

C

Calypso 电磁传感器，28
残胃，134
侧腹照射，252
Cerrobend 挡块，6，9
插植治疗，201
肠系膜上动脉，129
超声，27
成对楔形板，7
成骨性肉瘤，49
出血，290
处方等剂量线，275
串联器官，34
串行结构，32
垂体，53
垂体腺瘤，43
垂直电子线，220
垂直电子线照射野，10
纯精原细胞瘤，173
唇，53
次全切除，133
次要图像，25

D

大分割全乳照射，86
大脑镰，36
大体肿瘤区（GTV），2
大涎腺癌，66
单等中心技术，87
单能质子束，15
单通道宫腔施源器，186，189
当前活度，16
挡块边界，6
德式头盔技术，267
德式头盔野，286
等剂量分布，289
灯光野，9
等剂量线，1
等剂量线"膨胀"，14
等效生物学剂量（BED），5
等效组织补偿物，75
低分割放疗，273
低负荷转移性激素敏感性前列腺癌，155
低级别滤泡细胞淋巴瘤，212
低级别神经胶质瘤，48
低剂量率（LDR）植入物，187
低能电子束，14
地塞米松，35
点计算，33
电离，14
电子对效应，12
电子射野影像，281
电子线外照射，276
电子与物质的相互作用，13
定制网状胸罩，83
动静脉畸形，46
动态弧，289
动态楔形板，7，82，268
斗篷野，6
多等中心技术，87
多发性骨髓瘤，221
多叶准直器（MLC），6
惰性淋巴瘤，212

DVH 图，289

E

EBRT（3D/IMRT），92
恶性梗阻，290
恶性脑膜瘤，40，42
恶性胸膜间皮瘤，118
儿童肿瘤，247
二维（透视），24

F

发泡胶，21，139
"反曲棍球棒"技术，97
泛影葡胺，290
放射免疫治疗，215
放射性 ^{90}Y 微球，292
放射性敷贴，262
放射性核素，17
放射性药物，276，279
非弹性碰撞，14
非典型畸胎状横纹肌肉瘤，265
非典型脑膜瘤，40
非黑色素瘤性头颈部皮肤癌，74
非霍奇金淋巴瘤，212
非胃 MALT，213
非相干散射，12
非小细胞肺癌，107
肥胖细胞型星形细胞瘤，39
肺癌的体部立体定向放射治疗，120
肺窗，108

肺段塌陷，108
肺和纵膈转移，293
肺尖肿瘤综合征，293
肺上沟瘤，104
肺腺癌，108，110
分泌性腺瘤，44
Flexiguide 导管，187
Foley 导管，164
敷贴近距离放疗技术，262
敷贴器，263
辐射剂量，29
俯卧乳腺放射治疗，91
辅助放疗，128
辅助性近距离放射治疗，188
妇科恶性肿瘤，183
腹板，22
腹部波纹管装置，25
腹部淋巴瘤，204
腹部压迫，23，143
腹股沟睾丸切除术，261
腹股沟野，139
腹膜后淋巴结清扫术，261
腹膜后平滑肌肉瘤，241
腹膜后肉瘤，239
腹腔干，129
腹压板，23
腹压带，23

G

肝癌的立体定向放疗，143
肝脏寡转移病灶，143
肝转移，293，294

感兴趣区，32
肛管癌，124, 139
高级别神经胶质瘤，48
高能电子束，14
高危髓母细胞瘤，269
睾丸癌，173
根治性胸部放疗，107, 115
根治性治疗，47
功能性疾病，34
狗腿野，174, 175
姑息性放射治疗，273
姑息性治疗，222
骨孤立性浆细胞瘤，223
骨浆细胞瘤，223
骨配准，28
骨盆转移瘤，277
骨髓储备，215
骨髓瘤，222
骨性标志，24
固定式圆形准直器，288
寡转移，231
光电效应，11
光核反应，13
光学表面投影监测，29
光学体表监测系统，34
光子线 - 电子线射野衔接，9
归一点剂量，1

H

海马保护，286
海马保护 IMRT，286
颌下腺，53

HDR 插植，187
HDR 腔内植入物，187
黑色素瘤，294
横纹肌肉瘤，258, 260
红外追踪摄像机，30
喉癌，62, 64
喉部，53
后前位（PA），10
呼吸幅度，30
呼吸控制，23
呼吸控制技术，143
呼吸控制系统，23
呼吸模式，30
滑轨 CT 和 MRI 引导系统，281
霍奇金淋巴瘤，211

I

ICRU 参考点，3
II 型神经纤维瘤病，45
IMRT 技术，56

J

积分剂量，3
基准 / 肿瘤标记物，124
基准系统，25
激发，14
脊髓，53
脊髓压迫，279
脊髓肿瘤，47, 49
脊索瘤，49
脊柱转移的 SBRT，280

脊柱转移瘤，277
计划靶区（PTV），2
剂量百分比，3
剂量学边界，6，7
加量野，139
甲腺状癌，73
甲状腺乳头状癌，74
间变性少突胶质细胞瘤，36
间变性胶质瘤，37
间变性星形细胞瘤，35
浆细胞瘤，221
脚踏板，80
节点，288
结肠癌，144
结外边缘区大B细胞淋巴瘤，212
截石位，190
近距离放射治疗，16，56
近距离治疗，273
晶状体，53
精索切除术，261
颈段食管，53
静脉造影，127
静脉造影剂，134
局麻药，34
巨块型宫颈癌，196
均匀性指数，35，290

K

康普顿散射，12
口服对比剂，134
口器，52
口腔，53
口腔癌，67
口腔内支架，52
口咽癌，61
扩展 Bragg 峰，15

L

类固醇激素，35
冷点，90
立体定位系统，22
立体定向放射治疗，231
良性脑膜瘤，40，41，42
临床靶区（CTV），2
淋巴瘤，247
鳞状细胞癌，68，116
颅骨，36
颅内立体定向放射外科，273
颅咽管瘤，270
卵圆球/环形施源器，186
螺旋 CT 扫描，32

M

门静脉，130
门控技术，26
弥漫大 B 细胞淋巴瘤，214
泌尿生殖系统（GU）恶性肿瘤，147
泌尿生殖系统肿瘤，147
模块化固定系统，22
MRI T1 钆增强图像，35
幕上 PNET，269

幕上型原始神经外胚层肿瘤，265

N

男性尿道，179
难治性低级别淋巴瘤，214
脑干，53
脑干胶质瘤，39
脑膜瘤，40
脑幕，36
脑室，36
脑转移—WBRT，284
脑转移瘤-SRS，287
内靶区（ITV），4
内边界（IM），4
内窥镜，134
内乳淋巴结边界，88
内乳淋巴链野，80
内乳野，90
能量，1
尿道癌，179
尿道剂量，168
尿道口癌，180
女性尿道，179

P

胚胎性肿瘤，265
盆腔恶性肿瘤，293，295
Perfexion 型伽马刀系统，288
perspex 块，178
皮肤和软组织转移，292
皮肤红斑，99
皮肤褶皱，91
皮肤转移，293，295
脾肿大，295
平均密度投影（AIP），25
屏气技术，23
屏气训练，23

Q

气道阻塞，290
气管-食管瘘，290
气体膨胀，152
前后位（AP），10
前列腺癌，155，277
前列腺癌的外照射，151
前列腺近距离放射治疗，162，167
前列腺体部立体定向放射治疗，160
前庭神经鞘瘤，44，45
伽马刀和射波刀系统，288
侵袭性淋巴瘤，214
球囊对称性，94
球形辐射剂量点，288
区域淋巴结照射，87
全肺照射（AP/PA），252
全肺照射（WLI），250
全脑全脊髓照射，267
全脑照射野，267
全盆腔放射治疗，184
全皮肤电子线照射，220
全乳放射治疗，83
全身真空垫，21

R

Rotte "Y"施源器，189
热点，2, 90
热塑网，19
热塑网状面罩，19
热塑性模具，204
人乳头瘤病毒，61
韧致辐射，14
容积旋转调强放疗（VMAT），33
乳腺，80
乳腺癌，93
软骨肉瘤，49
软组织窗，108
软组织配准，28
软组织肉瘤，231, 235
润滑剂凝胶-空气混合物，164

S

腮腺，53
腮腺瘤床，66
三点式面罩，19
三维（3D）CT，24
三维适形放疗（3D-CRT），33
三野法，56
散射系统，15
扫描束质子系统，15
上颌窦癌，69
上颌窦鳞癌，70
上腔静脉（SVC）压迫，290
上肢肉瘤，21
少突胶质细胞瘤，40
舌体鳞状细胞癌，57
射频传感器，28
射束成形，106
射线特性，10
射线硬化，9
射野边界，84
射野大小，2
射野衔接，8
射野影像，26
深度，1
深度剂量（DD），1
神经母细胞瘤，255
肾横纹肌样瘤，250
肾母细胞瘤，249, 251, 253
肾上腺转移，295
肾透明细胞肉瘤，250
肾细胞癌，294
剩余活度，16
剩余强度（透射），10
实时位置管理系统，25, 30
食管癌，114
食管癌出血，292
食管近距离治疗，291
食管压迫，290
室内正交X线摄影，27
视神经/视交叉，53
视网膜母细胞瘤，262
适形调强放射治疗，33, 273
适形指数，5, 35, 289
手术瘢痕，83
受累淋巴结放疗，207
衰变常数，16

衰变规律，16
双通道宫腔施源器，186
四维（4D）CT，25
四野盒式照射技术，150
四肢肉瘤，234，237
Spetzler-Martin 分级，46
SRS 技术，34
髓母细胞瘤，265
髓外浆细胞瘤，224
Syed 技术，187

T

坦索罗辛，166
套细胞淋巴瘤，215
特拉唑嗪，166
梯度指数，35
体部立体定向放射治疗，273
体积百分比，3
体积治疗计划，183
体模，19
体外放射治疗，231
体位固定技术，19，273
替伊莫单抗，215
同步加量放疗技术，58
同位素，262
头架，34
头颈部黑色素瘤，76
头颈部皮肤和淋巴结转移，293
透射率，9
图像引导放射治疗，27，34，281
托西莫单抗，215

W

外部基准标记，29
外阴癌，196
外阴高分化鳞状细胞癌，198
晚反应组织，5
危及器官（OAR），3
危及器官计划体积（PRV），5
胃 - 食管结合部，135
胃癌，124，133
胃肠道恶性肿瘤，123
胃窦癌，136
胃淋巴瘤，205
胃 MALTs，213
吻合口，128
无功能性垂体腺瘤，44
五点式面罩，19，20
物理楔形板，7，82

X

膝盖弯曲海绵，248
膝关节支撑，80
下颌骨，53
下咽癌，64
衔接线楔形板，268
限光筒，289
相干散射，11
胶质瘤 - 低级别，38
胶质瘤 - 高级别，35
胶质母细胞瘤，36，37
小胡子野，71
小细胞肺癌，112

楔形板，7
血管畸形，34
血清肿，80
新辅助放疗，127
胸部肿瘤放射治疗，103
胸膜间皮瘤，117
胸膜外全肺切除术，117
胸腺瘤，113，114
胸小肌，80
蕈样肉芽肿，216

Y

压舌器，52
咽旁间隙，65
咽缩肌，53
延迟放疗，47
严重气道和上腔静脉阻塞，290
炎性乳腺癌，98
眼，53
眼眶附属器官 MALT，213
眼罩，75
药物治疗，275
野中野，81
胰空肠吻合，129
胰头癌，127，129
胰尾癌，127，132
胰腺癌，124，126
胰腺癌立体定向放疗，131
异位骨化症，243
异质性校正，2，106
医用超声耦合剂，163
腋后加量，89

腋窝加量野，88
腋窝淋巴结，80，204
翼腭窝，65
阴道癌，199
阴道点，193
阴道施源器，186
阴道圆柱体，186，189，201
阴茎癌，177
羽化衔接，8
原发性肝癌，143
原发灶不明癌，68
原始神经外胚层肿瘤，265
源皮距（SSD），1
源轴距（SAD），2
运动自由度，29

Z

早反应组织，5
早期声门癌，63
造影剂，124
照射区，3
遮挡，9
真空垫，21，204
镇痛药，275
正常组织毒性，241
正交 X 线成像，281
正交 X 线片，26
正向计划，81
直肠癌，124，135
直肠参考点，18
直肠点，193
直肠水凝胶垫片，153

直肠系膜区，137
直肠腺癌，138
直线加速器，28
质子束放射治疗，107
止吐药，275
治疗区，3
中耳/内耳，54
中枢神经系统恶性肿瘤，247
中危髓母细胞瘤，269
中央型肺癌，122
肿块切除术后残腔，80
肿瘤放射治疗协作组（RTOG），25
重建，25
周围型肺癌，122
术后胸部放疗，109
主动呼吸控制，23，26，143
主动脉，130
主动脉旁淋巴结，6
主动脉旁野，174，175

转移性肉瘤，242
椎体转移瘤，282
锥束计算机断层扫描（CBCT），281
锥形束和螺旋成像，28
子宫颈癌，191
子宫颈腺癌，195
子宫内膜癌，187，190
子野计划，81
子野技术，82
自然边界，36，40
纵隔窗，108
组织—球囊适形性，94
组织补偿器，7
组织等效补偿物，10
最大剂量，4
最大密度投影（MIP），25
最小剂量，4
最小球囊源皮距，94